JN234552

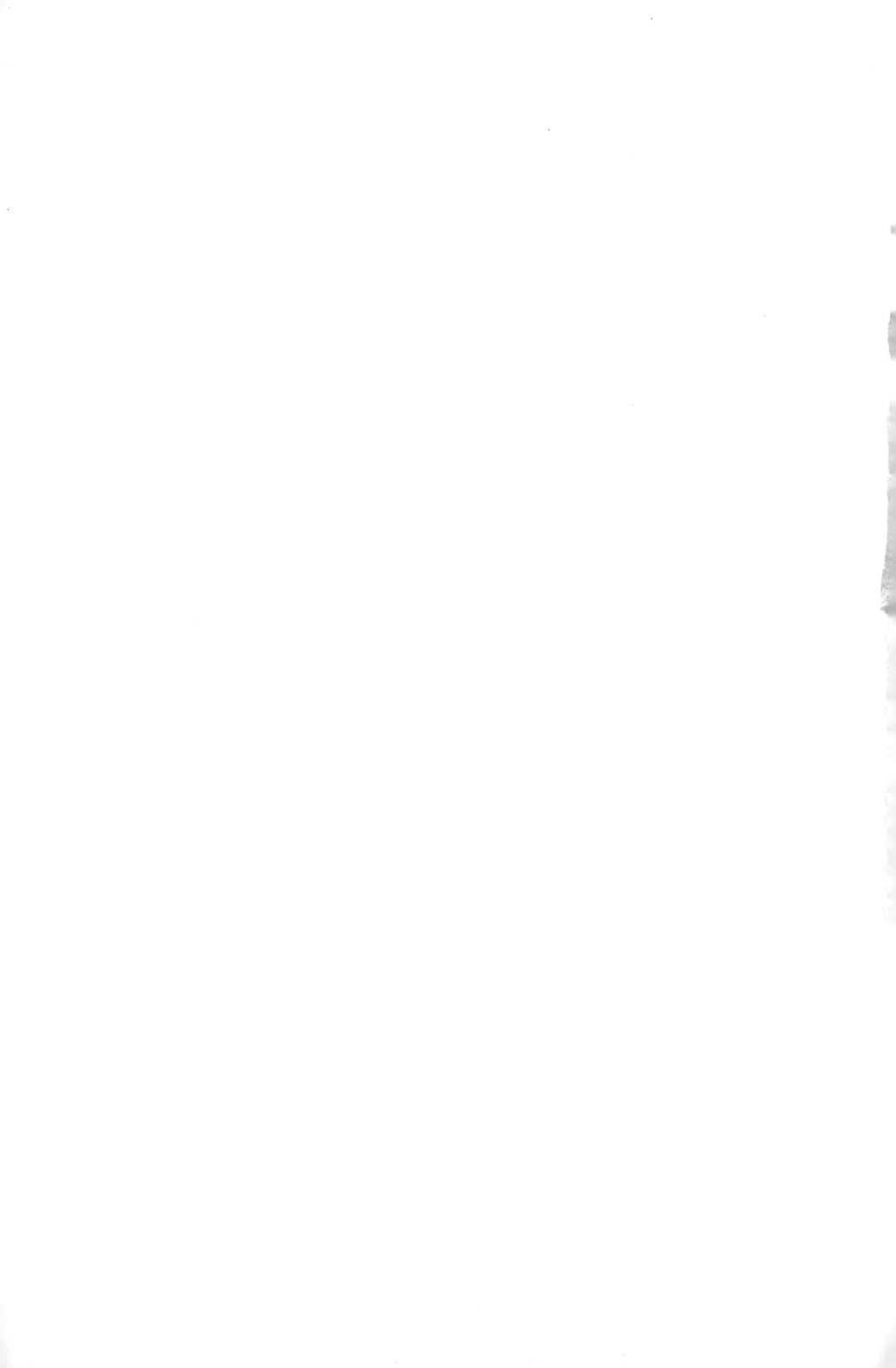

HEALTH CARE ETHICS

医療倫理

浅井　篤
服部　健司
大西　基喜
大西　香代子
赤林　朗

keiso shobo

はじめに

浅井 篤

「倫理的に考える」こととは，「今，どうするべきか」，「どのような判断が最も適切か」を考えることであり，多くの人々が日常的に行っている．これは医療現場においても例外ではない．医療従事者は医療が発展し可能なことが多くなればなるほど，何を行い，何を行うべきでないかの判断に日々迫られる．医療現場で倫理的に考える必要性は高まっていると言えよう．

本書は，医療従事者であり，かつ，生命倫理学（bioethics），医療倫理学（biomedical ethics），倫理学（ethics），哲学（philosophy）などの教育を受けている5名の筆者によって書かれている．ここに書かれていることは，異なる背景と立場を持つ筆者らが，「医療現場での判断は，最終的にはすべて倫理的判断である」という認識を共有し，臨床現場で直面する様々な倫理的問題を考えた結果である．したがって，特定の倫理的・宗教的立場や方法論に拠ってはいないし，倫理理論や原則についての詳しい説明も行っていない．我々の基本的な目的は，この本を手に取った読者に「医療の倫理についてじっくり考えてもらうこと」に尽きる．我々が本書で述べた倫理的な直観とそれを支える根拠と議論について，批判的に考えていただければ我々の目的は達せられたと考える．

本書では，一般的な臨床現場での倫理問題を特定の分野に偏ることなく扱うよう努めた．また，臨床現場を取り巻く社会的倫理的問題も取り上げた．項目ごとにテーマを分け，問題の背景，主要な具体的問題を整理した上で，筆者らの考察を加えた．単なる症例検討や問題の列挙ではなく，可能な限りそれぞれの問題に「最も正しいと考えられる結論」を出すよう心がけた．筆者らの間で考え方の相違がある場合や補足する事項がある場合には，「コメント」として併記した．

我々がそれぞれ考えた末に到達した結論は，社会通念や伝統，常識が教える

こととは異なっているかもしれない．中にはこの本を読む人々の「良識」や「良心」に反するような主張もあるだろう．しかし，意見が異なるという理由で，議論の途中で本書を投げ出さないでほしい．一度立ち止まって，なぜ，筆者の立場に反感を抱くのかその理由をじっくり考えていただきたい．そして，自分と立場を異にする筆者と議論をしていただけたらと思う．良心的で倫理的に生きる人とは，事実とその意義を詳細に調べ，十分納得がいく議論や原則のみを受け入れ，たとえ自分の持っていた信念や考えを変えることになっても「理性の声」に耳を傾け，熟考に基づいて行為する人のことである（RACHELS 1993, 1-14.）．

また，我々の倫理的考察の結果は，現行のわが国の法律と必ずしも一致しないものかもしれない．本書は倫理についての考察を呈示したものであって，現行の法的許容性を論じたものではないことを確認しておきたい．しかし，倫理的に間違っている法は改正されるべきであろう．

 RACHELS, J., 1993, The Elements of Moral Philosophy, second edition, McGraw-Hill, Inc., New York, 1-14.

医療倫理

目　次

はじめに（浅井　篤）

I　医療現場における倫理的判断の重要性

第1章　医療現場における倫理的判断の重要性
　　　　　　浅井　篤 …………………………………………3

II　医療現場における人間関係

第1章　医師と患者・家族の関係
　　　　　　大西基喜 …………………………………………13

第2章　看護者をめぐる人間関係と倫理
　　　　　　大西香代子 ………………………………………39

III　医療現場のジレンマ

第1章　インフォームド・コンセント
　　　　　　服部健司 …………………………………………57

第2章　真実告知と開示基準
　　　　　　服部健司 …………………………………………73

第3章　プライバシーと守秘義務
　　　　　　服部健司 …………………………………………87

第4章　患者と医療者の意見の対立
　　　　　　服部健司 …………………………………………101

第5章　精神科医療における治療介入
　　　　　　服部健司 …………………………………………113

第 6 章　高齢者医療における倫理的問題
　　　　　服部健司 ……………………………………127

Ⅳ　誕生と終末期に関するジレンマ

第 1 章　事前指示
　　　　　浅井　篤 ……………………………………141

第 2 章　DNR（心肺蘇生をしない）指示
　　　　　浅井　篤 ……………………………………157

第 3 章　安楽死
　　　　　浅井　篤 ……………………………………169

第 4 章　人工妊娠中絶と重度障害新生児
　　　　　に対する医療
　　　　　浅井　篤 ……………………………………183

第 5 章　不可逆的昏睡状態と延命治療
　　　　　浅井　篤 ……………………………………199

第 6 章　結合双生児の分離手術
　　　　　浅井　篤 ……………………………………215

Ⅴ　医療現場を取り巻く問題

第 1 章　医療資源の配分について
　　　　　浅井　篤 ……………………………………229

第 2 章　ヒトに対する医学研究における倫理
　　　　　浅井　篤 ……………………………………247

第 3 章　遺伝と遺伝子の倫理
　　　　　大西基喜 …………………………………………261

第 4 章　倫理委員会の機能：その役割と責任性
　　　　　赤林　朗 …………………………………………277

　おわりに（浅井　篤）………………………………………291

　キーワード索引 ……………………………………………293

I 医療現場における倫理的判断の重要性

第1章　医療現場における倫理的判断の重要性

浅井　篤

1　要旨

　倫理的に考えることとは，ひとつの事実が良いものか利益をもたらすものかを検討し，事実に価値があるかどうかを判断することである．医療現場で生ずる問題の多くは関係者の価値観の相違に関わっており，医学的効果をいかに価値付けるかによって下すべき決定が変わってくる．この意味で，医療現場での判断は最終的にはすべて倫理的判断といえる．医療現場には倫理的問題が多い．そのひとつひとつを批判的に考えることが大切である．

キーワード：倫理的問題，価値判断，医学的判断，ヒポクラテスの誓い

2　目的・背景

　医療現場での倫理的問題に対する医療従事者の関心はあまり高くない．たとえ興味があったとしても，先端科学技術や遺伝子診療，カルテ開示，安楽死など，社会的に大きく取り上げられる時事問題に限られていたり，特定の領域——たとえば終末期医療やホスピスケア——についてだけ偏って重要視したりする傾向がある．情報としてインプットされていても，深く考えたことはない場合も多いだろう．また，医療現場の問題は，すべて医学的判断のみで解決できると考えている人々も存在するだろうし，医療者としての経験を積めば自ずと正しい判断ができるようになると信じている場合もあろう．一方，「倫理について考えても現実は何も変わらず，倫理にはあまり存在価値がない」と懐疑的になっ

> **世界の現状：オーストラリア** （McNeil, 1994, 63-65）
>
> オーストラリアの739病院の責任者を対象にした調査では，過半数の回答者が，心肺蘇生を施行しない（DNR）指示（62%），HIV・エイズ治療（61%），職種による医療従事者の考え方の違い（59%），医療資源の配分（51%）の，それぞれについて倫理的問題に遭遇したと報告した．その他に，患者の秘密保持（45%），インフォームド・コンセント（43%），真実告知（42%），判断能力判定（40%），人工妊娠中絶（39%），患者の治療拒否（38%）などに関する倫理的問題が起きていた．

ている医学生や医師もいる．

本稿ではこのような状況を踏まえて，倫理的問題の存在を確認した上で，倫理的に考えることとはいったいどういうことかを論じ，倫理的考察の必要性について考える．

3　問題の整理

医療従事者が，医療倫理の意義を判断するにあたっては様々な問題を考えなくてはならない．表1に医療現場で倫理的に考えることの重要性・必要性を判断するための手がかりとなる基本的な問いを挙げた．

4　倫理的考察

医療現場に倫理的問題は存在するのか

最近，わが国で行われた医学倫理領域の記述的研究は，わが国の臨床現場でも当事者が判断に窮するような倫理的問題があらゆる場面で起きていることを示唆している（浅井，1999，41-46，浅井その他，2000，62-64）．人の誕生から臨終まで，医療従事者は倫理的問題に常時対処を迫られているといえよう．最近では，人の誕生以前——出生前診断やクローン——から死亡後——臓器配分や剖検——まで倫理的問題に満ちていると言った方が正確かもしれない．

外来診療中心のプライマリ・ケア領域でも，多種多様な倫理的問題が同定さ

表1

- 医療現場に倫理的問題は存在するのか
- 倫理的に考えるとは具体的にはどういうことか
- 医学的価値は最も重要なものか
- 医療現場で倫理的に考えることは必要か
- 純粋な医学的判断だけで医療決定を下すことが可能か
- 法律やヒポクラテスの誓いに従っていれば十分か
- 一般的な倫理原則や理論を知っていれば十分か
- 医療倫理領域の教育や研究は必要か
- 良心的な人間であれば倫理的考察は必要ないか
- 有徳者であれば倫理的考察は必要ないか
- 考えるべきでない，語るべきでない倫理的問題はあるか

れている．たとえば，単純なウイルス性上気道炎の患者が医学的適応のない抗生物質を要求する場合，医療従事者は，患者の理解能力，医師の役割，適切な医療従事者－患者関係の在り方，患者への利益と害など，様々な倫理問題に直面する（SUGARMAN, 2000, 1-78）．また，普通感冒の患者が要求するままに「一日でかぜが良くなる点滴」をすることは良いことだろうか．

医療現場における倫理的問題の頻度は，実際よりも低く見積もられている恐れがある．なぜなら，問題を問題と認識しないために多くの倫理的に考える「べき」問題が医療従事者の目の前を素通りしている可能性があるからである．たとえば，あと数日の命という状態の末期がん患者に点滴や高カロリー輸液を行うことは本当に好ましいことだろうか，患者にとって良いことだろうか．一度立ち止まって考えてみなければ，そのままルーチンワークとして施行することになる．医学的問題と倫理的問題が混同され，医療現場での問題はすべて純粋な医学的判断だけで判断できると見なされているかもしれない．しかし，医学的問題と倫理的問題は密接に関連しているが同一のものではない．

医学的判断と倫理的判断

医学的問題は効果に関するもので，その効果が良いものかどうかは倫理的問題となる．一般的な肺炎の例を挙げて考えてみよう．抗生物質は肺炎の治療に非常に効果がある．元来健康な20代男性が発熱と咳で来院し肺炎と診断された

場合，当然医師は抗生物質治療を開始する．なぜなら，肺炎を治すことができるからである．そして，この場合，肺炎を治すことは良いことである．なぜなら，患者は健康を取り戻したいと希望しており，肺炎を治癒させることができる抗生物質使用は彼にとって望ましいことだからである．このような場合，医学的効果は患者の利益となる．抗生物質の持つ医学的効果は患者にとって価値を持つ．そして，患者にとって利益になることを行うのは，良いことであり，倫理的に行うべきことだと言えよう．

一方，90歳で何年も寝たきりの重度痴呆患者が同様に肺炎になったとしよう．細菌検査で幾つかの抗生物質が有効だということがわかった．抗生物質治療を行うべきだろうか．医学的効果のみに基づいて判断するならば，もちろん行うことになろう．この場合も抗生物質は効果を持つ．しかし，この患者に対して抗生物質治療を行うことは疑いもなく良いことだろうか．本当に患者本人の利益になるだろうか．さらにこの患者が呼吸不全に陥った場合に人工呼吸器で呼吸補助をすべきだろうか．

これらの判断は医学的判断だけでは下せない．利益と価値についての考察，つまり，「この患者にとって何をなすべきか」，「今，何をするのが良いことなのか」などの倫理的考察が必要になってくる．ここでいう価値とは，「望ましいもの」，「人間の欲求や関心を満たすもの」，「ある目的に役立つもの」という意味であり，人間の意識から独立して存在し得ないという観点から定義されている（広末他，1998年，242-243）．したがって，ある治療法に医学的効果（事実）があるからといって，自動的にそれを行うべき（価値）ということにはならないことを確認すべきだろう．

多元的価値観

事実から価値を導き出すには倫理的判断が不可欠である．この意味で，医療現場での判断は最終的にはすべて倫理的判断といえる．もちろん，倫理的に良いことと倫理的に正しいことを区別する，あるいは，利益と正しいことを分ける考え方もあろう．たとえば，結果に関係なく道徳的義務に従うことが倫理的に正しい，良い行いだとする立場もあろう．しかし，医療の現場で，どのような意味においても当該患者の利益にならない行為が，他の理由付けによって行

うべき行動とされることは極めて稀だと思われる．その例外的な問題として医療資源の公正な配分の問題があるが，これについては第Ⅴ部で論じる．

　疾病の予防と健康の維持促進，公衆衛生，そして長寿などは，医療現場において一般的に価値があるとされるもので，いずれも重要である．これらは医学的効果を利益と見なす価値観といえる．しかし，医療従事者が医療における価値を唯一重要なものと尊重した場合，他の価値が無視される恐れがある．たとえば，出血多量で死に瀕している判断能力のある成人のエホバの証人信者に輸血すべきだろうか．健康や長寿を唯一の価値と考えるならば，輸血をすべきという判断になろう．しかし，人生には健康，長寿，救命以外にも重要な価値がある．宗教の自由や人格の統合性（人格権）の尊重も重要な価値である（野口，2000年，65-68）．成人のエホバの証人信者が，望まない輸血から受ける精神的害は極めて大きなものだろう．したがって，医療従事者は医療における価値観の観点から一元的に判断するのではなく，様々な価値を考慮した多元的価値観を持って医療現場の意思決定にあたるべきだろう．さらに医学的にいえば，輸血の効果は，エホバの証人信者が成人であろうと学童であろうと関係なくある．しかし，倫理的に考えると，エホバの証人信者が宗教的信念に基づいて，自分の子供への輸血を拒否している場合，それをそのまま受け入れてよいかどうかは極めて大きな問題となろう．

「倫理的に考える」ことではないこと

　今まで，倫理的に考えることとは「この患者にとって何をなすべきか」，「今，何が利益になるのか」を考えることだと論じてきた．ここでは，倫理的でないことを列挙しつつ倫理的考察と混同されている考え方を明らかにする．

　オーストラリアの哲学者のヘルガ・クーゼは，倫理ではないものとして，「宗教の問題」，「権威への従属の問題」，「自然に生じるもの」，「社会的慣行」，「単なる感情の問題」の5つを挙げている．たとえば，倫理的に良いことは宗教的教義によって決められるという立場に対しては，「宗教的倫理体系は信者にしか説得力をもたない」，「宗教的権威が主張しているからといって，その内容が真実であるとは限らない」，「ある行為がよい，あるいは正しいのは，神が是認するからなのか，それともその行為自体が良いものであるからこそ神がそれを是

認するのかという問題が解決されていない」などの問題点を挙げている（クーゼ，2000，79-112）．同様に，倫理とは偉い人やその道の権威—たとえば経験を積んだベテラン医師—から押し付けられるものでも，英語圏からの輸入品でも，闇雲に権利を振り回すものでもない．不自然だから間違っているといった場合にも，何が自然の姿か，医療行為は自然な行為かなどの疑問が出てこよう．また，ある社会がその社会における正しいことや良いことを決定できることになれば，ある国で本人に同意のない人体実験が横行していても，それは正しいことになってしまう．

　倫理的に考えることとは，ヒポクラテスの誓いや法律に盲目的に従うことでもないだろう．ヒポクラテスの誓い（メイソン，1989，378）では，医師が一方的に患者に対する利益と害を定義し，自殺幇助や自発的安楽死が倫理的に許容される一切の可能性を除外し，また，女性の人工妊娠中絶を退けている．これらの問題については様々な立場があろう．しかし，倫理綱領や法律に書いてあるからというそれだけの理由で，ある行為が正当化されはしない．一般的な倫理理論や原則（ビーチャム，チルドレス，1997）を知識として憶えこんで個々の事例に当てはめることでもない．なぜなら，複数の倫理原則はしばしば衝突するし，異なる倫理理論は正反対の結果を導き出す．どの倫理理論も欠点を持っている．害とは何か，利益とは何か，どのような状況でなら一見して自明で正しいと思われる倫理原則が無効になるか，などは知識だけでは解決できない．

倫理的に考えることとは

　冒頭に，倫理的に考えることとは，一つの事実が良いものか利益をもたらすものかを検討し，事実に価値があるかどうかを判断することであると述べた．それでは，どのようにして事実に価値付けをしたら良いだろうか．上述した通り，社会や権威（ここには医療倫理や生命倫理の権威も含まれよう），宗教などの既存の存在に論拠した価値付けでは十分でない．

　倫理的に考えることとは，どのような行いに価値があるかを，タブーを恐れず，すべての既存の前提を取り払って自分で考えることである．そして，常に「なぜ」という問いかけに対して，「なぜなら」という納得できる理由付けがなされなくてはならないだろう．直観だけでは不十分であり，常に短期的そして

長期的結果について配慮がなされるべきである．そして，2つ以上の状況に倫理的に重要な差異がなければ，常に同じ答えが導かれるような一貫性のあるものでなければならない．さらに「私」が誰の立場にあっても——医師であっても，患者であっても，患者の家族であっても——受け入れられる判断が模索されなければならない．

　これらの考察を次章以降，実践していく．もちろん実際には倫理的考察にも限界はあろう．一つの心臓を共有している結合双生児が誕生し，そのままでは2人とも死亡し分離手術を行えば一人は助かる可能性がある場合，手術は行われるべきだろうか．両親が手術に反対している場合，強制的手術は正当化されるだろうか（この事例については第Ⅳ部6章で考察する）．このような問いに対して誰にでも当てはまる答えがでるか否かは不明である（GILLON, 2001, 3-4）．しかし，限界があるからといってそれを無意味とするならば，医療行為の多くも意味がないものとされるだろう．

5　結語

　医療現場での判断は最終的にはすべて倫理的判断と言える．何も考えずに医療行為を行うより，一度立ち止まって，今どうするのが倫理的に好ましいかを考えたほうがより良い医療が行える可能性が高い．したがって，医療現場においてベストの結果を出すには倫理的考察が重要である．

読者の皆さん，考えてみてください

(1) 「ここは日本だから告知はすべきではない」という立場は支持されるでしょうか．
(2) 「自殺は自然に反した行為」という立場は支持されるでしょうか．
(3) 法律は常に正しいでしょうか．

参考文献

浅井篤, 大西基喜, 永田志津子, 新保卓郎, 福井次矢, 2000, 医療倫理学総論, 病院, 59, 61-64.

浅井篤, 永田志津子, 福井次矢, 1999, 患者の選好に基づく臨床倫理決断, 生命倫理, 9, 41-46.

SUGARMAN, J., (ed), 2000, Ethics in Primary Care, McGraw-Hill, New York, 1-78.

野口勇, エホバの証人無断輸血訴インフォームド・コンセントの法理, 2000, 法学セミナー, 65-68.

ビーチャム, T. L., チルドレス, J. F., (著), 永安幸正, 立木教夫監訳, 1997, 生命医学倫理, 成文堂, 東京.

ヒポクラテスの誓い, メイソン,J., K., マッコール-スミス, R., A.著, 塚本泰司訳, 1989, 法と医の倫理, 勁草書房, 378.

廣松渉, 子安宣邦, 三島憲一, 宮本久雄, 佐々木力, 野家啓一, 末木文美士 (編集), 1998, 岩波哲学・思想辞典, 岩波書店, 東京, 242-243.

ヘルガ・クーゼ, ケアリング 看護婦・女性・倫理, 竹内徹, 村上弥生監訳, 2000, メデイカ出版, 東京, 79-112

McNEILL, P. M., WALTERS, J. D., WEBSTER, I. W., 1994, Ethical Issues in Australian Hospitals, Medical Journal of Australia, 160, 63-65.

GILLON, R., 2001, Imposed Separation of Conjoined Twins, Moral Hubris by the English Court, Journal of Medical Ethics, 27, 3-4.

II　医療現場における人間関係

第1章　医師と患者・家族の関係

大西基喜

1　要旨

　医療における倫理的問題は多くの場合，人と人が直接対面する臨床の場で生じる事柄であり，その意味で医療者と患者・支援者の関係は医療倫理のすべてとは言えないが，大部分を包含するものとなる．そして，そのような様々な人間関係の中でも医師・患者間に見られる関係は最も中心的なものの一つであろう．本書でもこの部の1，2章の殆どの問題点は，ほかでもない医師・患者間関係における個別的な課題，いわば各論であるともいえる．例えばインフォームド・コンセントはまさに医師患者関係の中核的問題であるし，終末期を巡る問題は，医師と患者間の互いの考え方とその一致・不一致が極めて重要となる問題である．ここでは従って，とくに重要な議題は各論に譲り，全体を総括した問題，または各論で取り扱わない問題を主に論じた．具体的には規範的問題として自律とパターナリズムの問題，それを踏まえた医師患者関係のモデルについての論議をまず取り上げた．その上でパターナリズムについて論考を加えた．次いで現実の医療の場で倫理的に問題となる諸断面を取り上げた．更に，臨床で出会う様々な困難，医師患者間の情緒的側面など，規範的側面を越える部分も概観し，最後に家族に関わる問題を論じた．

キーワード：医師患者関係，自律，パターナリズム，共感，家族

2　目的・背景

　医師と患者の関係においては，医師の側に患者の尊厳と自律（autonomy）を尊重しながら，患者にケアを提供するという職業的義務がある（ここで言う「ケア」は治療をも含めた広い意味で使用している）．これは医師が専門的知識を持ち，それを元に，ひと対ひとの関係で商行為を行っている，ということからだけでも生じる義務であると考えられるが，倫理的にはそうした単なるサービス提供関係を越えた意味を持っている．つまり，病い（illness）を患う人は何らかの脆弱な状態にあり，その分心理的にも衰耗しており，他者に頼らざるを得ない，あるいは頼りたい状況にある．病いの意味は，病いが重大であればあるほど病む人にとって極めて深く，重い．更に自らを他者たる医師に曝さなければならず，かつ診療自体が，多くの場合，診断的手技であれ，治療であれ，何らかの辛さや苦しみを伴う行程である．そのような患者のおかれた状況に比べ，医師は専門的で，服を着て，安全で，健康であるという一見して明らかな落差ばかりでなく，医師にとっての診療は，商行為の場に限らず，同時に技術習得や技量確認の場であり，大学病院や教育病院であれば患者を研究や教育の対象にする場であったりする．ここに医師患者間の著しい不均衡状態や，両者の目的において程度の差こそあれ，何がしかのベクトルのずれが存在する．こうした病いの持つ意味の大きさ，医師患者間の落差やずれが生じやすいことによって，医師の基本的義務はそれだけ一層厳しいものにならざるをえないのである．

　なお，「医師患者関係」という表現については，患者がまずもって中心であるという意義を滲ませようと「患者医師関係」の語が使われることもある．ただ，ここでは一般的にまだなじみが薄いことと，一方で語順に拘らず内容重視の議論が定着して来ていることから，従来の表現を使用しておくことにした．

3　問題の整理

　臨床の場においては，医療者と患者／支援者との関係が倫理的判断を含むすべての判断で重要な意味を持っている．そこで，どのような関係が倫理的に望

> **世界の現状**
>
> 世界と日本で医師患者関係についての研究はどの位なされているのであろうか．厳密な検討は難しいが，最も汎用される医学的データベースのMEDLINEで，簡便に調べて見ると，2000年中に医師患者関係（doctor-patient relations）を主要な見出し語（MeSH）としている論文数は1633編であった．その内日本人の手になるものは7論文（和文5編，英文2編）であり，非常に少ない．数字だけで評価できるものでもなく，またすべてが倫理的論考を含んでいるわけでもないが，この分野では世界に発信される日本の研究は極めて僅かで，日本の医学研究者の関心が少ないことを示唆しているように思われる．

ましいか，あるいは倫理的（もっと広く臨床的と言っても好いかも知れない）問題の解決にどのような関係が望ましいか，と言う問題が生じる．その基盤となりうる視点，考慮すべき要件を概ね総論的に考案する．

4　医師患者関係と基本的倫理規範

自律

　患者の自律，ないし自己決定権は現代医療のきわめて重要な倫理的概念であることは，現在殆どの人が同意するものと思われる．その眼目はつまるところ，一切の医療側の強制がない状況下で，患者が自らの価値に基づいて最終的に自分で決断することを意味する．これは一見当たり前のように見えるが決してそうではない．先述の極端な不均衡から，古来医療の領域では医師側のパターナリズム（患者側から言うと「おまかせ」医療）が当然とされてきた．ここで言うパターナリズムは（温情的）父権主義などとも訳される，弱きものを庇護する立場であり，医療の上では「医師が患者のために，本人の意思と関わりなく善かれと思って行う強制的介入」と定義される．パターナリズムそのものは実際にはいくつかの区分があり，決して一律なものではないが，その点は後述する．いずれにせよ自律性の概念はこのような専門家支配形態としての権威主義的なパターナリズムに抗して，諸々の苦痛に満ちた事例を通して，歴史的に次第に獲得されるに至った概念でもある．この歴史はインフォームド・コンセン

ト概念の歴史と概ね重なり，それは第Ⅲ部のインフォームド・コンセントに詳しく述べられているので，それを参照して欲しい．

　価値観が全く一律な世界を想定すれば，医師と患者が同じ世界認識を持ち，おおむね同じ決断に至ることだろう．つまり医師の説明とそれについての患者の「得心」があれば良い世界である．しかし実際にはどのような人間社会でも，価値観が全く一律ということはありえず，それどころか時代を経るにつれて，価値は次第に多様化して来ているように見える．インターネットの普及もあって，情報メディアやソースが多種多様になり，情報量は膨大化して来ている．また医療の進歩によって，決断の選択肢は一段と複雑化して来ている．更には慢性疾患が増加し，予防・治療対象の範囲が広がり，研究データも多く，医療者自身も最新の情報を常に更新するのが困難な状態に陥っている．保険，社会資源等の圧力は次第に強まっている．このような環境の中では，医師患者間で共通の病気認識や価値観を持つことが次第に難しい状況となりつつある．

　そうした多様な価値観の世界では，価値観を尊重することが結局，自律を尊重することにつながるとも言える．このように述べるのは簡単だが，現実の医療の場で働く人々は，それがそう容易ではないことをよく知っていて，いくつも疑問が生じるに違いない．例えば，価値観が異なる場合（例えばある肺気腫の患者が喫煙を大事だと思っている場合）に，相手の価値観を無条件に尊重すべきなのだろうか，またその価値観が医療者から見て誤った認識（例えば「タバコは肺癌とは関係がない」）に基づいていると思われ，しかも自らの認識に固執している場合はどうすれば良いのだろうか，等々．そうした価値観の差異を前提とした，医師・患者間の関係モデルが主として米国で模索されてきた．次節でそれを紹介する．

医師患者関係モデル
　自律性の尊重を医師患者関係に反映させて見ると，それはAnnas（1989）の言い方を借りれば，従来の権威主義に特徴づけられた関係から，パートナーシップの関係へと変身することを求められてきたのである．そしてそのような観点から，医師患者関係について様々なモデル構築が試みられて来た．概ねどのモデルでも，一方の極には医師の専門性に基づくパターナリズムないしその類似

モデルを置いている．そして他極に，それぞれが模索したパートナーシップの関係が対置されている．日本でも最近良く知られて来たEmanuel & Emanuel（1992）のモデルをやや詳しく見てみよう．彼らによると，医師患者関係にはパターナリズム的関係を除くと，3つのモデルがある．ひとつは「消費者モデル」で，そこでは医師があらゆる選択肢を患者に提示し，その利益・不利益を一通り説明し，選択は医師が口を挟まず患者に任せる．患者はあたかもスーパーで食品の説明を見て，店員と相談することなく購入する消費者に似ている．2つ目の「通訳モデル」では，医師は患者の価値判断を医療上の意思決定に解釈／通訳し，医師は自分の価値判断の表明を差し控える．医師は控えめな通訳の如くである．3つ目の「討議モデル」では，医師は患者の価値判断を尊重しながら，自らの価値判断も積極的に提示し，互いの価値判断を吟味する．つまり相手の価値観を尊重しつつ同時に説得もするモデルである．彼らは，消費者モデルは責任を回避するだけで，真の患者主体のモデルではないとしている．このモデルの発想には，米国において医療訴訟がいや増している背景がある．つまり彼らの目には，消費者モデルは訴訟の嵐に巻き込まれまいとして，その結果，パターナリズムのモデルとは逆に，患者へのまったくの「おまかせ」となってしまった，極端な防衛的姿勢と映ったのである．このように4つのモデルを比較した上で彼らは，積極的に介入しつつ患者の主体性は最終的に確保する「討議モデル」を推奨している．このように患者の主体性を考慮しつつ，両者間のパートナーシップを目指す方向はVeatch（1972）のcontractualモデル，Stewart（1995）らのpatient-centeredのアプローチ，QuillとBrody（1996）の"enhanced autonomy"モデルなどにも見ることが出来る．

　こうしたモデルは現実にそのような関係を医師・患者が築いている，というのではなくて，結局は権威主義的なパターナリズムを排し，自分たちの求める理想の関係を提示しようとしたものである．ただしどのモデルでも，Emanuelらが消費者モデルで示したような，医師は棚の商品を説明するだけで，決断は全く患者にまかせる，いわば徹底的な自己決定型は推奨されていない．棚に並んだ選択肢は膨大な背景知識が必要で，それをただ説明するだけでは実質上患者が選択困難である，という現実的な意味合いもあるが，前述の如く基本的にこのタイプは医師の責任（訴訟）逃れとみなされたからである．そして，どの

モデルも患者側，医師側のどちら側からにせよ，一方向的な関係ではなく，医療を両者の字義どおりの協働作業として捉えようとする姿勢を示している．

　こうした諸モデルで理想とされた，意思決定における規準的医師患者関係はそれなりに説得的ではある．しかしいざ現実に照らして考えて見ると，自律性とパターナリズムを激しく対峙させる米国流の考え方が，実は不分明な部分を有しているように見えてくる．もし，Emanuelらの討議モデルが言うように例えば，医師の粘り強い説得（交渉）で患者が自らの価値を捨てて医師の価値判断を受け入れ，最終的に「自律的に」意思決定した場合，それは「パターナリズムを排した自律性の尊重」と呼べるのであろうか．価値の押しつけになるような場合はないのだろうか，その時はパターナリズムとどう違うのだろうか．恐らく実際の臨床の場ではどちらの決定ともつかない微妙な按分があって，二律背反と言うより連続的な交渉関係がある．これを論ずるにはもう少しパターナリズムそのものを明確化させておくことが必要になると思われる．節を改めてパターナリズムを若干分析的に論考する．

パターナリズム

　医療上のパターナリズムは先述の如く，「医師が患者のために（本人の意思と関わりなく）善かれと思って行う強制的介入」と定義される．例えば，患者が意思表示できないような状況，あるいは患者の意思表示を無視して（確認せず），医療者が患者のためと考えて，実際には患者が本来望んでいない治療を行う場合などがそれにあたる．倫理的には患者が判断能力がある場合とない場合では行為の意味は異なってくる．従ってそれに合わせた分類が必要になる．

　1）パターナリズムの区分

　パターナリズムにはいくつかの下位区分が提示されているが，そのうち医療で問題になるのは「弱い」パターナリズムと「強い」パターナリズムの区別である．前者は介入される本人に判断能力がない場合の介入を指し，後者は本人に十分な判断能力がある場合の介入を意味する．患者に判断能力がない場合ではおおむねパターナリズムは肯定されるとする論は多い．具体的には救急での意識障害患者や乳幼児への医療などがそれにあたる（その場合でも患者の代理

人の判断を考える必要があるので，医療者単独のパターナリズムはおのずと制限される）．そこで，患者に判断能力があって「強い」パターナリズム的介入を行う場合に，倫理的にも法的にも問題が生じることになる．例えば，医療者側が輸血を勧めているのに宗教的理由から輸血を拒否する場合で，救命の観点から輸血を強行すればそれは「強い」パターナリズムになる．実際の臨床では基本的に許容される「弱い」パターナリズムと，法的にも傷害罪に問われうる「強い」パターナリズムの間に，中間的な多くのパターナリズムが存在する．それは判断能力そのものが「ある」「なし」の二分法ではなくて，さまざまなレベルがあったり，患者と家族の間で意見が異なったり，また介入の程度が異なったりすることで，判断が微妙に左右されるからである．

パターナリズムは（行為の）「理由」としてのパターナリズムと支配「形態」としてのそれに区別できるとする論がある．実際，医師のパターナリズムに対する批判は一律なものではなく，その両者が混在したものとなっているように見える．批判対象は幾つかに分類されるだろう．1）一医師の特定の一行為（例：卵巣手術のとき，虫垂がやや腫れているように見えたため虫垂炎かもしれないと考え，その場で婦人科医が無断で切除した），2）一定の患者群に限定した行為（例：意識障害患者への救急的医療行為），3）特定の医師が持っている一般的態度，4）医師一般が所有しがちな傾向，等が考えられる．医療訴訟上の対象になる，自己決定権侵害としてのパターナリズムは上記1）の特定の行為である．しかしパターナリズムの名の下に批判の対象になっているのは，3），4）のような医療界に蔓延している医師の権威主義的態度であろう．1）の特定の行為もそのような態度が潜在的に背景にあり，その結果として，このような行為が医師の側に生じやすいとも言えるだろう．

2）医療パターナリズム事例

次のようなパターナリズムの事例についてその態度が許容されるか否かを考えていただきたい．

例1）　A氏の72歳のお祖母さんは医者嫌いで知られていた．ずっと元気だったが，ある日転んで足に傷を負い，そこが化膿して痛くて動けなくなった．売薬を飲んでいたが治らず，祖母は医者を嫌がるが，たまらずA氏は近医に往診を

頼んだ．切開の上排膿が必要という．泣いて嫌がる彼女を家人が押さえつけ，医師は医学的処置を行なった．それが奏功して，その後は内服治療で治癒した．

例2）　Aさんは32歳男性，激しい頭痛と肩痛，嘔吐があり，救急で髄液穿刺の結果細菌性髄膜炎と診断され入院した．彼は具体的理由を明らかにしないが，抗生物質投与を強く拒否したため投薬は差し控えられた．1時間後に心肺停止が生じた．レジデントは必要な治療を拒否したのを知っているので，蘇生を始めるかどうか迷っている（Jonsen (1992) の例より）．

例3）　57歳主婦Kさん．自動車事故で，意識のない状態で午後1時半病院に搬送された．鼻から動脈性の出血が続いており，止血に難渋した．財布からエホバの証人のカードが出てきて，そこには，輸血を禁止すること，輸血拒否により重大な結果（つまり，死）を招く事を認識した上での拒否であることが記されていた．その後血圧が低下し，輸血しなければ生命の危険が迫っていると考えられた．主治医は半ば強引に娘から了承を取り患者に輸血した．

例4）　ある外科医が乳癌手術の際に，もう一方の乳房にしこりを触れたため本人が麻酔中で意思を確認できないと言う理由で，確認せず両乳房を切除した（判例タイムズ　965：206　1998）．

3）パターナリズム再考

医療のパターナリズム例はそれこそ余りにも日常的であり枚挙に暇がないが，患者に全く判断能力のない場合のパターナリズムは措いて，上記諸事例を見るだけでも，パターナリズムが決して一律なものではないようにみえる．またすべて非難の対象になるものでもなさそうである．例えば，例2ではJonsenは抗生剤を開始すべきとしている．すなわちパターナリズムによる救命行為を推奨している．かたや類似の例3ではカナダで実際に生じた例で，回復した後で患者が医師を訴え，医師は自律性を尊重しなかったとされて敗訴している．一応一般的には，医学的適応が生命に関わるほど極めて重要で，かつ患者の主張が医学的に見て著しく妥当性を欠き，自らの生命を危機にさらすと判断されるような場合はパターナリズムもやむを得ない（あるいはむしろ必要）と考えられている．他方，自己決定権の侵害が法に問われる例も多々生じている．この差はどのようなものであろうか．法的に問われた例4でその事情を考えてみよう．

判決では自己決定権の侵害で医師は敗訴している．この例での「利益」は，「医学的適応」のみを価値基準とした「利益」である．ちなみに一般的に言うと，「医学的適応」とされたものでも，真の意味で医学的適応なのかはしばしば疑わしい．本人のみ，または教室の規準・方針のみによる適応だったり，最低限の基本的な検討すらされていない場合もある．いずれにせよパターナリスティックに医師が一方的に押しつけたがる価値は，この例のように，こうした一面的な医学的適応（価値）であることが多い．畢竟このパターナリズムの「患者の利益」はステレオタイプ的であり，独断的，独善的である．患者の主体性を尊重したケアから余りにも遠いものとなっている．例4での医師の判断は，医学的適応至上主義（ないし思いこみ）→「誰でもこれを受け入れるはずだ」→「特に了承は要らない，あるいは事後でも何ら問題ないだろう」となり，そのまま手術へと突き進んだものと推察される．患者が様々な価値を勘案して思い悩み，相談して，結局は手術を受け入れるかもしれないが，そこに至る主体的過程は術者から一切捨象されている．更にいえば，ケアを無視して疾病の治癒のみを偏重し，かつ臓器を中心に据える姿勢，この様なしばしば指摘される現代医学の問題点がそこに加わっていると言えるだろう．

　パターナリズムの是非は，そうしてみると，「利益」をどう考え，どう対処しているかという課題と密接に関連しているように見える．そう考えた場合，自己決定権の尊重とパターナリズムを対比的に見る欧米の議論は，妥当なものであろうか．この議論を明瞭にするために簡略化して，図式的に考えてみよう．医師が「自律性を尊重する」を命題 p，その否定を～p（「……尊重しない」）と表す．「患者の利益を考える」を命題 b とする．パターナリズムはここでの定義によって，～p∧b と表される．ここで∧は命題の接合子で「かつ」を表す．p（「自律性を尊重する」）の否定は～p であって，～p∧b ではないから，論理的には自律性の尊重とパターナリズムは厳密な対立関係にない．もし b（「患者の利益を考える」）がステレオタイプな反応で，全く真の「利益」からかけ離れたものとなるなら b は限りなく意味をなさない命題となるので，ほぼ～p∧b＝～p となって，上記の対比的見地が図式的に成立することになる（例4：悪しきパターナリズム）．もし利益が確固としたもの（例2,3）であるなら，b は限りなく善行となるので，その場合は p 対～p∧b は"自律性の尊重"と"自律性の

否定の上に成り立つ善行"という価値観の対立，ジレンマを形成する．また判断能力がない場合はpと〜pの境界は不明瞭となり，この場合は上記対立関係が解消される．つまるところ，パターナリズムの第2項「利益」が何を表しているかによってパターナリズムの評価が変ることがわかる．

さて，医師患者モデルでEmanuelらが理想とした，「自律を尊重しながら説得する」という場合は，確かに，もし仮に当初と別な判断に至るとしても，最終的に患者の判断を尊重する姿勢があれば〜pは成立しない．つまりパターナリズムは成立しない．しかし，「説得」にも現実には様々なレベルがあり，常に自律性は保たれるかというといつもそう明確とは限らない．日頃できるだけ患者の意見を尊重する態度を維持している医師でも，例えば前節例1の如く，自分の判断が患者のために重要で，患者が誤っている（と医師には思われる）考えに固執する場合，殆ど押しつけに近い状況も起こりうるかも知れない．おそらく一人の同じ医師でも，患者の状態，患者の主張の内容や主張のし方，患者の性格，医師の持つ自分の主張の正当性への確信度，家族の意見など全ての状況を勘案して説得に当たっているものと思われ，その中ではこの例の様にかぎりなく〜pに近い，つまりパターナリズムを実践している場合も否応なく生じているものと推察される．また，そのようなケアの個別性はあってしかるべきものと考えられる．

以上をまとめてみると，(1) 非難されるパターナリズムは自律性を尊重せず，かつ患者の利益を医学偏重的に，ステレオタイプに，かつ皮相なレベルで考える，(特定ないし一般の) 医師の特性を表すと思われる．むしろそのレベルで患者の利益を捉えることが，自律性を尊重しないことと呼応しているとも考えられる．ただ，(2) 実際の医療にあっては患者の判断能力がない，あるいはそれに準じた場合は，パターナリズムは患者の真の利益を考えることを前提に必須でもある．そして，(3) そのような極端な2極に全ての対患者行為が分類されるのではなく，医師はおそらくケアの必要度などの程度等に応じて，行為ないし患者で個別的に柔軟に対応しているであろう．ただし，(4) パターナリズムなる語は特に自律性否定が強調される響きが強く，(1) のような否定的な捉え方が浸透していて，現在のところ，その部分的必要性を強調するには不向きな表現となっているかもしれない．

5　臨床現場での諸断面における倫理

　これまで，医師患者関係における倫理的原則，とくに自律性とパターナリズムを中心に議論して来たが，現実には様々な判断が要求される．ここでは臨床現場におけるいくつかの諸断面に焦点を当てて論じてみたい．まずこの関係が結ばれ，また終わる際の倫理的側面，ついで診療関係中の危機に陥りやすい状況，さらにはこの関係の情緒的側面と倫理の関係について考察していく．

診療関係の開始と終了

　診療関係に入るにあたって，患者の何らかの属性，例えば国籍，所属集団等を理由に医療を拒否することは許容されない．また，医療を提供する側が医療行為に見合う報酬を得るのは当然是認されるとしても，医療提供者は患者が常に支払うことを必須与件としてはならない．とりわけ緊急事態では何にもまして救命的行為が第一義的に要求される．法的にも，医師法第十九条に「診療に従事する医師は，診察治療の求があつた場合には，正当な事由がなければ，これを拒んではならない」とある．診療関係に入るにあたってのこうした規範的言明は，どれも当然で，言わずもがなのことであると思われるかもしれない．しかし現実は必ずしもそうではなく，例を挙げると，樽井らの研究班（2000）の事例では，外国人の患者がかなり悪い状態で受診し，医学的にみて直ちに入院が必要にもかかわらず，支払いが保証されないからと入院を拒否された例が報告されているが，現実にはこのような拒否例は多い．倫理的にはもちろん，法的にも「支払能力」は「正当な事由」に該当せず，許容されないが，ここで強調したいのは，一人ずつは原理的に倫理的規範を認める医師でも，臨床の様々な影響のダイナミズムの中では最終的に非倫理的行為を行いうるということである．この点は医療者は十分な注意が必要であるし，病院や自治体等も診療上の差別が起り得ないようにシステム上からも整備すべきである．

　慢性疾患であっても，医師患者関係が終了を迎えることは現実にはありふれた出来事である．しかし，その終了が引越しなど物理的障害によってではない，ケアの必要な状態での中断であるならば，それは，一人ひとりのナラティブ

（個人の持つ，病に関わる事象的・身体心理社会的物語ないし歴史）において，それなりの意味を持つ出来事であるはずである．ケアを続けることが必要な場合に，どうしてその終了を迎えることになったかは十分探求するに値する．確かに現代では，医師と患者は価値観，個人的感情など食い違いは珍しくなく，診療関係の続行を困難に感じることもあるだろう．患者の側の診療中断については任意であるし，中断を特に断る必要もない．また，その際紹介状を要求することも当然である．しかし，なぜ中断に至ったのか，医師はそれを咎めるのではなく，自分の診療の参考として，（その機会があれば）尋ねるべきである．逆に診療中断を医師側からする場合は一定の条件が必要である．中断に至るまでの，中断を避けるための努力を説明できること，それでも中断せねばならない理由である信条の差異等の食い違いをできるだけ明示すること，ケアが必要な場合は必ず他医に紹介すること，などが挙げられよう．

医師患者関係が困難に陥る側面

　医師と患者はその診療過程において，ともに様々な問題を解決していかなければならない．関係モデルの所で述べたように，パートナーシップを結んで協働作業をしていくことになるが，実際は葛藤と交渉の連続となる．医師はその点に気づかないことも多いのであるが，実際はほとんど常に微妙な葛藤・交渉を行っている．ただし，この点は否定的に捉えるべきでない．むしろ積極的・肯定的に葛藤と交渉を捉え，それを協働作業の「要件」と考えるべきである．以後に関係の維持を困難にさせる状況や態度を述べる．これらは倫理的枠組みで捉えられない事柄も多いが，こうした諸困難の中で医師・患者が互いにあるいは協調して倫理的判断を行わなければならず，それこそがむしろ「困難」だといえるかもしれない．

　1）「困難」を生じさせる患者側の状況，性格，態度，行動

　まず，患者側の要因を挙げて見ると表1のようになる．これに尽きるわけでは到底ないが，代表例として考えて欲しい．ある場合には患者の病状そのものが困難で解決が難しく，その時も「困難」な患者のレッテルが張られやすい．他方では性格特性，あるいは態度・行動が「困難」性を引き出している場合が

表1　「困難な患者」にくくられる病態や性格

a) 解決・対応が困難な病態
　　終末期を含む不治の疾患
　　慢性の難治性苦痛
　　原因不明の身体症状と身体化障害
　　態度変容が困難な問題：タバコ，アルコール，薬物等の嗜癖，肥満
　　疎通性の障害：高度難聴，痴呆など
b) 困難を生み出しやすい，患者側の態度や行動
　　対応の難しい強い感情表現：怒り，敵対，悲嘆，不安，恐怖など
　　医療・医師への強い懐疑，不信，否定的態度，無関心
　　頑なな病状認識：過度に軽く或いは過度に重く見ようとする
　　医師を嘘やごまかしで操作しようとする態度
　　有名，高い社会的地位などを利用しようとする態度
　　際限のない要求・訴え，頻回の受診，時間外の接触
　　医師の個人的規範と大きく異なる行為・宗教的信条など
　　家族の過度または不適切な干渉，あるいは集団的示威

ある．問題は状況なのか個人的特性なのか，厳密には区別できないことも多い．だれしも困難な状況に陥ると，それに伴って，それまでとは異なる，あるいは強調された情緒的反応や行動変容が起こるからである．

表1の個別項目について，詳細はここでは省略する．Billingsら（1999）が医療面接についての名著の中で，ここで挙げられた項目よりはるかに多くの項目について懇切丁寧に述べており，興味のある方はぜひ参照して欲しい．倫理的問題の文脈から言うと，医師患者間で価値が相反する場合は，良好な医師患者関係を結べないことが多い．宗教的理由などで患者が特定の医療を拒否する場合（エホバの証人の輸血など），あるいは医師の目には益と思えない代替医療への傾斜（癌の民間療法など）などは説得しようとする医師にとってはストレスとなり，説得される患者にとっては医療への不信を増大させる結果となりやすい．それ以外でも検査や治療について，医師と患者が異なる価値を持ち，なかなか折り合えない事態も珍しいことではない．代替医療を例にとって，その患者の要求をどう考えたらよいか考えてみたい．

米国では代替医療の利用は非常に多いことが調査により分かっている．日本でも民間療法は非常に多様で多くの人が利用しているものと思われるが正確な

データは存在しない．実際に効果のあるものから，詐欺まがいで有害になるものまでそのスペクトルは極めて広く，例えばHelmanの労作（1984）を見れば，人は如何に多くの医療手段を用いているか，また現代医学（西洋医学）がその中の，重要ではあるが一つの（一つにすぎない）医療として利用されて来たかがよく分かる．さて，自らの守備範囲にない，益のないように見える代替療法についての患者の希望を知った場合，医師は混乱したり，怒りを覚えたりするかもしれない．しかし，そのような患者の希望を知った場合は，むしろその人の価値観を知る機会と考えるべきであり，その選択の理由を知ろうと努めるべきである．例えば，いくつか併用して効果があるかもしれないことを医師に保証して欲しいのかもしれない．あるいは単に知人に勧められたという以上に，現在の治療に不満を抱えている結果かもしれない．勧めた人との特別の関係があり，関係上やむを得ず代替医療を試みることになり，実はそれがストレスを形成しているのかもしれない．また，自分の状態について何らかの新解釈が得られた結果によるのかも知れない．そのように背景を把握することは患者が医師の診療をどう考えているかを理解することに繋がるだろう．もし有害であるかもしれないと判断された場合でも，代替医療を直ちに否定するのではなく，それに関して本人が調べることについては積極的な支持を与えるべきであろう．しかしそれと同時に，適切な医療を逃す可能性とその代替医療が害のある可能性にも言及しておくべきである．ただし医師がもし賛成できない場合は，代替医療のワクチン注射などの医療行為を頼まれても，それに関与すべきではない．そして，そのような話し合いの上で患者が代替医療を選択しても，それを理由に医師側から診療を打ち切るべきでないのは当然である．すべては個々人へのケアの枠内で議論し，できる限り患者のケアに携わるべきである．

　さて，表1で患者側の理由として掲げた問題の多くは，どちらかというとケアの問題であり，医療側の対応の問題でもある．一方で，医師もまた限られた時間，資源等で望ましい関係構築にどこまで粘り強く対応すべきか，他の患者と比較して如何に公平性を保持するか悩むことも多いだろう．こうしたジレンマを容易に解決する方法はないが，患者の行動で問題が多いと感じた医師は，相手を非難したり，避けようとするのではなく，なぜその患者が自分にそのように思わせるのか，なぜ自分が混乱してしまうのか，自らを振り返ることが重

表2　「困難」な医師
無関心・無気力な態度
権威志向と高圧的態度・不作法（他の医療者に対しても）
顕著な臓器中心・治療偏重の姿勢（ケアの軽視または無視）
過剰な検査など不確実性の極端な忌避
怒りなど感情的になりやすい傾向
自信過剰，自己犠牲，ストイシズムなど自己充足中心姿勢
過剰な危険回避的姿勢および自己責任回避の傾向

要である．そしてまた助力を仰ぐことが必要である．共働して医療に当たっているスタッフや同僚に指導や助言を求めるべきである．特別な場合だけでなく，日常的にそのような助言を得られるような医療者同士の関係を維持していることが有用であるし，望ましい．

2）「困難」を生じさせる医師側の状況，性格，態度，行動

　医師側の問題は多い．それを表2にまとめた．パターナリズムの項でも述べたような権威主義的姿勢が多くの医師に認められることは，従来から指摘されているところである．基本的な接遇レベルですら問題のある場合（つまりは「失礼な医師」）も多い．ただしそれは医師個人のみならず，医療者全体としての問題でもある．権威主義的姿勢が顕著な場合は当然医師患者関係が阻害されるが，それと同時に他の医療従事者との関係も阻害されやすい．また医療従事者間の関係が悪い場合は，そうしたムードや言動が医師患者関係に悪影響を及ぼす．また医師の臓器中心姿勢，治療主体の考え方もしばしば批判の対象となってきたところである．一方医師の働く環境が悪い場合（過酷な勤務など）は，医師の権利上からも問題があるが，当然医師患者関係に反映しやすい．組織管理者は労働環境の適正化をはかるべきで，この点は医師患者関係においても非常に重要である．

3）感染の危険

　上記以外でも医師・患者間で問題になることは数多くあるが，医師・患者間の感染の問題は両者の利害が全く相反するとも言えるので，しばしば対応に問

> **世界の現状（米国）**
>
> 「患者アドボケイト」が近年米国で生まれ，急増している．簡単に言えば「患者の味方」であり，その権利や利益を守ろうとする人を指す．李啓充の「アメリカ医療の光と影」（医学書院 2000年）によれば，マサチューセッツ総合病院の患者アドボカシー室（患者寄りの姿勢を示す苦情処理室とでも言おうか）で月200件の苦情に対応しているという．早い段階で不満や苦情に対処することでサービス改善に役立つと共に，医療訴訟逓減効果もあると期待されている．患者の権利擁護に医療者の倫理観に訴えるだけではなく，システム的に確立しようという試みで，非常に注目される．

題が生じることもあり，ここで別途言及しておきたい．外来・入院を問わず感染性の病気は非常に多く，医療者はそうした患者と絶えず接触するので，当然患者からの感染の危険性に曝されている．更に感染を受けた医療者から患者への感染もありうることになる．手術などの医療行為で感染を誘発するのは日常的だし，時には感染を広めることもある（肝炎ウイルスで汚染した針を用いて多くの人を感染させた例など）．また院内感染は医療者が心ならずも運び屋の役目を負うことになる．こうした理由から感染に関連した問題点がいくつか生じる．

　医療者が肝炎ウイルス，HIVウイルス，その他諸々の病原体による感染の危険に曝されているのは事実であるが，患者が危険な感染症に罹患していることを理由に診療を拒否することは基本的に許容されないだろう．高度に感染しやすく，危険性も高い感染症についてはどうかというと，例えば仮にⅠ類感染症（感染症新法による）のように，公的に特別の診療機関が定められている危険な感染症を疑った場合でも，その疑いがあるというだけで患者を放置するような，一方的な診療拒否をすることは許容されない．臨床能力上自分で診療できない，あるいは防御法が分からないと考えた場合でも，移送の手配など必要な医療を提供するための措置を行う義務がある．しかし現実には，HIV感染症にみられる様に，医療者が自らの注意で十分に二次感染を防御できるものであるにも関わらず，前述の如く診療拒否の事例が相当数報告されている．もしその原因として誤解や恐怖がある場合は，個人的，組織的努力でそれを乗り越える

方策が必要であろう．一方極めて感染力の強い病原体に濃厚接触し，感染を受けたことを自ら疑う場合は他の患者に接触しない義務が生じる．また院内感染や医療行為による感染については，予防する義務があるのは当然だが，起こった場合には，必ずそれを開示し，十分な説明を行わなければならない．必要に応じ患者や面会家族から感染の拡大防止についての同意と協力を仰がなければならない．

医師患者関係と情的側面

生命倫理の領域では情緒（emotion）的な側面は余り問題にされない．一方，医師患者関係においては情緒的側面の持つ意味は重く，その理想を説く書では逆に「医のフィリア（愛）」など特殊な情緒的関係を提唱する立場もある．ここではできるだけ理解しやすい情緒的側面と倫理的側面との関連を取り上げてみたい．ただし，それは生命倫理の根底にある情緒を探求するものでもなければ，医療にのみ特有な情緒を問題にするものでもない．ごく一般的な情緒について，医師患者関係を理解し，現実に改善し得るキー概念，あるいはツール概念として取り上げるのである．なお，ここでいう情緒とは「感情」と言い換えても良く，人の心理的概念のうち「情」的要素を有したものを指す．

1）基本的考え方

生命倫理の中核的倫理原則として「自律性の尊重」がある．この「尊重」（respect）は心理的概念であって，情緒を含意した表現と考えられる．従ってそれは個々人の主観的なものとも言える．しかし，ワトソンに始まる行動主義的変容を遂げた心理学では，「主観的表現」は「客観的表出」で定義される．「情緒」を科学的に「研究」しようとすれば，客観的指標が必要なので，確かにそれを予め定義した行動や態度で評価する必要がある．また，医師患者関係の基礎はコミュニケーションにあるので，情緒も表出されて始めて意味をなす．その方向で考えると「尊重」はそれを表す行動や態度があって，始めて「尊重」とみなされることになる．また行動や態度は教育の対象にもなりやすいので，感情の行動表出面を強調するのはその面でも意味がある．医療の場で示される情緒，例えば「熱意」，「関心」，「親身」，「やさしさ」，「気づかい」など諸々の

情緒はその意味で「スキル」とも言えるのかもしれない．感情が先か，行動が先かなどと考えると議論は不毛になるので，ここではそれ以上踏み込まない．ただ次のように言っておきたい．医療の場では有効な情緒があり，あるいは必要であるとすらいえる．そして人の情緒は自然な表出が最も楽だし，「振り」は自らそれと露呈しやすい，と．

　さて，「自律性の尊重」に立ち帰ると，実はここで意味があるのは「自律性」なのであって，情緒としての「尊重」は「倫理原則を大事にする」，いわば当為を当為として成り立たしめよう，と言っているのと大差はない．ただ，自律性が患者側の概念であり，他のものは行動学的に判定しやすい医療者側の概念なので，そのように自律性にのみ「尊重」を付加することで医療者側の倫理であることを明確化しているのである．生命倫理では倫理原則の「尊重」以外はあまり情緒は登場しない．情緒は重要だが，行動と違って，基本的に倫理になじみにくい側面を持っている．以下にいくつかの情緒的表現を取り上げるが，絶対に守らなければならない，という強い当為ではない．むしろEpstein（1997）が言うように「ツール」と考えた方が穏当かもしれない．

　2）信頼

　信頼はすべての医療行為のもとにある重要な基本的概念である．患者側の信頼は特に重要な感情である．医療行為は基本的に患者になにがしかの苦痛を強いるものである．それに耐えようと決意する前提には，部分的にせよ，何等かの「信頼」があるはずである（例えば「人柄は好きになれないが技術だけは信頼する」「絶対悪いようにはしないと思っている」など）．一方医師も基本的に患者が自らをだまさないものと思っているし，診断・治療を信用（信頼）して欲しいと願っている．ただし現代は情報の限られた患者が，一方的にアプリオリ（先験的）に医師を信頼する時代ではなくなりつつある．人々の医療情報へのアクセスは格段に良くなり，他方で医療過誤は（未だ不充分ではあるが）次第に明るみに出やすくなっている．医師患者間で情報を分かち持ち，その共有した情報の上に立って相互に信頼を持つことが望まれる．その意味でも情報は積極的に提示すべきである．医療側は基本的にカルテは開示すべきだし，セカンドオピニオンも積極的に勧めるべきであろう．その上で相互に「信頼」を築

くことが今後ますます重要になるものと思われる．ただ，病名告知など真実告知については，わが国ではまだ不充分な状態にある．この点は相互信頼を妨げる要因とならざるを得ない．

3）共感（empathy）

共感は医師患者関係の根幹となる概念であると思われる．患者はまずもって，自分がひととして見られていること（ひとの尊厳，と言い換えても良いかもしれない），即ち，研究材料でもなく，単なる消費者でもない，他ならぬ一人のひととして見られなければならない．そして苦痛が「苦痛である」と直截的に了解されることが重要である．その理解の根底にある情緒が「共感」と表現されうる．こうした情緒は重要ではあるが，あまりに基底に潜んでいるため特に意識されにくい面を持っている．一般的に，共感は「相手の立場に立ち，相手の視点からものごとを見る（ないしその行動的表出）」とされている．このように定義されるのは「自分の視点」が無視される経験を通して，つまり，その否定に遭って始めて根底にある共感の不在が意識されるからである．1995年の厚生白書「医療サービスと医療保障制度に関する国民の意識」でも，約30%の人が「患者の身になって診療してくれる」ことを医療者に求めているが，それだけ無視された経験や，あるいは無視されるのではないかという印象を人は多く持っているのであろう．「思いやり」「気遣い」などで表される情緒も，医療においては重要であるが，それらも共感があってはじめて成り立つもののように思われる．

6　家族と医療者

家族の重要性

医療においては，患者の支援者としての家族の持つ意味はきわめて大きい．その支援があって始めて，病気を克服したり管理できたりする人々は極めて多い．逆にその支えがないため適切な医療が受けられなかったり，病気が悪化したりすることもしばしば見受けられる．そして，家族が意義を持ち，家族内の関係や医療者との関係が複雑化すればそれだけ，倫理的にも複雑な状況が生ま

図1 医療における治療三角

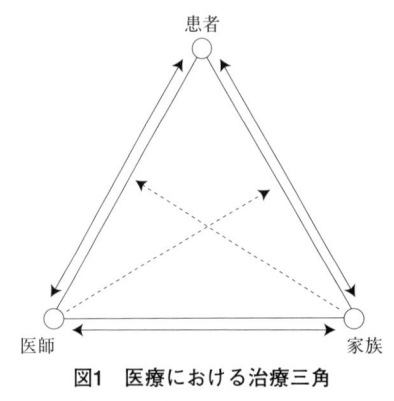

れやすい．ここではその基本的事項のみ取り上げてみたい．

「家族」とは何だろうか．WHOの定義によると，「家族の概念は血縁関係，婚姻，性的パートナーシップ，養子関係に限定される必要はない．その結びつきが信頼，相互支持，共通の運命に基づいている集団であれば，それは家族とみなされる」とある．信頼や支持関係をもとに定義されており，極めて示唆に富むものではあるが，医療では「互いに利害関係はあるが敵対的である血縁関係」にも，それなりの対応が必要で倫理的問題も生じるので，ここではMcDaniel（1990）に倣って，互いに「生物学的，情緒的，ないし法的に関連づけられる，ひとの集団」としておこう．

さて，医療においては3者が相互に影響しあっているのであるが，それをDohertyとBaird（1987）はその影響を考えやすいように図1の如く表している．これを治療三角（therapeutic triangle）と呼ぶ．図は各2者間で互いに影響を及ぼすだけではなく，医療者が患者・家族関係に，また家族が医療者・患者関係に影響を与えたり，介入したりすることをも示している．影響には正負がある．例えば，医師と患者の価値観が異なることで葛藤が生じて（図の実線），家族がその関係に介入（点線）する場合，どちらか寄りの態度を示すことがある．その場合医師が家族にどのような態度で接するかは，治療に影響を及ぼすとともに，倫理的な問題でもある．また，小児患者の病気が親の過干渉による悪影響を受けている（実線）と判断した医師は，この関係に介入し，入院時の面会を制限しようとする（点線）かもしれない．これもまた個別の治療上の問題と同時に倫理的問題を提示するだろう．このように治療三角における多種多様の関係が大きな意味を持っている．

代表的問題

3者関係における問題は個別的には上記に垣間見られた如く，極めて多様で

ある．ここでは代表的な問題である，告知と守秘を取り上げて，できれば一般的に敷衍して考えてみたい．

　1）患者と家族への告知

　告知の問題は本書では第Ⅲ部で取り上げており，詳しくはそちらを参照して欲しい．ここでは家族との関係に焦点を当てる．癌告知を本人に行うことについては，わが国ではかなり一般的になって来たが，それでも家族に先に説明がなされ，医師・家族の合意（「本人にも告知しましょう」）の上で本人に告知されることが今でも極めて多い．極端な場合，家族と医師の意向で本人に疾患・治療法の詳細が告げられないまま，手術や化学療法（抗がん剤治療）などの治療関係にはいることも珍しいことではない．一つには前述の如くパターナリズムの問題である．家族や医師が，本人は病気の告知に「耐えられない」と判断・斟酌するのである．それはまた医療者や家族が本人の悲嘆を見るのに「耐えがたい」ためであるかもしれない．医療者と家族が嘘の「共犯」関係となることで，「本人のため」を確認し合い，嘘の負担を軽くする作用もあるだろう．医療者は患者の予定された死に臨んで，それを意識するかしないかは別として，主な交渉者が家族であるのを見越して防衛的態度で「共犯」関係を結んでいるかもしれない．

　癌の告知はまさに代表的であるが，実際はかなり広範な病気・病態で，家族は患者と微妙に異なる説明を受けているのである．それは医師・家族のパターナリズムや医師の防衛的態度など上述と同様の解釈が成り立つ．だが日常生活を少し注意深く観察すれば，医療に限らず，日常的にも多くの場面で同様の忖度や斟酌がなされていることに気づくだろう．悲嘆，苦痛を避けさせようとするパターナリズムは，文化や社会に深く根ざしたものでもあるので一概に非難すべきではない．しかし，本人が先に説明を受けなかったり，時には説明と異なる治療を受けるのは基本的に自律性への侵害であろう．少なくとも医療者は家族に「先に」相談する「前に」，それが普通だからと言うのではなく，なぜそうすることが必要なのか，それがケアにどのような意味を持つか自問し，スタッフで討議すべきである．

2）守秘

　告知の問題は守秘の問題とも繋がる．病気は基本的に本人の問題であるから，説明，告知はまずもって本人になされなければならないし，治療方針は本人と討議されなければならない．しかし癌や重度の病気でそうされていないのは上述した通りである．家族への守秘の問題はその様に微妙な面を持っている．個人差もまた強い．ほとんどすべての事柄（少なくとも医療的な事柄に関しては）を家族と共有する人もいれば，家族には全く告げない人もいる．医療者は先述の三角（治療にとどまらない）の中で，ケースバイケースを余儀なくされている．しかしそれでも，判断能力などによる例外は別として，家族への開示も含めて本人と全てを協議する指向性は常に持っている必要はあるだろう．ただ考慮しておかなければいけない事項がある．遺伝問題，感染症，家庭内暴力など，家族・配偶者が極めて影響を受けることのある問題である．こうした問題の中には，場合に応じその開示を積極的に行う必要もあるが，本人が反対する場合はジレンマを生じることもある．例えば，患者が自分の幼い子を虐待していること示唆する場合，本人の意思とは関わりなく迅速に虐待を防止する対応を行う必要があるかもしれない．また例えば，HIV感染者が配偶者に自らの感染をどうしても告げない場合には，どうすべきか悩むだろう．このように家族を巻き込む問題がある時は，少なくとも，ケース毎に医師，看護婦，ケースワーカー等ケアにあたるスタッフ間で，倫理的問題も含め討議する必要がある．

3）代理人としての家族

　家族は本人に判断能力がない場合，代理人としての役割をはたすことが多い．この場合，基本的に医療者は家族を主たる交渉相手として対応することになるが，この場合でもあくまで先の三角を意識する必要がある．当然のことだがケアの対象はあくまで患者である．その上で家族関係の把握，更にいえば患者と家族がこれまで共有してきたナラティブの理解が重要である．例えば家族内に長い桎梏があり，それが反映して家族の希望が必ずしも患者のケアに繋がらないことがある．利害が絡むために，そうである場合もある．こうした場合は難しい判断を強いられることも多いが，患者中心の視点は常に必要である．逆に，患者への想いが深いために患者の苦痛を長引かせていると判断される場合もあ

るだろう．そうした場合，患者のケアも重要だが，家族へのケアも非常に重要となる．患者のためと称して，家族のケアを放棄してはならない．実際の患者への対応はジレンマを生じ，困難が伴うとしても，患者に対するのと同様に家族へのケアの姿勢を積極的に示すことが重要である．

　家族や患者を支える人が多くなり，ひとの織り成す関係が複雑になるほど，個別性が高まり，そこでの倫理的問題は個々のナラティブとそこでの個別ケアに深く入りこんだものになっていく．多くのひとのナラティブが交錯し，医療者はそのコーラスを聞き分けながら，規範的思考と折り合わせていく作業が必要になる．そこで生じる問題は規範的，演繹的プロセスのみでは概ね解決できない．家族も含めた医療倫理的問題は，それ故，定式化することが基本的に困難ではあるが，一般原則と個のケアを常に行きつ戻りつしながら解決を図るほかないのである．

7　結語

　医師・患者関係をかなり抽象的に捉えられた規範的側面や個別的な規範から始まり，その基底にある情緒的側面，さらに臨床では常に意識する必要のある家族の中での関係をも含め概観してきた．これらは医師患者関係の倫理的側面の一部にすぎず，論じられなかった事も多い．例えばこの関係の歴史的変遷や，社会・文化における倫理的側面を捉えることも大変興味深いが，著者の力量の限界もありほとんど触れられていない．ただ，断片的で不充分であっても，このように家族も含めた関係の諸相を見ると，医療者側にとっては，基本的な倫理原則は考え方の枠組みとして欠かせないものではあるが，現実には個と個の関係において個別的ケアが柔軟に考えられているように見えるし，またそれは必要なことであろう．柔軟性を掲げると，えてしてその基盤が軟弱になりやすいが，依って立つ土台として，個々人の価値観をその人の生きる世界と個人史の中で理解し，尊重することを根底に据えるのが重要と思われる．

読者の皆さん，考えてみてください

(1) 医師はむしろコンピュータなら良いと思いますか．その理由は何

ですか．
(2) 医師と患者の関係は今後変わっていくのでしょうか．もし変わるならどのように変化するのでしょうか
(3) 親のパターナリズムと医師のそれは違いますか．違うとすればどこでしょう．
(4) 医師が本人より家族と先に話し合った方が良いことがありますか．あるとすればそれはどんなことでしょう．
(5) 米国におけるアドボケイトのような患者の代弁者があった方が良いですか．なぜ必要／不必要だと思いますか．

参考文献

Annas GJ.,The Rights of Patients：*The Basic Aclu Guide to Patient Rights*, Southern Illinois Univ Pr, Carbondale（1989）──上原鳴夫，赤津晴子（訳）：患者の権利．日本評論社，東京（1992）

Emanuel E.J.,Emanuel L.L.,*Four models of the physician-patient relationship*. JAMA 267：2221-2226（1992）

Veatch R.M.,*Models for ethical medicine in a revolutionary age. What physician-patient roles foster the most ethical relationship?* Hastings Cent Rep 2：5-7（1972）

Stewart M, Weston W.W.,Introduction. *Patient-centered medicine：Transforming the clinical method*, Stewart M, Brown B.J.,Weston W,W.,et al（ed），ppxv-xxiv, SAGE publications, Inc, Beverly Hills, Calif（1995）

Quill T.E.,Brody H.,*Physician recommendations and patient autonomy：finding a balance between physician power and patient choice*. Ann Intern Med 125：763-9（1996）

花岡明正，パターナリズムとは何か．現代社会とパターナリズム，澤登俊雄（編），pp12-50, ゆみる出版，東京（1997）

Jonsen A.R.,Siegler M.,Winslade J.,*Clinical Ethics：A Practical Approach to Ethical Decisions in Clinical Medicine*. McGraw-Hill（1992）──赤林 朗, 大井 玄（翻訳）：臨床倫理学──臨床医学における倫理的決定のための実践的なアプローチ．新興医学出版社，東京（1997）

エイズと人権・社会構造に関する研究班（主任研究者　樽井正義）：エイズと人権・社会構造に関する研究班研究報告書．厚生科学研究費補助金 エイズ対策研究事業（2000）

Billings J.A.,Stoeckle J.D.,*The Clinical Encounter：A Guide to the Medical Interview & Case Presentation.* Mosby（1999）—日野原　重明，福井　次矢（翻訳）：臨床面接技法—患者との出会いの技．医学書院 2001

Eisenberg D.M.,Davis R.B.,Ettner S.L.,Appel S.,Wilkey S.,Van Rompay M.,Kessler R.C.,*Trends in alternative medicine use in the United States, 1990-1997,*results of a follow-up national survey. JAMA 280：1569-75 （1998）

Helman C.,*Culture, health, and Ilness.* Wright, Bristol（1984）

Epstein R.M.,*The patient-physician relationship. Fundamentals of clinical practice：a textbook on the patient, doctor and society.* Mengel MB, Holleman WL（ed），pp105-132, Plenum Publishing Corporation, New York（1997）

McDaniel S.,Campbell T.,Seaburn D.,*Family-Oriented Primary Care：A Manual for Medical Providers.* Springer-Verlag, Berlin（1990）

Doherty W.J.,Baird M.A.（eds），*Family-Centered Medical Care：A Clinical Casebook.,*Guilford Press, New York（1987）

コメント

　本論では医師患者関係において重要な事柄がほとんど網羅されている．今までの医師患者関係の議論では語られることがなかった情緒的側面，特にケアの気持ち，そして共感の重要性も強調されている．さらに，英語圏の医療倫理では見逃されがちな医師患者そして患者家族の3者が形成する三角関係において，医師はどのようにあるべきかが詳細に論じられている．あるべき医師患者関係についての私の立場や考え方は，ここに書かれている著者のものとほとんど同じである．反論する部分はない．したがって，ここではさらに考えるべき事項について述べたい．

　まず，医師患者関係における患者の責任はどのように捉えられるべきだろうか．患者の権利を支持することは極めて重要である．一方，自己決定に関する患者側の責任について考察する必要もあるだろう．患者の自律――医療を受ける人々の自己決定――には，自分で考え，決断し，それに従って行動し，そして，さらに，その行動の結果に責任を持つことまで含まれるのではないだろうか．今までは医学情報が共有されることなく医療者のみが患者の治療方針を決定していた．したがって，その結果に対する責任は医療者にあった．一方，情報が共有され意思決定が協同作業となった場合には，結果に対する責任も共有されると思われる．

　また，価値観は多様化し，人々の持つ信念は非常に多様になってきている．このような状況で，我々医療従事者は個々の患者の多彩なナラティブに果たして共感できるだろうか．医療従事者の共感は，医療を受ける人々が最も求めるものだろう．心身共に弱っている時には尚更だと思われる．しかし，患者の態度や行動が医師患者関係を非常に困難にする場合，心からの共感は不可能かもしれない．感情は自発的なものである．我々は他の人に「このような状況には，このような感情を持つのが正しい」とは，なかなか言えないのではないだろうか．

浅井　篤

第2章　看護者をめぐる人間関係と倫理

大西香代子

1　要旨

　看護をとりまく人間関係や体制に関する倫理的問題は多い．なかでも，医師との関係は重要であるが，医療の現場では両者の意見は，診断や治療方針，あるいは倫理的判断をめぐっての判断などさまざまな局面で相違することがある．看護者は医師との良好な関係を保つことに主眼を置くのではなく，患者の最善の利益を考えて行動すべきである．意見が一致せず，判断に迷う場合は，カンファレンスなどで話し合うことがよりよい解決につながる．また，わが国では看護者に倫理的問題として意識されにくいが，同僚の看護者による不適切なケアや，患者に害を及ぼしかねない人手不足の看護体制についても，患者への責務という原点に立ち返り，声を上げるべきだと考える．
　なお，本章では，資格を得て看護に従事する看護師・准看護師を看護者と総称する．引用文献で用いられている「看護婦」については，そのままとした．

キーワード：医師看護師関係，最善の利益，看護体制，看護の倫理

2　目的・背景

　医療の現場では患者を中心に，直接・間接に様々な職種の人々が関わっている．医療技術の高度化・専門化，また疾病構造の変化や医療の領域の拡大により，チームリーダーとも言うべき医師と看護者のほかに，理学療法士，作業療法士，医療ソーシャルワーカー，放射線技師，臨床検査技師など，「コメディ

カル」(「パラメディカル」と呼ばれたこともあったが,「周辺」「従属」の意味合いが強く,最近は用いられない)が役割を分担しながら働いている.医療従事者のなかで最大かつ最も患者のそばにいる集団は看護者であり,その役割として医療従事者の調整をも実質的に担っているため,これらの人々との関係は,看護者にとって時に倫理的な問題となる.

なかでも,医師との関係は看護者にとって,最も大きな意味をもつ.両者は歴史的に,異なった背景の中から生まれてきた.看護師は,かつて医学的知識ではなく「忠実」や「誠実」を要求され,男性である医師への服従を任務とする労働力であり,看護の歴史は,ある意味では,高度な知識や技術を身につけた専門職として認知されるための闘いでもあったといえる.病院を舞台とした近代医療の中では,医師が診断・処方を行い,看護師が医師の指示を実施する,という役割分担が確立していった.しかし,医療においてもテクノロジーが進歩するにつれ,業務の専門分化が進み,医師と看護者の業務の境界は一層曖昧なものとなり,重なり合う部分も多くなってきている.現在では,医師と看護者の業務はそれぞれ独立していることになっており,看護部は医局と並列の組織となっている.ところが,実際の業務では,医師が直接,看護者に指示することも多く,上下関係・主従関係のように認知されやすい.今でも,Doctor-Nurse Game (Stein) のように,個々のケースでは看護者が医師に対して要求や指示を出すことも珍しくないが,医師が優位であるという建前は守られる.さらに,男性が多数を占める医師と,圧倒的に女性の多い看護者では,その役割がジェンダーによる役割分担と呼応しており,看護者も従属的な位置に甘んじる代わり,最終的な責任は医師にとってもらうことで安住していたと言える.

わが国では,欧米に比べると,短い教育年限でも看護師の資格を得ることが可能で,その社会的地位も低く,未だに専門職として認められているとはいいがたい.そのため,まだまだ医師主導型であると言われている.

3 問題の整理

本章では,日本の看護者をめぐる人間関係として,まず医師との関係を取り上げる.看護者は医師との意見の相違をどう調整したらよいのだろうか.さら

> **世界の現状：イギリス**（岡　喜美子，週刊医学界新聞）
>
> 昔は，看護婦は医師に付き添い，診察を介助した．また，男性優位の社会の中で，女性が圧倒的多数を占める看護婦の立場は弱かった．しかし，時代の流れとともに医師と看護婦の関係は対等なものとなり，お互いに敬意は払うが遠慮はしないという間柄になっている．さらに1990年以降，地域医療の充実が図られたが，GP（一般開業医）の絶対数が不足しており，知識や経験のある看護婦に医療行為を認めるようになり，看護の役割は拡大してきている．
>
> **世界の現状：アメリカ**（木村利人，1984，48-12）
>
> 1965年から，独立して看護業務を行うナース・プラクティショナーの教育が始まった．だいたい大学院修士課程での教育を終え，資格を与えられると特定分野での診断・治療を行うもので，法律も1971年に改変され，独立した看護業務を行えるようになった．これにより，1977年には既に31州でナース・プラクティショナーが誕生．現在では，プライマリー・ヘルスケア，救急ケアなどの領域で，約2万人以上の有資格者が業務に従事している．看護から補助のイメージはなくなったが，近年はコスト削減のため，正看護婦が減らされ，ケアの質低下が懸念されている．

に，日本の特徴として，同僚の看護者との関係と，看護体制の問題を取り上げ，看護の倫理性を高めよりよいケアを提供するための条件を検討する．

4　倫理的考察

看護者と医師との意見の相違

看護者が患者ケアをめぐって，医師と全く同じ意見をもっているとは限らない．そこで納得がいくまで話し合えればよいが，対等でオープンなコミュニケーションをとれない場合も多い．医師の方針に賛成できない看護者も，内心の葛藤を抑えつつ，その方針に従うのは，反対すれば，自分の居心地が悪くなるだけでなく，患者を混乱させ，医療への信頼を失うと考えるからである．わが国で1998年に行われた調査（小島操子）では，「看護婦と医師との関係における衝突」は「看護婦が困っている倫理的な問題」の第一位に挙げられている．

表1　医師と看護者の意見の相違

許容できない指示または誤り	単位の書き間違えなどの単純ミス
	法的または倫理的に許容されない指示
診断・治療をめぐる判断	知識や技術不足による見落としやミス
	患者情報の不足による判断ミス
倫理的問題をめぐる判断	医師の判断が患者本人の意向に反している場合
	2つ以上の価値が衝突し，判断に迷う場合
	医師の判断が看護者の価値観に反する場合

逆に，看護者との関係に悩む医師は少ない．

　医療の現場で医師と看護者の意見の相違が問題となる場合を，表1に整理してみた．このうち，医師が単純なミスで処方薬の単位や名称を間違えた場合は，気づいた看護者が，指示した医師にすぐに確認しても，両者の関係は損なわれない（そのまま実施すると，看護者の法的責任を問われる）．それ以外の場合について，検討する．

医師が倫理的に許容されない指示をした場合

　「療養上の世話」と「診療の補助」という看護婦の業務と，医師の業務とは境界が不明確で，いわば図1のような関係にある．診断や治療は医師の業務であるが，治療の一部は医師の指示のもとに看護師が行ったりする．その中で，医師にしかできない業務を「絶対医行為」と言い，たとえ医師の指示でも，看護師は絶対医行為を行うことはできない（指示そのものも医師法に違反しており，看護師は従ってはならない）．また，絶対医行為でなくとも，看護者は，自分の力量を超える医療行為を指示された場合，断るべきである．安易にひとりで実施して，失敗すれば，医師との関係が悪化するだけでなく，患者に危害を加えてしまい，時には取り返しのつかない結果となってしまう．

　また，必要のない処置を医師が承知の上で実施するよう指示した場合にも，看護者は従ってはならない．たとえば，2000年に起きたA病院事件では，病院の利益を上げるために，生活保護を受給している身寄りのない患者，即ち，医療費の自己負担がなく，公費で確実に支払ってもらえ，苦情を言ってくる人がいない患者を選んで，IVH（中心静脈栄養）を実施していた．自力で食事を摂

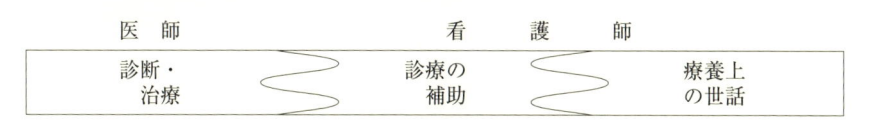

```
  医　師           看　護　師
┌─────────┬─────────┬─────────┐
│ 診断・  ╱╲ 診療の  ╱╲ 療養上 │
│ 治療    ╲╱ 補助    ╲╱ の世話 │
└─────────┴─────────┴─────────┘
```

図1　医師と看護師の業務区分

ることができ，元気に動き回れる患者をベッドに拘束して，鎖骨下の中心静脈から高濃度の輸液を実施，それを2，3ヶ月続けたという．患者は「ご飯を食べたい」と言ってもかなわず，そのうち筋力も衰え，歩くことさえできなくなっていく．この場合には，病院管理者としての医師との関係になろうが，看護師がその「治療」に疑義を唱える，あるいは「治療」への協力を拒否すると，その職場に居られなくなるのだろう．しかし，患者の犠牲の上に成り立つのはもはや看護ではない．声を上げる勇気をもつべきである．

診断・治療をめぐる医学的判断が相違した場合

　医師になったばかりで技量や経験が不足していたり，専門分野が違っていたりすると，医師の診断・治療について，看護師が疑問に思う場合もある．あるいは，忙しい医師が患者の情報を把握しきれず，また，看護師からの情報を無視するなどして，その患者には不適切な診療を行うこともあり得る．医師も人間である限り，必要な検査の指示や処方をうっかり忘れてしまうことも考えられる．日頃から看護師とオープンに話し合い，看護師の記録にも目を通す医師であれば，看護師も話しやすいが，なかには，話し掛けるたびに看護師が見下されたような気持ちになる医師もいる．とりわけ，診断・治療といった医療行為は，医師の優位がはっきりしており，看護師がそれに異議を申し立てるのは難しい．しかし，看護師は専門知識をもっており，「患者の最善の利益」を考えなければならない．おかしい，と思ったならば，その医師に対して尋ねるべきである．非難ではなく，冷静に，自分の考えを述べるべきである．その際，話しにくい相手だから，と，別の医師の意見を求めたりすると，今度は医師同士の関係が絡んできて複雑化していくので，あくまで，その医師との間で話し合うことが重要である．

　医師の診療における指示に，看護師が盲目的に従えば，ケアの質は低下する．

ただし，診療の場面は様々で，その緊急度も，リハビリの指示など月の単位で考えられるものから，救急で1秒を争うものまである．緊急を要する場合ほど，議論などしている猶予はない．原則的に，医師の指示にすぐに従わなければならない場合は，救命救急などの緊急時と手術時である．その場合も，患者の受ける処置が激しい苦痛や恐怖を与えるなど，明らかに容認しがたい指示には，看護者は患者のアドボケイトとして，異議を唱えなくてはならない．看護者は，第一義的に患者に対して責務を負っているのである．

医師の倫理的判断が患者本人の意向に反している場合
　「治療，予後などについて知らされていない患者／家族をケアすること」や，「治療に対してのインフォームド・コンセントを尊重する，あるいはしないこと」などは，医師との関係における衝突に次いで，看護師の最も困っている倫理的な問題となっている．近年では，急性の感染症などが減少するとともに，慢性のいわゆる「生活習慣病」が増大している．治療の選択肢も多く，医学的な判断だけでなく，それによってQOLがどう変化するのか，患者がどのような価値観をもっているかが重要になってくる．しかし，医師が自分の価値観のみに基づいて，パターナリスティックに告知やインフォームド・コンセントの取得を行わないこともあり得る．そして，患者は医師にはなかなか尋ねられないことを看護師に訊いたり，医師には話していない自分の希望——予後について知りたい，それによっては片付けておきたいこともあるなどを話したりすることも多い．看護師は医師の方針と患者の希望との板ばさみになってしまう．
　このように，医師が患者の意向に反した方針をとる，あるいは患者の意向を確認していないときには，看護師は患者への責務と医師の指示との間でジレンマに陥ってしまう．患者への責務を優先すべきであることは明白であるが，それによって，医師との関係がぎくしゃくしてしまうと看護師にとっては働きづらくなってしまう．Benjaminらは，医師の倫理的判断に対して看護師が疑問を持ったときは，次の判断に迷う場合と同様，カンファレンスなど話し合いの機会をもつべきである，としている．意見が不一致の時は，話し合うことで，どちらの意見よりも優れた解決策が見出せることも多いからである．

2つ以上の倫理的価値が衝突し，判断に迷う場合

　医療における倫理原則は，自律性の尊重（respect for autonomy），恩恵（beneficence），無害（nonmaleficence），公正・正義（justice）の4つと言われている．看護者の一般的倫理原則としても，善行，正義，自律，誠実，忠誠の5つが挙げられているが，実際の医療現場では，これらの原則同士が衝突し，両立できないことがしばしばある．医師や看護師が必要だと考える処置を患者が拒否している場合は，「恩恵」と「自律性の尊重」との両立が困難となる．また，転倒の危険がある患者に，ベッドから降りられないように柵を取り付けたり，抑制したりする場合では，「無害」と「自律性の尊重」とが衝突するなど，さまざまな場面で倫理的ジレンマに陥る．あるいは，患者の判断能力が疑われる場合，すなわち認知症の始まりかけた患者や精神疾患の患者，あるいは小児などでは，どこまで自律性を尊重すべきか，大変難しい問題となる．このような場合に，医師が判断能力なしとして，インフォームド・コンセントを得ずに治療を進めれば，看護者にジレンマが生じる．

　このような倫理的な問題には，唯一の正解というものはない．しかも，医師は医学の専門家であり，倫理的な問題では専門家とは言えないため，看護婦は医師の意見に従うべきか，疑問を感じてしまう．実際には，どの医師も，判断に迷うことは多いだろう．看護者など他職種の意見を聞く医師もいれば，最終的な責任を負わされるために，自分で納得のいく意思決定をひとりで行ってしまう医師もいるだろう．

　医師が決断して指示を出してしまえば，看護者は反対意見を言いにくくなってしまう．医師と看護者が対等な立場で話せない職場では，悩んだ看護者が燃え尽きたり，退職したりすることにもなりかねない．できれば，問題が生じたときに，医師，看護師だけでなく，患者に関わる様々な職種の人がカンファレンスなどで，何が患者の最善の利益になるか，話し合うことが望まれる．一緒に考えてくれるスタッフがいることは，医師にとっても心強いはずである．

医師の倫理的判断が看護者の価値観に反する場合

　Benjaminらは，また，人工妊娠中絶や出生前診断など，法的に認められた医療行為であっても，看護者個人の価値観に反する場合についても述べている．

看護者に限らず，ベトナム戦争時の「良心的兵役拒否」などのように，自分の価値観や良心に照らして，その職務や義務を拒否することを「良心的拒否」と言う．これは，拒否することが正しいか否かという問題ではなく，また，他の人がどう判断するかとも，関係がない．その看護者が，指示されたように行えば，自責感，罪悪感，恥などを感じてしまうのである．看護者は，緊急性がなく，患者に害を及ぼさない限り，良心的拒否をすることができるが，そうすれば，職場で不愉快な目に会い，時には，仕事を失うことになるかもしれない．良心的拒否をしようとする看護者は，その前に，自分の考えを周りの人に話してみるとよい．すると，自分ひとりでは見逃していた事柄を指摘されたり，重要な視点に気づかされたりすることもある．その上で，熟慮し，自分で納得のいく意思決定をすべきであろう．

医療事故の公表をめぐる医師と看護者の意見の相違

　最後に，医療事故の公表をめぐって医師と看護者の意見が相違した例を取り上げてみたい．最近，医療事故は大きな問題となってきている．残念ながら，医師であれ看護師であれ，誰でも医療事故を起こす可能性がある．現在では，起きてしまった医療事故の責任を個人に求めるのではなく，システムとしていかに医療事故を防ぐか，が問われるようになってきている．しかし，中には，組織的に隠蔽しようとするところもある．

　99年に都立H病院で，誤って消毒液を点滴された女性が死亡した事件では，誤りを認めた看護師に対し，医師でもある病院長は隠蔽のために虚偽の死亡診断書を作成したとして，有罪判決を受けている．逆の場合，即ち，公表しようとする医師に対して，看護者が隠蔽することは，実際上不可能であり，問題とならない．

　医療過誤については，過誤そのものより隠蔽に対して，厳しい目が注がれるようになっている．同じ過ちを繰り返さないために，なぜそのような事故が起きたか，どこに問題があったか，事実経過を明らかにし，原因究明と今後の対策を示すことが，医療者にとっても患者・家族にとっても重要である．「黙っていればわからない」という悪魔の囁きに対して，医師も看護師も公表への勇気を与え合う存在でありたい．

表2　看護婦が日常の臨床場面で感じている倫理上の問題（横尾京子ら）

テーマ	問題状況
医療における情報提供	1．患者が適切かつ充分な情報を得られていない状況
	2．患者の個人情報が保護されていない状況
	3．家族が患者の病状説明を求めても応じられない状況
	4．患者の病状を説明する相手が適切とは考えられない状況
医療への参加	5．患者が医療に参加できない状況
生死の決定	6．胎児や小児の生死が親の選択に左右される状況
快適な療養環境	7．患者に快適な療養環境が保証されない状況
不当な心身への侵害	8．患者の身体が不当に侵害されている状況
	9．患者の家族が心理的に不当に侵害されている状況
	10．死亡直後の検査が承諾なく行われている状況

看護固有の問題

わが国の看護者が経験する倫理的問題の特徴

わが国の看護者がどのような倫理的課題を経験しているかについて，いくつかの研究が行われている．1991年に行われた調査では，インシデントレポートとして，どのような倫理的出来事を経験したかを記述してもらい，その内容を分析している．その結果，看護者が日常の臨床場面において倫理上問題と感じる状況として，5つのテーマに関連した10の状況が抽出された（表2）．

また，アメリカの2州とわが国で同じ質問項目を用いて行った調査（表3）を見ると，わが国の結果には出てこず，アメリカの両州にあったものは，「看護婦の健康に危険となる可能性を伴うケアを提供すること」と「スタッフの配置問題」の2つである．

看護者の倫理的な悩みを調べるための尺度として，Corleyらが作ったMDS（moral distress scale）には，30項目のなかに「職員数が大変少なくてケアが不適切な職場で働く」や「看護師の配置が『安全でない』レベルで働く」という項目が含まれている．さらに，「ケアの提供者による患者への虐待が疑われる状況を無視する」や「ヘルスケアの職員が患者の尊厳を大切にしていない

表3　最もよく経験されている倫理的な問題（フライ　ST＆小島操子）

	メリーランド州	ロードアイランド州	日本
1	看護婦の健康に危険となる可能性を伴うケアを提供すること	患者の権利と人間の尊厳をいかに保護するか	患者の権利と人間の尊厳をいかに保護するか
2	看護婦と医師との関係における衝突	治療に対してのインフォームド・コンセントを尊重する，あるいはしないこと	治療に対してのインフォームド・コンセントを尊重する，あるいはしないこと
3	スタッフの配置問題	看護婦の健康に危険となる可能性を伴うケアを提供すること	看護婦と医師との関係における衝突
4	患者のQOLを考慮しないこと	物理的／薬物的抑制を使う，あるいは使わないこと	物理的／薬物的抑制を使う，あるいは使わないこと
5	患者の自律性／擁護	スタッフの配置問題	整備されていない器材，感染の危険性のある環境で働く
6			治療，予後などについて知らされていない患者／家族をケアすること

時，介入することなく見ている」「同僚の看護師が誤薬をして，それを報告していないことに気づいても，行動をおこさない」といった同僚に関するものが3項目も入っている．

　看護者の倫理綱領をみると，日本看護協会の規定では「看護師は，対象のケアが他者によって阻害されているときは，対象を保護するよう適切に行動する」とされており，「他者」という語に同僚を含めて考えることは（文法的には可能でも）通常はないだろう．これに反し，ICN（国際看護婦協会）の倫理綱領では，「看護師は，個人に対するケアが共働者あるいは他の者によって危険にさらされているときは，その人を安全に保護するために適切な処置をとる」と明確に記されている．このように，わが国では意識されることが少ないが，看護者同士の関係や看護体制も倫理的な問題である．

同僚の非倫理的行為

　看護者には，医療チームの誰かによって行われる非倫理的，あるいは不的確なケアから患者を守る責任がある．アメリカでは，服務規定に，他の医療者によって不正が行われていたり，不適切な医療行為があった場合には，看護職はそれを指摘したり，実施を拒んだりしなければならないと明記されている．それでも，看護者にとっては，共に働く誰かについて報告したり，告発したりするのは容易ではない．

　ケアには元来，相手を信頼する，成果より過程を重視するといった特徴を備えている．そのうえ，日本は，人との関係，和を大事にする文化的土壌があり，同僚の不適切な行為を公にすることには抵抗があると思われる．筆者の行った調査でも，同僚の不適切な行為の有無を問う質問の欄外に，「同僚の告げ口をするようでひっかかる」と書いた看護者がいたが，正直な反応であろう．結局それは，看護が何にプライオリティ（優先性）をおくかの問題である．医師や同僚ではなく，患者にとってどうなのか，自分は患者への責任をどう果たすのか，という観点から，行動を選び取ることが大切である．それは，個人を非難するためでなく，患者への有害な結果をどのようにして予防するのか，システムの改善に役立てるためである．誰でも，経験の少ないことには未熟であり，誰でも，ミスを犯しうる．それでも患者に害が及ばないようなシステムを構築していくために，少なくとも，施設内での報告や情報公開は不可欠である．

看護体制の問題

　6カ国の公立またはそれに準ずる大都市圏に近い病院で，看護の実態について行われた調査では，日本の病棟の病床数と看護師対患者数は，諸外国に比べて多く，とりわけ夜勤帯で看護師対患者数の差が顕著である（表4）．1病棟の病床数が多ければ，3人の夜勤体制でも1人の看護師が看なければならない患者の数は増大する．日本とアメリカの比較では，1995年の統計で，1病床当たりの看護師数は，アメリカの1.57人に対し，日本は0.44人と，1／4でしかない．アメリカでは，入院・退院の案内，患者の移送，せん妄状態などの患者の付き添い，配膳，投薬，入退院サマリーの記入などは，それを専門に行う職種が担っている．看護者以外の職員も日本では少なく，直接患者のケアに関わらない

表4 各国看護婦の対患者数 (1997, 嶋森好子)

国名	日勤	夜勤	病床数
日本	2.8〜9	14.3〜22.5	43〜52
オーストラリア	2.7〜6.7	3〜10	20〜30
イギリス	2.9〜9	4.5〜9	外科16
韓国	5.6〜8.5	11〜17	34
アメリカ　NICU	1.5〜1.8	1.5〜1.8	9
アメリカ　循環器	3.8〜4.5	4.4〜5	30

「雑用」に看護者が追われてしまうことも多い．しかも，注射や点滴のための薬剤の混合といった本来薬剤師の行うべき業務まで，看護者が行っている．看護の手が足りないために十分な，時には必要なケアができなかったという経験は，多くの看護者がもっているだろう．忙しさのあまり注意力が散漫になって，防げるはずの医療事故につながる危険性を指摘する声もある．

　このように見てくると，日本の看護者は看護体制に問題があるにもかかわらず，それを倫理的問題だとは見なしていないことになる．確かに，臨床現場で人手不足が問題になるのは，労働問題としてであったり，看護体制の認可を巡ってであったり，経営的な観点からであることが多い．人手不足で忙しすぎる職場でも，文句を言わずに働くことが美徳とされ，声高にスタッフ不足を言い立てる看護者は，否定的な評価を受けがちである．

　看護者がシステムの不備を倫理的な問題ととらえないのはなぜだろうか．看護者は患者への個別的ケアを行っており，システム全体の問題がたとえ患者に害を与えていても，自分個人が関わるべき倫理的問題とみなさないと思われる．また，看護者は，頻繁にチーム・カンファレンスを行い，チームとして行動することが当然とされるため，そこにチーム依存性が生じ，看護者としての自律性が阻害されていると指摘するものもある．しかし，今一度，看護者の患者への責務に立ち返ってみたとき，看護体制の問題について，看護者がもっと発言していくべきであろう．准看護師の問題については，ここでは述べない．

看護の倫理的役割を果たすために

　日本におけるいくつかの研究によって，倫理的活動の実践者である看護者の態度には，明らかな問題意識をもっているものがいる一方，看護の倫理性について自覚していないものがいることも，わかっている．これは，看護ケアの倫

> **世界の現状：アメリカ（松浦謙二）**
>
> 米国では数多くの専門職が医療現場に関与していて，「パラメディカル」や「コメディカル」という表現は用いていない．多くの専門職は，免許（License）と資格（Certification）に裏付けられており，その制度はかなり複雑である．日本に存在しない職種にはSitter, Physician Assistant, Respiratory Therapist, Recreation Therapist, Transporterなどがあり，看護婦もRegistered Nurseの免許のほかに数え切れないほどの資格があって，感染症専門ナース，創ケア専門ナース，ケースマネジメントナースなど資格に応じた役割を果たしている．

理性についてはっきりとした認識をもっていないために，臨床で倫理的問題が起こっていてもそれに気づかないのであろう．その場合，何か問題があると感じても，それを行った個人の問題に還元してしまい，自分には責任のない問題，医師や師長が介入すべき問題ととらえてしまう．逆に，看護の倫理について学び，看護の責務について自覚をもつと，日常のケアは小さな倫理的判断の積み重ねであることがわかってくる．そして，何が倫理的だろうか，を常に問いつづけながらケアを行うことが，よりよい看護を実践する上で不可欠であると考える．

そのために，教育の充実が必要である．看護師になるまでの養成段階はもちろんであるが，免許取得後も，日々進歩していく看護技術や看護の概念，社会との関わりなどについて学ぶことが必要であろう．個人の努力も大切だが，定期的な研修を義務付けるなど，制度としての改善も考えていくべきだろう．

また，看護業務は，その守備範囲の広さを特徴とするが，熱心な看護者の中には，患者への医療行為や日常生活援助のほかに，家族へのケア，退院後の生活のための援助，リハビリやレクリエーションまで，全てを抱え込んでしまう人もいる．それでやれればよいが，残念ながら，今の日本の現状では，それだけの余裕はない．一人の患者に全力を注いで他の患者へのケアが不十分になってしまうか，看護者がオーバーワークになって，医療事故を起こしやすくなってしまうこととなる．アメリカより少ないが，日本でも患者に関わるさまざまなコメディカルスタッフが存在する．看護者は，その業務範囲の広さと患者へ

の接触時間の長さを生かして,コメディカルを含めた医療チームの協調を図る役割をとるべきである.抱え込むのでなく,役割分担することで適切なケアが行われるようにする責任がある.

5　結語

　職場の人間関係は,そこで働く人の意欲や満足感に影響するばかりでなく,成果にも関わってくる.看護者の場合,医師との関係が良好であれば,仕事の喜びややりがいも生まれるが,そうでない場合には大変なストレスとなる.しかし,医師と看護者の関係は,単に両者の問題にとどまらず,患者にどう影響するか,を考えねばならないところに特徴がある.価値観が異なっても,いや,異なればこそ,お互いの足りないところを補い合い,よりよいケアができるよう,話し合っていくことが必要であろう.

　看護ケアでは,看護者が明確に倫理を意識しなくても,人や物,時間の限界の中で何をどのように行うのか,何を優先するのか,無意識のうちに倫理的判断を行っていると考えられる.医療行為を行おうとするとき,そして医療現場の問題を考えるとき,倫理的か否かというフィルターを通してみることで,真に患者の利益になる行動をとることができるようになるだろう.

読者の皆さん,考えてみてください

(1) 患者の最善の利益は,誰が,どのようにして判断しますか？
(2) あなたが看護者なら,やったことのない処置を行うよう,医師から指示されたらどうしますか？
(3) 重大な結果にならなかったミスを犯した同僚に,黙っていてほしいと頼まれたら,どうしますか？

参考文献

Martin Benjamin & Joy Curtis, *Ethics in nursing third edition*, Oxford University Press, 1992, New York
サラ T. フライ・小島操子：看護実践における倫理と人権問題に関する調査：米国と日本，インターナショナル・ナーシング・レビュー，21（5），1998
進藤雄三・黒田浩一郎編：医療社会学を学ぶ人のために，世界思想社，1999，京都
Fry ST（片田範子，山本あい子訳）：看護実践の倫理，日本看護協会出版会，1994，東京
佐藤蓉子：看護ケアの現場における倫理的問題，看護教育，37（1），1996
高田利廣，看護業務における責任論　看護の主体性確立を目指して，医学通信社，1994，東京
木村利人，バイオエシックス・セミナー　第11項　職業としての看護，看護学雑誌，48（12），1421-1424，1984
岡喜美子，連載　イギリスの医療はいま　第11回　医師—看護婦関係，週刊医学界新聞　第2229号，1997
大西香代子ら，医療従事者のための医療倫理学入門　10．看護の倫理，病院，59（10），902-904，2000
Morreim, E.H.：Am I my brother's warden? Responding to the unethical or incompetent colleague., *Hast Ctr Rep*, 23（3），1993
ミルトン・メイヤロフ（田村真・向野宣之訳）：ケアの本質　生きることの意味，ゆみる出版，1998
Corley MC et al：Development and evaluation of a moral distress scale, *J of Adv. Nursing*, 33（2），2001
嶋森好子：病院管理フォーラム　シフトワーク・マネージメント２．諸外国の実態から
日本の勤務体制を考える，病院，58（4），1999
横尾京子ら：日本の看護婦が直面する倫理的課題とその反応　日本看護科学学会看護倫理検討委員会報告，日本看護科学会誌，13（1），1993
松浦謙二：米国の救急医療事情　その２　患者に関わるさまざまな職種，看護管理，10（1），2000

コメント

　本論では，看護実践者かつ看護学の教育者である著者が，医師の態度や行為を適切かつ公正に批判，分析している．現代はチーム医療の時代である．たとえ，非常に良心的な医師でも，常に倫理的に振舞おうと努めている医師でも間違いを犯す．本論は，そのような，医師が気付かない点を指摘してくれる．

　著者は「医師は医学の専門家であり，倫理的な問題では専門家とは言えないため，看護婦は医師の意見に従うべきか，疑問を感じてしまう」と指摘している．この点は，医療行為を倫理的観点から見た場合，非常に重要である．医療従事者は現場の「事実」には精通していても，現場の慣行の価値や意義，それによって患者や患者を取り巻く人々に生じ得る結果——単なる医学的結果ではなく個人的社会的結果や苦痛，不快さ——までには配慮が及ばないかもしれない．ここで重要なことは，医師はそこまで配慮すべきだと断定し要求することではなく，個人的社会的な苦痛，不快さまでには配慮できないと謙虚に考えることであろう．医療従事者，特に最も権限と責任を持つ医師は，傲慢さを捨てるべきである．私自身も，ひとつの倫理的な立場や考え方が唯一普遍的に正しいとは思えない．しかし，傲慢を捨て，想像力と共感を基にした倫理的態度が出発点だとは確信している．そして，医学的専門知識や技術，社会的地位ゆえに生じる傲慢さを捨てれば，自然に看護者などの他職種の意見を謙虚に聞くことができるだろう．倫理的判断もチームで考慮した上で行ったほうがより好ましい結果を導く可能性が高いと思われる（もちろん合意事項＝正しい判断とは言えないが）．少なくとも，事実関係や重要な情報が十分か，論理は首尾一貫しているかは検証できるだろう．

　最後に，「看護婦は，第一義的に患者に対して責務を負っている」という立場と看護者の良心的拒否は非常に大きな問題である．これについては今後，より議論がなされるべきだろう．

浅井　篤

Ⅲ　医療現場のジレンマ

第1章　インフォームド・コンセント

服部健司

1　要旨

　インフォームド・コンセントとはなにか．いまさら何をと思われるかも知れないが，インフォームド・コンセントは，ふつう思われているほど単純無垢なものでも自明なものでもなく，依然として問題含みの基本概念である．ここではインフォームド・コンセントの形成史をたどり，その思想的背景と解釈の多様を見据えながら，論述をすすめていく．

キーワード：インフォームド・コンセント，パターナリズム，自己決定，価値の多様

2　目的・背景

　本書を手にする人で，インフォームド・コンセントということばを聞いたことがないという人はいないだろう．インフォームド・コンセントは今日的な「医の倫理」の看板である．確かにそうなのだが，そこここの医療現場で実践されているかというとあやしい気がするし，それ以前に，世の理解が正しい方向かつ十分なものかもまた疑わしい．全国の16歳以上の男女を対象とした文化庁「国語に関する世論調査」(1997) では，インフォームド・コンセントということばを見聞したことがあるという回答は4割で，その意味が分かるという回答は2割に満たなかった．これはあくまで自己申告にすぎず，意味を正しく理解している人が2割弱いる保証はない．けれども，そもそも何が正しい理解なの

か．ためしに手許にある成書をいくつか見てみよう．どれもがインフォームド・コンセントは大切だと説いてはいる．しかし，インフォームド・コンセントとは何か，その定義をぼやかさずにきちんと提示してあるものは意外に少ない．そこでたとえば，それを医師が訴訟に持ち込まれないための手続きのひとつ，免罪符だと思いこんでいる医学生をときに見かけるが，そうした理解は正しいだろうか．

　インフォームド・コンセントは，たとえば発熱やA型肝炎などといった医学的概念とは異なるし，また天才の頭脳に閃いた普遍的方程式でもない．もっと言えば，既に完成されている不動の原理ですらない．それは，むしろ自由とか人格，公正といった概念と同じく，解釈の相違や議論の余地が十分に残された，問題含みの基本概念である．本章では，それを娯楽時代劇に出てくる家紋付の印籠のようにふりかざしたりせずに，むしろ批判的に考えてみようと思う．そのためには，簡単にその法理形成の初期史をおさえておく必要がある．

　19世紀末から20世紀はじめにかけて，患者の希望に反したり同意がないままに，医師が患者にとってよかれと思って行った治療をめぐって訴訟が，主にドイツとアメリカで，おこされはじめた．患者の希望というのはたとえば，足の切断はいやです，膿は出しても骨はとって欲しくない，開腹検査はいいけれども子宮はとらないで，といったものだった．そうした一連の流れのなかで最も名高いのがシュレンドルフ事件の判決（1914）である．これは，検査のための開腹には同意したものの手術はしないように明言していたにもかかわらず，麻酔から醒めると胃の腫瘍が摘出されていたとして，女性患者が病院を訴えたものである．この判決文のなかでカードーゾ判事は「成人に達し健全な精神をもつすべての人間は，自分の身体に何がなされるべきかを決定する権利をもつ．そこで，患者の同意なしに手術する外科医は暴行（原語はassault だが，意味的には battery という語の使用が相応しい）の損害への責任を負う」と宣明した．こうして患者は自分の身体について自己決定権をもつこと，そして患者の同意のない治療行為は暴行であることが，司法の場で示された．

　しかし，「インフォームド・コンセント」ということばが世に刻みこまれるためには，腹部大動脈造影検査後に下半身麻痺となった男性患者が，検査の危険性を知らせなかったのは医師の過失だ，と訴えたサルゴ事件の判決（1957）

を待たなければならない．ブレイ判事は「提案された治療に対して患者が理性的な同意をおこなう際その基礎として必要な事実の開示を差し控える場合，医師は患者への義務に背馳している」と述べた（このくだりには法廷助言者を務めたアメリカ外科学会顧問弁護士の文章がそのまま用いられたという（KATZ1997）．それと絡んでか，患者が判断を下すのに必要な，開示されるべき事実の範囲について，医師の裁量によると答えている）．ここで，その萌芽から半世紀を経てようやく，いわばハイブリッドな概念としてのインフォームド・コンセントのやわらかい骨格が出来あがったことになる．つまり，医療行為は患者の同意なく専断的に行われてはならない，この同意が意味あるものであるためには医療情報の開示と説明とが必要不可欠である，という二大要素がサルゴ判決で連結され，これにインフォームド・コンセントの名が与えられたのである．

　つづくネイタンソン事件は，女性患者が根治的乳房切除術後の放射線療法で火傷をおったことに端を発している．この判決（1960）のなかでシュレーダー判事は，今後医師たちは「病気の性質，提案する治療の性質，治療の成功の可能性，他の代替治療法の可能性，そしておそらくは，不幸な結果におわったり不測の事態がおきる危険性を，分かりやすくかつ必要なことばを用いて患者に開示し説明するという責務」を負う，と述べた．

　これで大雑把なスケッチを描けるところまできた．インフォームド・コンセントとは，医療者が求めに応じて医療行為を行う際に，病気の性質，医学的に最も勧められる治療内容とそれ以外に選択可能な代替治療，それぞれの利点とリスクなどについて，情報を開示し分かりやすく説明し，それを受けて，患者が判断を下し，当の治療行為に対して同意を与えることである．これを得てはじめて医師は，本来的に侵襲的な医療行為を正当な権能をもって行うことを許されるのである．この定式は，もちろん単なる走書きの下絵にすぎない．絵に仕上げるためには，なお多くの作業が必要である．本章では，インフォームド・コンセントをめぐる諸問題を検討し，そうした思考作業を通して，患者とは，医療者とは何者なのか，そして両者の関係の望ましいあり方はどのようなものなのかについて考察する．

> **世界の現状：アメリカ**（BRADDOCK et al. 1997, 339-345）
> オレゴン州ポートランドの一般内科系外来での患者と医師とのやりとりをテープに録音して，インフォームド・コンセントがどの程度どのレベルで行われているかを吟味した．医師が勧める治療以外の代替治療法についての話合いは14％，利益とリスクについての開示は9％の率でしか行われていなかった．また話をどれくらい理解した上で患者が判断を下しているかについての確認評価を医師が行っているケースは2％にすぎなかった．

3　問題の整理

　今日，ヒトを対象とするあらゆる医学研究でインフォームド・コンセントが求められる．この主題をめぐる議論は後章にゆずり，本章では研究に関わらない日常的な臨床現場でのインフォームド・コンセントに照準を合わせて，次の諸問題を考えることにする．インフォームド・コンセントは何故必要とみなされ，何をめざしているのか．そのためにはどんな要件が求められ，またインフォームド・コンセントが得られなくてよいとする例外的条件は何か．教科書的なそうした主題の考察に加えて，その多様な解釈モデルやインフォームド・コンセントそのものへの疑いをも合わせて検討する．

4　倫理的考察

インフォームド・コンセントはなぜ必要か

　はじめにインフォームド・コンセントがどうして求められるのかを考えよう．訴訟回避のための免罪符という見方は正しいのだろうか．日常の医療実践にインフォームド・コンセントがその根にある考え方とともに浸透してゆけば，もともとおこされなくてよい訴訟がおこされる率が減るかも知れない．しかしそれは，結果的にそう，なのであって，訴訟件数の抑制がインフォームド・コンセントの直接的な必要理由であるわけではない．少なくとも医療者の免責のためのツールないし証拠であるかのように，もっぱら医療者の立場の保全という

観点から眺めたのでは，インフォームド・コンセントの本来的な意義をとらえ損なうだろう．それを正しくとらえるためには，医療者の視点から離れてみなくてはならない．インフォームド・コンセントが必要と考えられている理由をまとめてみる．

　第一に，医療行為は多く侵襲性を伴い，また良好な結果を確実に保証するものでない．利益も不利益も患者本人のその心身上に起こることである．自分の心身をリスクにさらす当人がすべての決定の最終的権限をもつ．

　採血や各種検査から薬剤処方，さらには手術まで，医療というものは程度の差はあれもともと侵襲性のある行為である．医療者の判断ひとつで患者の予後が大きく変わることもある．そこで本邦の司法も医療行為を「医師の医学的判断および技術をもってするのでなければ人体に危害を及ぼすおそれのある行為」としている．だからこそ法は免許制度を整備し，業務独占を指示し（無資格者が行えば刑法上の罪に問われるような侵襲行為でも，患者の同意のもとに有資格者が行うかぎりで違法性が阻却され，罰せられない——ここでアメリカの初期の諸審判で医師が暴行罪に問われていたことが想起されてよい），医療者は「適切な説明を行い，医療を受ける者の理解を得るよう努めなければならない」（医療法第1条の4　1997に追加）と規定しているのである．

　しかしいくら医療者が最善を尽くしたとしても，患者が望む治療成果がつねに得られるとは限らない．かえって医療行為によって副作用や合併症の苦痛がもたらされる場合もある．それは医療者個人の技量によることもあろうが，医学そのものが途上的な経験科学であること，そして患者の心身があくまで個別的であることにもよるだろう．いずれにせよ，利益も，時として生じる取返しのつかない不利益も，医療者の心身上ではなくて，患者当人の心身上の出来事である．だから，当人が自分の身にどんな行為が及ぼされるかについて判断をし決定を下すことが許されていなくてはならない．人間は，病いにあって重層的に受動的であらざるをえない．まず病いに罹ったこと自体そうだろうし，また患者は自分の心身を自分の意志や体力でつねに望み通りに復調させられるわけでない．だから医療を求めるのである．そして治療への反応性だってコントロールできるわけでない．その上さらに，医療者に対して受身的であるように求められ，そうして病いを契機に徹底して受動的存在者になることが人間とい

うものなのか．せめて医療方針の決定にあって，望むかぎり主体性が確保されていることが人間にふさわしくはないか．こうした発想がインフォームド・コンセントの根底にある．

　第二に，医療行為には科学的判断と価値判断とがつねに同時にふくまれるが，医療者は個々の患者の価値観や生のあり様，最善利益，選好が何かを知らないし，またたいてい患者は医療者ほどの医学的知識と経験を判断材料として持たない．だから，患者には必要な情報が与えられなければならず，医療者は患者の価値判断を尋ね，尊重しなければならない．

　一見すると，価値中立的で客観的な，科学的判断が医療行為の規定根拠になっているかのように，またそれが当然に思われるかも知れない．しかし医療行為にはつねに同時に価値的な判断がはいりこんでいる．たとえば，近年，本邦の成人の平均血糖値は上昇を続けている．だからといって，血糖値の基準範囲が上方に修正されることはない．基準範囲は，多数の標本の測定値から単に基礎統計学的に決定されているのではなくて，疾病や合併症などの発症，進行といった負の価値を遠ざけ，逆に，健康，長寿という正の価値の実現可能性を増大させるのに至適な数値として操作的に設定されているのである（これは要素的にみればもっともらしくみえる．しかし健康とは何のことで，長寿が他の何よりも優るかというと，人々の意見は異なるだろう）．かつて，長生きをすることは絶大な価値だった．生きていることは有り難いことで，生命そのものの神聖性――SOL（Sanctity of Life）――に疑いがさしむけられることはなかった．また望むだけ生を長らえさせる技術もなかった．だからこそ，延命が医療者の最大の努力義務だったのだ．ところが，近年，QOL（Quality of Life）の考えが人々の心をとらえつつある．これは患者の主観的，心理的満足感を重視して医療サービスの方向性を決定する際の基準にしようというものである．ただ生物学的に生き生かされているだけではその価値は低く，ときに無意味だと考える人もいるだろう．たとえ余命が短くなったとしても痛みのない生活を送りたいと考える人もいるだろう．人の生には価値の高下の差があるといったQOLについての誤解とそれに基づく濫用ぶりは目に余る（服部 1998）が，それについてここでは措くとして，SOLとQOL，ときに生じるその相克にどう決着をつけることができるのだろうか．こうしてみると医療現場にもニーチェの

あのことば「神は死んでいる」があてはまりそうだ．「神」――誰もが信じて疑わない価値序列，絶対的な善――が，もしも死んではおらず生きて機能しているというのなら，今日的な医療倫理の問題の大半がそもそも論じられる必要のないもののはずではないか．

　生死に関わる究極的な問いは別としても，もっと日常的な次元でも価値の多様の事実がある．では，いったい誰が価値に序列をつけ，選択し，決断することができるのか．インフォームド・コンセントの原則はこの問いに，そのときどきの個々の患者と答えるのである．ある人は危険度が高くても大がかりな根治的治療法を望み，ある人は無理のない姑息的な対症療法でよしとする．その判断は，なにも患者の性向や価値観によるばかりでなく，人生上のタイミングによっても異なるだろう．こうして，インフォームド・コンセントの考えには重大な不対称性が歴然と前提されている．患者には選好表明が求められ，その選好はほとんどの場合，正邪善悪の倫理的次元での評価を免れる．一方，医療者の側には，自身の選好を前面に出すことは許されないという倫理的次元の評価ないし規範が与えられるのである．このことは，のちに第Ⅲ部―4章で主題化されることになるだろう．

　近年にいたるまで，専門的知識と経験をもつ医療者こそが，患者の最善の利益とそれを得るための最適方法が何かを知るのであり，それに従って庇護的に，患者に動揺を与えず，信義誠実に治療にあたるのが医療者の倫理であると堅く信じられてきた．こうしたパターナリズム paternalism の考え方（CULVER et al. 1982）は，実は後世の作とされるあの「ヒポクラテスの宣誓」にまで遡ることができる．パターナリズムには悪意も無関心もない．むしろそれは相手の最大の利益を慮る善意に支えられている．が，善意にくわえて，そこには価値の押しつけがある．たとえよく見知った患者であろうと，患者は異他なる者 stranger である．英国劇作家バーナード・ショウのことば「自分が他人からしてもらいたいと思うことを，他人に施すことなかれ」はこの点を衝いている．

　さらに，インフォームド・コンセントをきっちりと得た上で治療が行われているケースでは，患者の治療への満足度が高く，また服薬治療の継続性（アドヒアランス）も高まるという実証的な報告がいくつかある．さらには，症状や疼痛の緩和，血圧や血糖の安定に効果がみられたとの実証研究もある（STEWART

表1　インフォームド・コンセントの解釈モデルのペアマッチ
1. 法的モデル―倫理的モデル
2. イベントモデル―プロセスモデル
3. 自己決定モデル―協働決定モデル―EBM決定援助モデル
4. 同意／拒否モデル―選択モデル―スライディング・スケール・モデル

1995)．もちろんこれはインフォームド・コンセントが必要とされる倫理的根拠ではないが，付言しておく．

　以上をまとめておこう．インフォームド・コンセントの目的は，医療上の価値的諸決定において患者の選好，自己決定を尊重し，主体性をできるかぎり確保することにある．もちろん主体性は孤立無援と同義ではない．判断材料を欠くために患者が事実的に主体たりえぬことのないよう，医療者は経験科学的観点からの海図と方位とを示すべきである．

いくつかの解釈モデル

　上のように概括すると，とてもすっきりみえる．しかし，丹念に点検しさえすれば，インフォームド・コンセントをめぐっては実にさまざまな解釈モデルがあることが知れるだろう（表1）．

　その初期形成史から直ちにみてとれるように，インフォームド・コンセントは医療者や倫理学者によって練り上げられたものではなく，法廷によって生み育てられた概念である．そしてその契機が数多の医療訴訟であったことから，もっぱらその観点から眺められ，インフォームド・コンセントとは結局のところ単に訴訟回避のために医療者に課せられる法的，手続き的概念なのではないかという理解ないし誤解が世に浸透したようだ．そして患者の同意が違法性阻却の要件とされたことを根拠に，まさに同意署名を得るという一回的，事実的な出来事性を重視する解釈がある．この解釈に従えば，重要なのは提供情報と同意書書面の整備充実である．リズらはこれをインフォームド・コンセントのイベント・モデルと名づけて否定し，代わるものとしてプロセス・モデルを唱示した．医療が継続的に行われるかぎり連続的に展開してゆく方針決定過程へ患者の積極的参加を促すことこそがインフォームド・コンセントの要だと考えたのである（LIDZ 1988）．

これはカッツが対話の比喩を用いて述べていたことにほぼ近い（KATZ 1984）．対話のプロセスには法的もしくは公式的な決まりもプロトコールもない．それでもわれわれは対話の進め方というものを弁えている．医療者はさらにコミュニケーション・スキルをみがき，相互交通的で積極的な関係性を築きあげる役割を担っており，このことをインフォームド・コンセントは指し示していると考えるのである．こうした解釈モデルとほぼ重なるのが，協働決定 shared decision-making モデルである．この立場からは，インフォームド・コンセントとは，患者がひとり自己決定権をふりかざし単独で行う行為ではない．最終的な決定は，患者と医療者とが相互的に関わり合い，両者の協働のなかから紡ぎだされてくるべきものだ．この解釈モデルは，患者の主体性を確保しようとしながら，同時に，ときに独善的で反治療的な判断をしないとも限らない患者の利益を保護する医療者の働きかけをも認めようとする．見たところ比較的多くの成書がこの立場を支持しているように映る．しかし，ややもすると医療者の過度の介入によって患者の自己決定の尊重という根本原則が浸蝕されかねないというおそれから，異議を申し立てる論者もいる（BEAUCHAMP et al. 2001）．ともすればパターナリズムに傾きがちな医療者から患者の自主性を護ることにインフォームド・コンセントの本義をみる論者は，協働決定モデルを斥け，あくまで自己決定モデルを採るのである．

ところが近頃，両者の衝突を発展的に解消するような試みもなされはじめている．そのひとつが，EBM（Evidence Based Medicine）による決定援助モデルである（O'CONNOR 2001）．これは担当医の直接の介入を抑制し，その代わりにパソコンやビデオ，パンフレットなどの媒体を駆使して，客観的でしかも自分のニーズに合った情報を患者自身が自由に引き出せるようにし，患者の自己決定を援助しようというものである．治療法ごとの予後データの蓄積や，その治療法を実際に選んだ他の患者たちのさまざまな声などが盛られた媒体の提供が，実際にどれほど有用であるかの報告は今，集められつつあるところのようだ．

インフォームド・コンセントが患者にどんな権能を認めているか，つまり，提案された医療方針にただ同意するしない（拒絶する）ことだけなのか，それとも，数多のなかから選択することが保証されているのか，によって解釈モデル

を区分することもできる．そうしてコンセント，リフューザル，チョイスといった言葉の包摂関係が論じられたりするが，この種の議論は実質的な意味に乏しい．

　さてそれでは，インフォームド・コンセントをめぐる解釈モデルのどれが妥当で望ましいものなのか．意見の一致をみることは難しいだろう．インフォームド・コンセントの解釈の多様は，結局のところ，あるべき良好な患者—医療者関係についての語りの多様なのである．受けたいと望む医療の方向性に個々の患者の選好があるように，対医療者関係についても同じことがいえるのではないか．

　患者の主体性の確保と選好の優先が一義的であるのなら，そしてインフォームド・コンセントが手段であって目的でないのなら，インフォームド・コンセントについての拡張的，理念的解釈の限界性ないし粗暴性についても自覚的でなければならない．別の見方もできる．これまでインフォームド・コンセントの解釈モデルは次第に豊かなもの，積極的なものへと深化し拡張されてきた．しかし原点にたち戻って，多様な解釈に通底する最低限のあるいは消極的な共約部分だけをひとまずインフォームド・コンセントとしてミニマムに規定してもよいのではないか．あるべき医療のあり方への問いと答えの試みはインフォームド・コンセントという一枚看板に尽きるはずがないのだし，そこにすべてが盛られるべき必然性もない．インフォームド・コンセントはよい医療を求める限りでゆるがせにできない必要条件ではあろう．けれども医療倫理という全体の枠組の中ではそれはあくまで一つの装置にすぎず，どう見たところで十分条件とはいえないのではないか．もしもインフォームド・コンセントというすでに認承された概念に相乗りする仕方で，何らかの別の理念の正当化が試みられるとしたら，それは方法として大きく誤っている．

　しかしだからといって，この種の後退によって，医療者が，インフォームド・コンセントを時世によって課せられた面倒な手続きと受け止め，形式上は少なくとも落ち度ないよう振舞うことを指針とし，それに従うかぎりで自分は倫理的であると大きな勘違いをするようなことがあってはならない．

インフォームド・コンセントの前提要件と例外的状況

　インフォームド・コンセントがさしあたり違法性阻却の要件とされない例外的状況についても枚挙しておこう．法的には，精神保健福祉法や感染症新法などが，精神保健上，公衆衛生上の見地から，検査，隔離，入院などについてインフォームド・コンセントの除外規定を定めている．意識障害などがあり，救命処置が必要だが本人の意思が確認できない場合，意識障害，知的障害などで理解判断能力が著しく制限されているとき，本人からインフォームド・コンセントを得ることはできない．また本人が医療情報の開示やインフォームド・コンセントを希望しない場合もそれは行なわれてはならない．

　インフォームド・コンセントは患者の主体性を確保するための装置である．が，この装置が機能するためには前提要件がある．通説によるとそれらは，周囲から強制や誘導的操作がないこと，そして当の患者の理解判断能力と自発性があることとされている．しかしその一方で，不利益と思われる選択を患者自身がした場合に，説得をすることは医師の専門家としての責務とする判例(1988)がある．これは，転医の自由を保証した上での説得ということであろうが，誘導的操作からはどうやって一線が画されるのだろうか．また，家族の受け入れ，経済状態，利用可能な社会的支援など患者をとりまく人的物的環境によっても，患者の判断は大きく影響を受けるだろう．家族への気がね，遠慮，意気消沈といった，病的とはいえないふつうの心理状態は，インフォームド・コンセントの要件という観点から，どのように勘案したものだろうか．インフォームド・コンセントはおそらくこうしてあやういバランスの上にしか成り立ちえないものなのではないか．

　最後に，スライディング・スケール・モデルを簡単に紹介しておく (DRANE 1984)．ドレインはインフォームド・コンセントを状況に応じて三分節化する．第一に，急性期または緊急的な状況で，危険の少ない有効な治療法があり，他に代替手段がない場合には，患者にはどんな治療がなされようとしているのかについて承知 aware し，それに対する単純な承諾 assent を与える与えないの判断をすることだけが求められる．第二に，慢性期で，治療に伴う危険度が高く，治療効果が確かといえない場合，患者は医学的情報を理解 understand

した上で，治療上の選択を行う choose ことができるのでなければならない．そして第三に，きわめて重篤な状態であるが有効な治療法があり，その拒否が死につながる場合，患者には決定がもたらす結果について正しく認識し評価する appreciate 能力が求められる．このとき，少なくとも主観的な一貫性が保たれており，決定の理由について明確な言語表現がなされえ，周囲との話し合いに応じることができるのでなければならない．ドレインの狙いは，本来，インフォームド・コンセントが有効であるために必要とされる患者の責任能力の閾値に関し，段階を設定しようと提案することだった．けれどもこの説では同時に，インフォームド・コンセントとは何かが立体的に捉えられている．それは断じて，情報−同意の一次関数といったような単純なものではない，という主張である．

合理性と自立の賛歌への疑義

　本章をしめるにあたって，まったく別の視点からの考察の可能性を展望しておきたい．これまでインフォームド・コンセントは合理的な判断能力，選択的な意志の力，患者の権利，自立というポジティヴな観点からとらえられるのが常であった．けれども，そうした合理的主体としての人間賛歌は，もしかして一面的にすぎるとはいわれないだろうか．

　長岡は，病いにあって，人は健康な生活を営んでいた時に有していた価値観に基づいて合理的な選択を行なうことなどできないのではないか，と問う．むしろ不確実性やリスク開示にたじろぎ，あきらめを経ての，目をつむっての決心こそが，意思決定の決定的要素ではないか．自己決定にこそ価値があるということではなくて，患者以外にこの無理な決定を下せる人がいないという「消去法」にこそ，インフォームド・コンセントの本当の出自があるのではないか，と述べる（長岡 1999）．知的ではあるかもしれないが同時に有限な，感性的存在者としての人間の弱さへのまなざしがここにはある．人間の強さと弱さ，主体性と受動性，理性性と情念性，挙げようとすればさらにいくらでも挙げ続けられるだろう，人間のこうした二面性を見据えたうえで，インフォームド・コンセントという装置を見直したら，はたしてどう映るだろうか．

5　結語

サルゴ判決以来，半世紀が経った今，インフォームド・コンセントは医療倫理の旗印であり，当然ふまえられるべき事のひとつとみなされている．患者は医療行為の単なる客体ではなく，つねに同時に主体である．病いをえて医療の場で主体性をとかく失われがちな患者に，望まれるかぎり，可能なかぎりの主体性を確保するための仕組がインフォームド・コンセントである．しかし具体的にそれがどのように展開され実現されるべきかについて，一定の共通見解があるわけではない．われわれはインフォームド・コンセントを自明のものと受け流すことなく，その奥行きと制約とを探りつづけていかなければならない．

読者の皆さん，考えてみてください

(1) インフォームド・コンセントは今から百年後の医療の場にもありつづけているでしょうか？

(2) 日本型インフォームド・コンセントというものはありうる（あるべき）でしょうか？

(3) 医師の裁量権は（どんな場合どの範囲で）認められてよいでしょうか？

(4) インフォームド・コンセントにあって説得というのは認められる行為でしょうか？

(5) インフォームド・コンセントを与えた責任は患者に求められるべきでしょうか？　その場合，責任をとるとは具体的にはどのようなことを指しているのでしょうか？

参考文献

長岡成夫，1999，インフォームド・コンセント——患者の自己決定の意味，新潟大学教育人間科学部紀要人文・社会科学編　2, 37-52.

服部健司，1998，根本的価値概念としての健康，医学哲学医学倫理　16, 12-23.

BEAUCHAMP,T.L., CHILDRESS, J.F., 2001, *Principles of Biomedical Ethics* 5th ed..

BRADDOCK, C. H. 3RD, FIHN, S. D., LEVINSON, W., JONSEN, A. R., PEARLMAN, R. A., 1997, How Doctors and Patients Discuss Routine Clinical Decisions. Informed Decision Making in the Outpatient Setting, *Journal of General Internal Medicine* 12, 339-345.

CULVER, Ch., GERT, B., *Philosophy in Medicine*, 1982. (岡田雅勝監修訳，医学における哲学の効用，1984, 北樹出版.)

DRANE, J.F., 1984, Competency to Give an Informed Consent：A Model for Making Clinical Assessments, *The Journal of the American Medical Association* 252, 925-927.

KATZ, J., 1984, *The Silent World of Doctor and Patient.*

KATZ, J., 1997, Reflection on Informed Consent：40 Years after its Birth, http：//www.facs.org/about/committees/ethics/katzlect.html.

LIDZ, C., APPELBAUM, P., MEISEL, A., 1988, Two Models of Implementing Informed Consent, *Archives of Internal Medicine* 148, 1385-1389.

O'CONNOR, A., 2001, Using Patient Decision Aids to Promote Evidence-Based Decision-Making, *EBM* 6, 100-102.

STEWART, M.A., 1995, Effective Physician-Patient Communication and Health Outcomes：A Review, *Canadian Medical Association Journal* 152, 1423-1433.

コメント

　著者の言うように，インフォームド・コンセントの本当の意義は「医療者の視点から離れてみなくては」わからないだろう．そして，これも著者が極めて正しく指摘しているように，インフォームド・コンセントの在りようは，医療を受ける人々と医療従事者の間で決定されるものだ．インフォームド・コンセントは両者の間でその形態が定められる道具（手段）である．したがって，インフォームド・コンセントはそれを希望する（選好する）人々にとっては価値を持つし，望まない者には価値はないと考える．真実に関することも自己決定に関することも同様だと思われる．一方，医療従事者は，医療を受ける人々が，明確にインフォームド・コンセントを希望しないと明示しない限り，患者への情報開示，患者の理解の促進，確認，そして，患者の価値観や人生観が反映され，かつ，医学的にも適応内の選択に関する協同決定を基礎とするべきだろう．

　「読者の皆さん，考えてみてください」で著者は，インフォームド・コンセントにあって説得というものが認められる行為か，と問いかけている．私は「もちろん，医療従事者が最もインフォームド・コンセントに貢献すべき点はそこにある」と答えたい．この説得（選択すべき治療についての推薦，recommendation）は，疾患によって苦しんでいる患者と家族を救うために医療従事者が行うことができる最も重要なことだと考える．もちろん，医療者の視点から離れてみたインフォームド・コンセントの価値を十分認識することは前提条件として必須である．医師が医学的に価値がある行為を重要視するのは，良かれ悪しかれ，極めて自然かつ当然かつ避け難いことである．その事実を自覚した上で，自分が医学的パターナリズムに「毒されて」いることを自覚しつつ，かつ，それを患者に明らかにしつつ，自分が最も良いと思う行為を彼または彼女に勧めるべきだろう．

浅井　篤

第2章　真実告知と開示基準

服部健司

1　要旨

　癌治療における真実告知の必要性と正当性が主張されることが多い．しかしそれがきわめて最近の出来事であることに注意を払う必要がある．医療の長い歴史の中で，真実は患者に告知されないことがふつうだった．日常診療を見渡せば，反真実告知的な医療行為が今なおいかに多く，根深いものであるかが知れるだろう．癌告知問題から少し距離をとって，真実告知をめぐる総論的な問題について考えてみる．医療者にとって真実告知は例外を許さない，絶対的な責務なのだろうか．告知ないし開示されるべき医療情報の範囲はどのように決められるのだろうか．

キーワード：真実告知，欺瞞，隠蔽，開示基準

2　目的・背景

　正当なこととして真実告知が医療者に要請されるようになったのは医療の歴史上ごく最近のことである．周知のように，予後診断を重視するコス派のヒポクラテスの著作と伝えられる『礼儀について』の中では，「診療の間，患者の前ではたいていの事を隠しながら，静かに巧みに行なわなければならない」「あるときにはこれから患者の身に起こることは一言たりとも漏らさず，思いやりと注意深さをもって，慰めの言葉をかけなければならない．何故なら多くの場合，告知によって患者の状態は悪い方に転じるから」と語られている．

もはや医術の及ぶところでない病人の治療は断れというヒポクラテスの教えに背馳し，どんな場合でも医師は病人を見捨ててはならないと説いたのは18世紀の英国人医師パーシヴァルだが，その彼もまた告知回避という点ではギリシア以来の伝統のうちに留まった．彼は患者本人への告知はなるべく避けて，好機を見計らい友人や両親にするのがよいと考えた．素人の口から間接的に事を聞くほうが，精神的ショックが少ないと考えたからである．しかし同時に，医師の権威の前に患者を沈黙させることがよくない転帰をもたらすことに気づいてもいた．そこで「患者の希望と慰めの世話人」である医師は患者に嘘をつくことになるが，これは紳士の道に反するのだろうかと悩んだ彼は，モラルセンス学派の道徳哲学者ハチソンに尋ねてみた．すると，医療における慈善的な嘘はむしろ徳の顕れだという答えが返ってきた．パーシヴァルの『医療倫理』(1803) における直接告知回避の指針は，ほとんどそのままのかたちで，米国医師会倫理綱領 (1847) に採用され，その再改訂である米国医師会医療倫理諸原理 (1980) が出されるまで，生きつづけることになった (BEAUCHAMP 1995)．当然のことながら，世界医師会ジュネーヴ宣言 (1948)，医倫理に関する国際規定 (1949) は，真実告知について何ひとつ言及していない．真実告知の正当性と必要性に関する最初の声明は，米国病院協会による患者の権利章典 (1972) である．

　こうして今から約30年前を境に，真実告知をめぐる医療者の態度は大きく変わった．オーケンによってシカゴで行なわれた1961年報告の意識調査によると，88％の医師が癌告知に原則的に反対だったが，同じ質問票を用いたノバックらによる1977年の調査では，98％の医師が告知に賛成の立場をとっていた (NOVACK 1979)．いったい何が医療者の態度を変えさせたのだろうか．この間，癌の治療成績がよくなり，その悲観的イメージが拭い去られたことによるという分析もある．しかし，ここまで数字を押し上げるほどに治療法は進歩しただろうか．その背景にはインフォームド・コンセントの法理の浸透，消費者の権利意識や世論に支えられた市民運動があると考えざるをえない．

　ところで，この国で告知の問題というと，癌の告知の是非をめぐる論議がすぐさま連想される．しかも，病名告知，病状・病期告知，予後告知，余命告知が，また初発時の告知と再発時の告知とがひと括りにされた，きわめて粗い議

> **世界の現状：アメリカ**（NOVACK et al. 1989, 2980-2985）
>
> 意識混濁をきたして搬送されてきた80歳の高血圧クリーゼの患者に降圧剤を投与したところ，急激に血圧が下がり，懸命な処置を試みたが，患者は死亡した．よく確認してみると，静注した薬剤の投与量を大幅に間違っていた．この仮想事例において家族にどんな態度をとるかという質問に対して，191人の臨床医は，次のように返答した．10％が「懸命に治療したがだめでした」，30％が「薬剤の副作用のせいだ」と答えるといい，ミスを認めるという回答は60％だった．回答した医師の約半数が嘘についてポリシーをもっていると答えたが，そのうちの13％が絶対に嘘はついてはいけないという考えだった．

論が．しかし，真実告知 truth telling の問題はそれほど狭くもないし，単純でもない．そもそも癌という病いだけが告知問題の焦点なのではない．疾患名を挙げるなら，進行性変性疾患，遺伝疾患，精神疾患，ある種の感染症などスティグマのはりついた病いの診断や予後の告知にも同じ程度の関心が向けられてよい．さらには，医療者のミス，医療者の罹っている病い，医療者の力量，医療施設の治療成績についてどこまで患者と家族に告げるか，といった，これまでほとんど論じられてこなかった問題にもっとまなざしを注がなければならない．患者の死後の剖検の結果，病理医による診断が主治医による臨床診断と異なる場合が7―40％あるというが，現在のところ病理診断は病理医から主治医に報告されるにとどまり，直接遺族に報告されることはない．こうして臨床部門だけに真実告知の問題があるのではない（西川 2002）．また，患者の家族，他の医療スタッフ，学校・職場関係者などに向けて患者に関する医療情報を包み隠さずに伝えること notification が倫理的に許されるか，という大きな問題もあるが，これは次の守秘義務 confidentiality の章で別に扱うことにする．

3　問題の整理

以下のような総論的諸問題を考える．真実告知に相反する行為にはどんな行為が含まれるのか．真実告知を原則とする立場の論者はいったいどこまで何を求めているのか．そして真実告知は何故必要とみなされ，あるいは悪とみなさ

表1　真実告知とは相反する行為形式（BURACK 2000）

カテゴリー	形式	例
欺瞞	虚偽	嘘
	誤解を与える	プラシーボ　婉曲表現　ジェスチャー
隠蔽	開示の差し控え	非開示　好機の選択
	選択的開示	部分的省略　部分的強調

れたりするのか．ところで，真実告知の内容をめぐる問いは，インフォームド・コンセントにおける医療情報開示 disclosure の妥当な範囲に関する問題とも密接な関係をもつ．そこで前章で扱いきれなかったこの問題を本章でとりあげることにする．

4　倫理的考察

真実告知と相反する行為

　真実告知に沿わない行為とは何か．真実告知の問題を考える際に，この問いは展望台の役割をはたしてくれる．真実告知の反対は嘘をつくことで，嘘をつくことは悪いことだと単純化できるほど，問題は小さくない．バーラックがこれを，欺瞞と隠蔽とに二別して整理を試みている（BURACK 2000）ので，これを手引きにしてみよう（表1）．考察を複雑なものにしないために，ここでは告知対象を患者にとって喜ばしくない情報に限ることにする．

　欺瞞には，真実とは異なる事柄を明確に語る嘘と，相手の誤認誤解を誘う言語表現ないし非言語的行為とがある．いずれも行為者の意図があってのことである．たとえば，とある外来患者Aが楽しみにしていた旅行の前日，主治医のもとに検査結果を聞きに来た．実は大腸ポリープの細胞診の結果，悪性という病理診断が下されているが，旅行を中止して治療を早急に開始したところで治療効果に差はないと医師は考える．どうでしたかというAの質問に，結果は未だ出ていないと答えれば嘘である．よくない細胞が見つかったが，もっと詳しい検査をしてみないとならないと答えれば婉曲的な欺瞞だろう．

　別の例でいえば，「これを服用すればよくなる」といって差し出された錠剤がまさかプラシーボだとはたいていの患者が思わないだろう．プラシーボ投与

は薬理作用のない錠剤等を効果があると思いこませて使うことである．心理的効果によって状態像の改善がみられる場合もあり，あながち嘘とはいえない．過剰投与による副作用がつよく疑われるが，処方変更に大きな不安を懐き嫌う患者には，正面切っての言明を避け，プラシーボを用いて減薬をはかる場合があるかも知れない．これと似たこととして，胸腹部の聴打診や触診がある．診断学的重要性は他の検査法に劣るとしても，こうした基本的手技そのものが診察にぬくもりを与え，良好な患者－医療者関係を築く助けになる，と経験豊かな医師が医学生相手に説いたりする．身体所見をとること自体がもはや第一の眼目ではなく，儀式的にコミュニケーションの手段として聴打診や血圧測定を行なうなら，これも一種のプラシーボ的欺瞞である．これらはよくないことだろうか．

　隠蔽には，すでに重要な情報を得ているのにもかかわらずあえてその開示を差し控える場合と，部分的選択的にのみ開示する場合とがある．バーラックは，タイミングを見計らって後になって開示を行なう場合を前者にふくめている．先にあげた患者Aが旅行から戻るまで検査結果を明かさない場合がこれに当たるだろう．別の例をあげよう．血圧値の高下をとても気にする患者は日常診療上少なくないが，境界域の場合に「今日は少し高めだけど大丈夫です，心配いりません」と告げることは部分的省略と強調を施した選択的開示であり，ノートを手にして数値を教えてほしいという患者に最低血圧90のところを88と告げることは嘘である．

真実告知を望ましいとみる立場の視点

　こうしてみると，日常診療には思いのほか真実告知と相反する操作的行為がひそんでいるようである．もっといえば，日常診療現場での説明は実質的にほとんど部分的開示にとどまっているだろう．では，これらは本当に，真実告知に反するのか．もちろん反するだろう．そこで，問い方を変えてみよう．真実告知を正しいとする立場の論者は，これらすべてに否定的なのだろうか．「真実は酷いものかも知れないが，しかし告知するにあたり酷くあってはならない．患者の自主と感受性を重じるかぎり，こまやかによく配慮された開示が求められる．そうすることで患者の熟慮し選択する能力が強化される．告知がこの能

力を圧倒することはない」(JONSEN et al 1998). こうして方法論に議論の余地があると語られるということは, 選択的開示やタイミングを見計らった操作的な開示が認められてよいということだろうか. それを認める立場もあるが, ストレートな全面的な開示のみを正当とみなす立場もある. ジョンセンらは後者の側に立つようだ. ここには人間の強さへの期待と確信とがある. そして実際に告知後の患者の意気消沈は一時的であるという臨床報告もいくつかなされている. 多くの患者が告知を受けてよかったと回答したという患者の意識調査報告もある. しかし, こうした報告には, 対照群との比較検討が欠落している (原理的に比較検討は可能でない——告知を受けてしまった人に「受けない方がよかったか」と聞くことも, 告知を受けなかった人に「受けていればよかったか」と聞くことも, ともにナンセンスである) ことに注意が向けられるべきである. 前章では, インフォームド・コンセントをめぐる解釈の多様は良好な患者—医療者関係観の多様であると述べたが, 真実告知の是非論には人間観の違いが端的に表われる.

真実告知に相反する行為は多くの場合, 患者や家族のためを思ってのパターナリズムに基づくということができる. しかしそのすべてがパターナリズムに支えられているとはいえない. たとえば, 医療過誤を隠蔽する場合, 患者の利益ではなく, 医療者自身の保身が目的とされていることが多いだろう. そこで反真実告知行為を, 動機の面から, パターナリスティックに患者の利益を図ろうとするものと医療者が自身の利益を保守するためのものに二分し, 前者は正当化されると述べる論者もいる. また, 嘘をつくことと真実を述べないこととの差異を強調し, 前者は許されないが, 後者は許されると考える論者もいる.

真実告知の是非の根拠

ロウは, 患者にとって喜ばしくない真実の告知をめぐる是非双方の理由を, 次のように枚挙している (LO 2000). 非告知の立場から眺めることにする. 告知によって患者はネガティヴな感情に圧倒され, ときに治療に対して拒否的になったり, 自殺を企図することがある. 告知を受け容れない文化圏の患者がいる. 告知を望まない患者がいる. 次に, 逆に, 非告知に反対の立場の理由をみる. 欺瞞は宗教的, 道徳的に悪である. たいていの患者は告知を望んでいる.

告知をしないでいると，患者は実際より悪い状態にあると思いこむ．告知によってかえって落ちつける．患者は意志決定をするためには情報を必要とする．欺瞞をし通すためにはさらに別の欺瞞を重ね続けなければならない．欺瞞はいつかは剥げ落ちるものであり，そのとき患者は怒るだろう．

　こうしてロウが整理して挙げてみせてくれた理由のほとんどは，経験的ないし直感的なものである．告知を望む人あるいは望まない人がどれだけいるという詳密な実証的データが幾度集め直されたところで，告知がなされるべきかどうかについての原理は究極的には導かれず，正当化されえないだろう．また，欺瞞はさらに別の欺瞞を必要とするというだけでは，何故それが悪であり真実告知が善かを少しも語らない．欺瞞は宗教的，道徳的に悪だという言明は一見すると確からしくみえるが，どうだろうか．この世で唯一絶対の〈宗教〉とか〈道徳〉の体系があるわけでないことは明らかである．そこでごく簡単に，宗教，道徳の諸理論が欺瞞，とりわけ嘘をどうみるかについて，見ておきたい．

　ユダヤ教では，家庭の平安を維持するための嘘は例外的に許されるとしている．キリスト教はどうだろうか．アウグスティヌスはすべての嘘言を，霊魂を汚すものとして罪とみなしはしたが，これを罪の重さによって八等級に分け，人を肉体的な害から守るための嘘は許されるとした．トマス・アクィナスはこれに準じて，嘘言を，悪意ある有害な嘘言，好意や親切からの嘘言，冗談の嘘言に三分し，悪意ある嘘のみ大罪に帰した．ところが近世になると，グロティウスによって，告げられた他者の権利を侵し害を与えるもののみが嘘言であると再定義されることになる（BOK 1978）．その一方で，便益のための例外化を認めないカント的な義務論の立場は明らかに見える．嘘言は人間性そのものへの冒涜であり許されない．一時期，ある種の嘘は認めるかのような講義をしたこともあったが，結局は悪評高い小論文「人間愛から嘘をつく権利なるもの」(1797) の中で，友人の後を追ってきた殺人鬼に対してさえ，友人の居場所を正直に告げねばならない，と語られる．しかし義務論は非開示を不正として，常に積極的に真実告知をすることは義務であるというのだろうか．検討の余地があろう．

　宗教的立場からは嘘が例外なく一律に罪悪とされるわけでなく，むしろ悪意なく相手の利益を慮る嘘については許されるとみるようであるが，利害の観点

から善悪正邪を判断する道徳的立場は功利主義である．そこで功利主義的には嘘はどう評価されるのかを見ておかなければならない．功利主義的にみた場合，是非双方の結論が導かれうるだろう．行為功利主義の立場からは，より大なる悪を避けるためになら小なる悪として嘘言を認める場合もあるだろう．例えばこういう場合である．58歳のナバホ族の男性が狭心症をおこし，看護婦の娘に付き添われて病院を受診した．担当医はバイパス手術を勧めたが，その際にごく稀だが術中に死亡することがあると説明した．すると患者は診療を拒否し，帰宅し，二度と受診しようとしなかった．ナバホ族にとって口にされた言葉は現実のものとなると信じられており，患者にとって手術中の死は疑いようもないものとして予感されたのである（CARRESE 1995）．しかし場合によって行為功利主義でも，真実告知を正しいとみなすだろう．それは告知によって，患者－医師関係がより親密になり，治療全体の見通しが明確になり，患者の治療への満足度が高まる，家族の負担が軽減される，社会的に影響の大きい財産や仕事の整理がなされるなどが予想される場合である．一方，規則功利主義の立場では，嘘は個別的に利益をもたらす場合があるにしろ，医療者に対する社会の信用一般を失わせることで，より大きな害悪をもたらすゆえに，認められないと考えるだろう．

　こうしてみるとロウの挙げた理由の中では，「意志決定のために患者は情報を必要とする」が，個別経験的ないし状況依存的性格を免れており，真実告知の根拠としてもっとも確からしく思われてくる．真実が告げられていない状況では患者は主体的に判断をすることができない．また，反事実的な情報を与えられた場合それに基づいて，真実を知らされていたならば決してそうはしなかっただろう決定を選択する可能性が高いからである．ただし，この理由づけの中には条件節が折りたたまれていることに注意しなければならない．つまり患者本人が自主，自己決定を望まないならば，この理由は，根拠として真実告知を支えることができなくなる．事実，高齢者は自己決定を望まないことが稀でないとよくいわれている．もっとも高齢者の場合，本当に自己決定を好まないのか，それとも家族や医療者への気兼ね，気後れがそうさせているのか，分からないところがある．しかし，医師に決定を委ねたいとしながら，それでも自分の病状について情報を知っておきたいと思う患者も少なくないようである

(STRULL 1984)．もしかすると，自己決定をするしないにかかわらず，自分がいかなる状態にあるか，他者が客観的に評価し把握しているならば，それを知りたいものだという欲求は，合理的説明の枠を越えて，人間の心理に深く根ざしているものなのかも知れない．そうした心理を余計なもの，不合理なものと切り捨てられるほど，医療は合理的なものであるとも思われない．そこで，治療方針の決定に影響を及ぼすかどうか，必要かどうかにかかわらず，知りたいという気持ちは尊重されてよい．ただし，これが責務かどうかについて語るためには，医療倫理をひとたび離れて，倫理学そのものの議論に参加する必要がある．

最後に真実告知に関する法的根拠について付言しよう．本邦では，医師は診療契約上の受任者として説明義務を負う（民法645条「受任者は委任者の請求ある時は何時にても委任事務処理の状況を報告し，又委任終了のあとは遅滞なくその顛末を報告することを要す」）．しかしその範囲や虚偽ないし代替的な説明の是非については，どのように考えられているのだろうか．法学的議論については専門書に譲るが，さしあたり胆嚢癌を重度の胆石症と告げた事例に関する最高裁判決（平7・4・25民集49巻4号1163頁）とこれへのいくつかの評釈が参照されるべきだろう．

求められる情報開示の範囲

真実告知でとりわけ問題になるのは，よくない知らせをどこまで伝えるかである．これに対してインフォームド・コンセントにおける開示基準では，リスクをどこまで知らせたものか，が議論される．前者は後者に比べて確からしさが濃厚であることが多く，後者がどんな治療を受けるかに関わるのに対して，前者ではそれに加えてどんな余生を送るかといった非医学的判断により直接的に結びつきやすいという違いがある．が，両者の議論には重なるところが大きい．そこで，医療者に求められる情報開示範囲の基準について，包括的に考察しておきたい．

いとわず再びインフォームド・コンセントの法理形成史をたどろう．サルゴ判決がそれを医師の裁量範囲内としたことは前章でふれた．が，その後の諸判決によって，法的には二説の開示範囲基準が出されている．合理的医師基準説

を採ったのはネイタンソン判決である．合理的医師基準説とは，同様のケースにおいて同時代の理性的で有能な医師なら誰であれ開示するだろう範囲をもって基準とする考えである．その後，カンタベリー判決（1972）で合理的患者基準説が採られることになる．十分理性的な患者なら治療方針の最終決定に際して重視するだろう可能性の高い事柄の開示をもって適切とする考えである．この説では患者のニーズが重んじられているわけだが，しかしこれと個別患者基準説とは区別されなくてはならない．ロビンソン三世判事は，患者のニーズの優先性と医師の置かれた状況を勘案した上で，客観的な基準を設けるべきだと考えたのであり，個々の患者の選好や背景的条件を基準の中に持ち込むことを求めず，患者を無用な困惑と不安に陥れないための医師の裁量権も認めている．

　浅井らは，これら三種の基準それぞれに問題があると述べる．合理的医師基準説はときとして低水準の開示でよしとされる根拠になりうる．合理的患者基準説はあまりにも抽象的すぎて，この基準を満たそうとすると医師は結局闇雲にすべての情報を羅列することになる．そして，個々の患者の個人的背景や価値観を深く知り得ない医師が個別患者基準説を満たすことは容易でなく，患者自身が自分のニーズに自覚的でない場合もあり，さらに治療結果に不満をもつ患者がこれこれの「事実を知らされていたならば，あんな治療は受けなかったのに」と欺瞞的に訴えることをも容易にするだろう（浅井ら 2000）．その上に立って，倫理的観点からは個別患者基準説が好ましいと，浅井らは言う．その意味するところは，それに達しない場合には義務違反として裁かれる最低基準としてということではなくて，理念的に目指される目標水準としては，患者の個別的なニーズをもって当てるべきだという意味だろう．こうした立場からすれば，開示されるべき内容と範囲について客観的画一的なマニュアルは存在しないことになる．これは徹底的な患者中心医療の姿だといえる．しかしこうした医療は（いかにして）可能だろうか．

　目前のひとりひとりの独異な患者の背景とニーズを中心にすえるかぎり，開示する範囲の実質を予め定めておくことはできない．さりとて医療がその一回性的性格を前面に打ち出すことはむずかしく，ときに危険を伴う．そこで，何らかの（実質的でないとすれば，残るところの）形式的な基準が求められることになる．ブロディはそのひとつとして「透明性」という理念を掲げてみせる．

それは医療者が自分の医学的判断の根拠，思考過程を患者に向けて透明化した上で，質疑応答の対話を重ねるというものである（BRODY 1989）．なるほど，医療者が意を尽くして自分の判断根拠について逐一物語るときに，多くの医学的事実が明らかにされるだろう．だがしかし，専門家の周到な語りは質疑をかえって封じこめる力をもちうることに鈍感であってはならない．そこで，もし患者中心の個別的開示を形式的に確保しようとするなら，もっと別の形式的方法が求められるだろう．そのひとつは，医療者が自分の立場を鮮明化する以前に，患者自身に尋ねてみることである．もちろん，何について知りたいかと尋ねても無理だろう．プラトンの『メノン』に出てくる議論をもじれば，人はまったく知らないことについては問うことすらできないのである．そこで医療者は，たとえば他の患者はこれこれの情報を求め，重きをおいていたといったような多様な項目のメニューを示すことができるだろう．そして尋ねてわるいことは何一つないこと，人によって知りたいと思うことやその時機は異なるだろうこと，知ることは権利であって，すべてを知る責務を患者が負うわけでないことが語られなくてはならない．

真実告知についても同じことが言える．アラート判決（1992-93, ANNAS 1994）で焦点となった5年生存率がメニューにあってもよいだろう．聞きたいときに，聞きたいことが聞けること，そして，どんな事柄が聞けるのかを例示したメニューをいつでも参照できることが肝要である．〈告知〉を受けたいかどうかを事前に尋ねておく，いわば0か1か的な調査票への記載の依頼はむしろ野暮である，といったら言いすぎだろうか．

5　結語

真実告知は望まれるかぎりでなされなければならない．では，その開示範囲に客観的基準はあるのだろうか，と問われた場合，そうしたものがもしあるとすれば，それは実質的なものではなく，形式的基準でしかないだろう，と答えてみたい．それにしても真実告知の問題は，患者にとってつらい情報の開示の問題に限定されない．そろそろ癌の告知の是非論議から一歩抜け出して，他の重要な問題に取り組むべき時にきているのではないか．

> **読者の皆さん，考えてみてください**
>
> (1) 前の担当医の処方が適切でない場合，何と言って処方変更すべきでしょうか？
> (2) 剖検の結果，病理診断が臨床診断と異なるとき，病理医は遺族にこのことを告知するべきでしょうか？ 臨床医は病理診断の結果をどう扱うべきでしょうか？
> (3) 告知の是非の判断より，告知後のケアの充実の方が大切だと語られることがあります．告知後のケアとは何をどうすることなのでしょうか？

参考文献

浅井篤,大西基喜,永田志津子,新保卓郎,福井次夫, 2000, 医療従事者のための医療倫理学入門 8．インフォームド・コンセント——情報開示の基準を中心に, 病院 59, 721-723.

西川祐司, 2002, 医学の可謬性——病理解剖をめぐる考察, 医学哲学医学倫理 20, 123-138.

ANNAS, G.J., 1994, Informed Consent, Cancer, and Truth in Prognosis, *The New England Journal of Medicine* 330, 223-225.

BEAUCHAMP, T.L. 1995, Worthington Hooker on Ethics in Clinical Medicine, in：BAKER, R. (ed.), *Philosophy and Medicine vol. 49 - The Codification of Medical Morality* vol. 2, 105-119.

BOK, S., 1978, *Lying - Moral Choice in Public and Private Life*. (古田暁訳, 1982,『嘘の人間学』)

BRODY, H., 1989, Transparency：Informed Consent in Primary Care, *Hastings Center Report* 19 (5), 5-9.

BURACK, J.H., 2000, Truth Telling, in：SUGARMAN, J. (ed.), *20 Common Problems - Ethics in Primary Care*, 131-148.

CARRESE, J.A., Rhodes, L.A., 1995, Western Bioethics on the Navajo Reservation, *The Journal of the American Medical Association* 274, 826-829.

JONSEN, A.R., SIEGLER, M., WINSLADE, W.J., 1998, *Clinical Ethics* 4th ed., 2.4-2.4.2, 65-71. (赤林朗・大井玄監訳, 1997, 臨床倫理学 —臨床医学における倫理的決定のための実践的なアプローチ (原書第3版 新興医学出版 では2.3-

2.3.2, 54-61頁に相当）
LO, B., 2000, *Resolving Ethical Dilemmas －A Guide for Clinicians 2nd ed.,* Chapter 6, 52-61.
NOVACK, D.H., PLUMER, R., SMITH, R.L., OCHITILL, H., MORROW, G.R., BENNETT, J.M., 1979, Changes in Physicians' Attitudes Toward Telling the Cancer Patient, *The Journal of the American Medical Association* 241, 897-900.
NOVACK, D.H., DETERING, B.J., ARNOLD, R., FORROW, L., LADINSKY, M., 1989, Physician's Attitudes Toward Using Deception to Resolve Difficult Ethical Problems, *The Journal of the American Medical Association* 261, 2980-2985.
STRULL, W., LO, B., CHARLES, G., 1984, Do Patients Want to Participate in Medical Decision Making?, *The Journal of the American Medical Association* 252, 2990-2994.

コメント

　本論では非常に示唆に富む主張や問いかけが行われている．たとえば，「プラトンの『メノン』に出てくる議論をもじれば，人はまったく知らないことについては問うことすらできないのである」や「知ることは権利であって，すべてを知る責務を患者が負うわけでないことが語られなくてはならない」などは記憶するに値する．

　「〈告知〉を受けたいかどうかを事前に尋ねておく，いわば0か1か的な調査票への記載の依頼はむしろ野暮である」という意見には，ここで終わってはならない，これは単なる始まりに過ぎないという理由で，賛成である．患者は基本的に自分の医学的状況について知りたいのだということが明らかになれば，この希望を出発点にして患者と医療従事者は対話を行い，どのようなことをどこまで知りたいのか——たとえば，膵臓癌の統計的な5年生存率まで知りたいのか——などを話し合いの過程で決めていくことができるであろう．著者がいうように実質的な個別の内容よりも手続きとしての「形式」が重要となろう．真実を知りたいと明確に表明した患者の責任性と家族に関わる問題も非常に大きいことを付け加えておきたい．これは「読者の皆さん，考えてみてください」でも問われている「告知の是非の判断より，告知後のケアの充実の方が大切だと語られることがあります．告知後のケアとは何をどうすることなのでしょうか？」という問題にも深く関わってくる．患者は自らが望んで知った真実が引き起こした自分の心理的苦悩を，どの程度，自分で引き受けなくてはならないのか．医療従事者は——もちろん積極的に患者の苦悩に対してケアを行う職業的義務はあるのだが——どの程度，介入を行うべきなのか，介入できるのか．冷たく響くかもしれないが他者による100％のケアは不可能であろう．さらに，患者は家族の一員として，自分の家族が自分への告知に反対しているとき，どのような態度を取るべきなのかを考える必要がある．

浅井　篤

第3章　プライバシーと守秘義務

服部健司

1　要旨

　医療者の重要な義務のひとつとして，守秘義務があげられる．守秘義務とは業務上知り得た患者個人の，または周辺的な私的情報を，必要もなく本人の許可もないままに他者に漏らすことを禁じるものである．この義務の遵守は，患者－医療者間の信頼関係の基礎である．その保証の下で患者は，他人に知られたくない，けれども医療がなされる上で有用で，ときに不可欠な私的情報を医療者に提供することを求められる．けれども，守秘義務は絶対的でなく，ある特殊な条件下で解除される，と考える立場もある．それはどんな場合のことだろうか．そして本当にそうなのだろうか．

キーワード：守秘義務，知る必要性，タラソフ事件，警報義務，他者危害

2　目的・背景

　動揺や絶望を与えないためには患者に対して真実告知をしない方がよい，むしろそれが医師としての務めであり徳である．長く信じられてきたこの考え方が，この30年の間に大きく転換した様を前章で見た．それとは対照的に，守秘義務は古代から一貫して医師の義務とみなされてきた．医療関係の主要な宣言，倫理綱領にも例外なく守秘義務は盛られている．さらに本邦の刑法は，医師，薬剤師，助産婦などが，正当な理由なく業務上知り得た秘密を漏示したときには6月以下の懲役または10万円以下の罰金に処せられる（134条）と定めており，

また医療法（73条）や感染症予防法（67条）にも同様の規定がある．そうだとすると，ここでことさら守秘義務の倫理問題について検討することにはあまり意味がないのではないか，そう感じられるかもしれない．

　一方で，守秘義務はもはや時代遅れの，ほころんで使いものにならない概念だ，という言い方もされている（SIEGLER 1982）．かつて医療は医師－患者の二者関係だけで成り立ち患者の私的情報は医師の胸ひとつにしまいこむことができたが，今日のチーム医療体制ではそうしたことはもはや不可能である．大病院では最低で25人，多ければ100人のスタッフが患者の記録に目を通すことが可能であり，またその必要性をもつという．この中には，主治医，他科担当医，研修医，看護婦，検査技師，各科療法士，栄養士，薬剤師，臨床実習中の学生，医事係，病歴管理係が含まれる．シーグラーの指摘はもっともである．だからこそ，患者の私的情報は死後でさえもなお守られなければならないと謳う世界医師会リスボン宣言は，絶対的な「知る必要性 a need to know」があるかぎりでのみ，関係する医療者へ私的情報が開示されてよい，と改正されたのである（1995）．

　チーム医療がごくふつうの今となっては，患者の私的情報が関係スタッフ間で共有されることそれ自体が，守秘義務に反するとか不快だと，患者に受けとめられる可能性は低いかも知れない．それでも状況によってはチーム医療の枠内でも守秘義務が問題になる場合があるだろう．たとえば，とくに住民人口の少ない地方では，医療関係者の中に患者の顔見知りがいる確率が相対的に高く，そうした場合，私的情報がちょっとした世間ばなしの中に漏れ出る懸念はぬぐいがたい．そして，例えばひらひらしたカーテンでしか仕切られていない診察室や病室，病棟ホール，ドアの開け放たれた看護婦詰所，医局，病院食堂，近隣の居酒屋など，直接的に治療にあたらない人物（医療者であるかどうかを問わず）も傍らで聞きとれるような場所でスタッフ間の情報の取り交わしが行なわれることがある．現実に，ユーベルらの実証的研究に示されるように，医療者は無自覚のうちに公の場で患者の私的情報を漏示してしまっているようだ．さらにまた，患者の情報を医療チームで共有するといっても，関係する全スタッフが一律画一的に私的情報の全体を知る必要はないだろう．たとえば診断上有用だった私的情報が，治療場面で病棟の全スタッフに共有されている必要が

> **世界の現状：アメリカ**（UBEL et al. 1995, 190-194）
> 大学附属病院や市中の研修指定病院など 5 つの大病院の一般用エレベーターに調査員が 2 人一組で乗りこみ，のべ259回昇降し，そこで交わされる会話を注意深く聞きとった．この間，はっきり誰と特定できる仕方で患者の私的情報が漏示された発言が14回，誰とははっきり特定できないが私的情報をふくむ発言が 4 回，また患者を侮蔑する発言が 5 回，確認された．私的情報を漏示したのは主として医師であったが，看護者や技師によるものもあった．また他の同僚職員に対する批判の発言も聞き取れた．

あるとは必ずしもいえない．にもかかわらず多くの医療施設で，個人の診療記録にひとたびアクセスすればどんな情報でも引き出せる仕組みになっているだろう．整理し直せば，シーグラーが問題にしたようなチーム医療という枠の中での情報共有者の範囲拡大それ自体が問題なのではない．医療者が個人的に患者を見知っていてその匿名性が保たれる保証がない場合，そして情報の受け渡しに際して常識的な配慮がない場合，そして，医療者というだけで知ろうとしさえすれば節度なくその領分を越えた私的情報まで知れてしまう場合に，問題とされるのである．後者には，「知る必要性」の基準と範囲とがどれほど明確に決められるのか，という問題がからんでくる．

また，診療が高度に細分化されている現今の医療体制の下，個人診療記録が各科毎に作成され管理されるのが望ましいのか，それとも同一施設内の複数診療科で共有され一元管理されるのがよいか（浅井ら 2000），さらに電子媒体を使って地域の多施設間でも共有されてよいか，という問題がある．

3　問題の整理

守秘義務の問題は医療倫理の範囲を越えて，情報倫理とよばれるきわめて現代的な応用倫理学の一分野へと連なっている．しかし本章では，問題を小さく絞り込んでおく．守秘義務はなぜ重要とされるのか．守秘義務は絶対的，無条件的な義務なのか．それともときに解除されてよい，相対的義務にすぎないの

だろうか．後者だとすると，守秘義務よりも他の義務，つまり通知ないし警報義務が優先されると考えられるのはどんな場合だろうか．

4　倫理的考察

秘密の守り方

　守秘義務そのものの議論にはいる前に，秘密の守り方について若干の前置きをしておきたい．秘密の守り方には二通りあると言ったのは，誰であったか．もちろん，知り得た秘密を他人に漏らさないことがひとつである．だが，それ以前に，秘密に立ち入らない，秘密を引き出さないことも，まま気づかれていないが，よりいっそう基本的な秘密の守り方である．ときに医療者は患者について何でも尋ねておきたい，把握しておきたいという欲求をもつ．そしてそれが全人的医療の条件であるかのように錯覚していたりする．しかし医療者が知っておきたいと思って尋ねる事柄が，本当のところ差し出せる医療に必要なこと，患者本人に益することとは限らない．

　笠原は，精神科医にはとかく必要以上に患者の心の襞の奥深くに手を入れたがる悪癖があるが，医師にとって重要な禁欲というものがある，と指摘する．技量があれば心の内奥に立ち入った詳密な心理分析を試みることはいくらでも可能だろうし，患者自身がそれを望むことさえあるかも知れないが，だからといってそうしてよいことにはならない，できるだけ傷口を広げずに癒したい，と説く（笠原 1980）．この禁欲は精神科医に限って求められるものだろうか．そうではないだろう．医療者が，私的なあるいは職業的な興味で，直接的な治療目的そのものから逸れた事を調べたくなることはままあるにちがいない．症例報告や研究のために揃えておかなければならない基礎的情報があるだろうし，生身の人間同士の関わりの中で，ときに患者の秘密の扉の入口に立つこともあるだろう．しかし，秘密に踏みこむ前に，知ることが果たして本当に必要なことなのか，患者にとって益となるのか，それに乗じて自分の好奇心が背後に蠢いていることはないのか，慎重に自問しなければならない．少なくとも，患者本人に直接還元されない何事かが，治療の一環の装いで行なわれることがあってはならない．

患者を数多の受持ち患者のひとり，病棟管理上の対象者のひとりとみるかぎり，私的情報は，単なる業務上の共用情報，医療者が所有すべき日常的情報一般と見えるのがふつうだろう．すると，私的情報の漏示への抵抗感はうまれにくい．けれども逆に，ある一定期間が経過するなかで，濃密な人間関係，信頼関係が築かれてゆき，医療者の側で，患者を異他なる個人としてみる感覚，あるいは，個別的な治療契約関係においてのみ患者の私的情報を保持することがかろうじて許されているにすぎないという自己規制的な自覚が薄れてしまうと，私的情報の漏示の可能性が高くなる．患者－医療者間の距離に対する医療者の，距離感覚ないし深度感覚が，プライバシーの保持に影響する最も基礎的な条件だろう．

秘密とプライバシーの範囲

それにしても秘密とは何か．何が秘密かを誰が決めるのだろうか．童貞であることや尿を飲む習慣のあることは秘密で，血液検査の結果貧血傾向にあることや仕事柄週3日飲酒するといったこと，一日の尿量や尿の色（病棟の蓄尿室を想起していただきたい）は秘密でないというのだろうか．

ところで上で，私的情報といいながらまた秘密といい，また今日プライバシーということばも多用される．それぞれのことばには重なりと違いがあり，曖昧さがあり，解釈をめぐってさまざまな議論がある（阪本 1999）．

保護されるべきプライバシーへの権利については，そっと独りにして放っておいてもらう権利（1890）から，自己決定権，そして自己情報コントロール権（1967）まで，さまざまな理解が提出されてきた（長谷部 1999）．長谷部によれば，このうち自己情報コントロール権とみる見方が適切であるが，こう理解することで，他者からの監視や干渉や圧力の及ばない私的領域の自由を確保することのほかに，本人がどれだけの範囲と深さで人間関係をとり結ぶかについての自由も確保されることになる．選択した相手と選択した深さで私的情報の分かち合いがなされる自由は，たとえ半ば生活が透けて見える家族の中であったとしても，確保されてよいにちがいない．

いったいどの範囲までが秘密であるのかを最終的に決めるのは，医療者ではなくて，本人である．もしかすると，外来や薬局前で呼ばれる名前，病室の入

口に掲げられている患者の名札や，ベッドの頭部にくくりつけられた患者カード，そこに無造作に記入されている生年月日や血液型が，患者本人にとっては人に明かしたくない情報であるかも知れない．その可能性を顧慮しなくてよいのだろうか．

守秘義務はなぜ重要か

　医療者が守秘義務を負い，その義務を遂行すると信じるかぎりで，患者は他の人には明かすことがないだろう既往歴，家族歴，生育歴，現病歴，生活状況を医療者に告げ，また身体的な診察検査を受けることができる．医療者は守秘義務をまもることを患者に保証することによって，診断上有用な情報を手にすることができる．そしてそれは患者の利益につながる．こうして守秘義務は，患者のための医療を正しい方向に進めるための前提となっている．

　ある情報——たとえばかつてある病気に罹患したことやある種のライフスタイル——が医師に提供されなかったばかりに，鑑別診断上の手がかりが得られず，誤診につながったというケースは稀でないだろう．自分のために医療をすすんで受ける限り，患者には，必要な情報を包み隠さず偽らずに差し出すこと，同意した治療に伴う療養指示を守ることのふたつが求められる．もしもこれらが行なわれずに，医療上の不利益が発生した場合，患者の側にもその責任があるとみなされることになるだろう．

　しかし，経験的心理的事実として，ときに患者に言いたくないこと，言いにくいことがあったとして，なんら不思議なことでないし，患者はそうした情報がなくても客観的な検査だけで正しい診断がつくだろう，と思いこんでいるかも知れない．そこで，職務遂行のためまた患者自身のために，有用な情報が得られるような関係性を作り出すための工夫をこらすことが医療者に求められる．そのときに守秘義務の遵守を保証することは最低の条件である．フォードらは，避妊，妊娠，中絶，薬物乱用といったきわめてデリケートな事柄に関して，保護者を含めて他者には絶対に伝えないという約束を本人と交わすことによって，思春期外来の再診率，治療継続率が高くなることを示している（FORD et al. 1997）．

　もちろん何の質問もしないうちから，私秘的なことを話し出す患者もいるに

ちがいない．その場合，当人がプライバシーといったものを意に介さない人であるというわけではない．たとえ担当医療者が初対面の人物だろうと，医療者だからこそ，患者は私的情報を告げ，託す気持ちになるのだろう．もちろんそれは医療者がみな有徳者であることを，疑いえない事実として確信してのことではない．そうではなくて，そうあてにし信じざるをえないのである．その意味で実は，患者の医療者への信頼は，当初むしろいわば捨て身の要請という性格をもつ．このことを意識して医療者が応える，そのさまが患者に伝わることで，はじめて患者からの信頼は，要請的性格を脱して，積極的な，語の厳密な意味における信頼に変わりうるだろう．

また疾患が感染症の場合，社会防衛的観点から守秘義務遵守の必要性を説く論者もいる．守秘義務遵守の保証が十分でないと，患者が私的情報の開示ないしは当局への通告を恐れて，医療機関への受診を躊躇し，早期に診断と治療を受ける機会を逸するために，この間に水面下で感染症の伝播が拡大するというシナリオが呈示される．これは直接的には倫理的観点からの言説ではない．けれども，他者への医学的な危害を防ぐということが医療者の責務のひとつであるとすれば，本章と無縁な言説ではない．

タラソフ事件と守秘義務解除の条件

守秘義務をめぐる議論で必ず引き合いに出されるのがタラソフ事件（1969）である．大学内診療所で心理療法を受けていた学生Aが，ある日，自分との交際を断った相手への殺意を漏らした．名前は告げなかったが，その相手がBであることは知れるところだった．心理療法士から通報を受けた学内警察はある期間Aを抑留したが，彼が理性的であり，凶行に及ぶことはないと判断し，拘束を解いた．Bと家族には何も知らされず，また心理療法士は，Aに関する記録を廃棄し，彼に対して抑制的な行動をとらないように上司の精神科部長から指示を受けた．その二ヶ月後，AはBを殺害した．Bの両親は大学と心理療法士に過失があるとして裁判所に訴えた．カルフォルニア州最高裁は本件について二度の判決を行っている．最初の判決（1974）では，患者が他者に危害を及ぼすおそれがあることを診療上知りえたとき，医療者はその相手に警報を与える義務（a duty to warn）を負う，という判断が示されたが，再度の判決

(1976) ではさらに踏み込んで，医療者には危険にさらされた第三者を保護する義務（a duty to protect）があるという判断が示された．

タラソフ事件とその判決はその後，守秘義務が解除されるべきかどうかの判断に際しての基準とみなされるほどに大きな影響をもつに及んでいる．ただ，結果的に裁判判決の多数意見が守秘義務よりも通告警報義務に重きを置いたことから，タラソフ判決は守秘義務が絶対的なものでないことの例証として用いられることが多く，ややもするとその側面ばかりが強調され，ひとり歩きしている観がある．クラーク判事による少数意見が判決文に付されていることもほとんど顧慮されていないようにみえる．

ロウは，タラソフ判決や多くの州の法規をふまえて，守秘義務解除の条件を次のように整理している（LO 2000）．1．第三者への潜在的危害が重大である．2．危害の及ぶ見込みが高い．3．危険にさらされている人に警報し保護するために，他の方法がない．4．守秘義務を解除することで危害が避けられる．5．守秘義務解除によって患者がこうむる害がいたしかたなく，最小限に抑えられるよう配慮されている．当然のことながら，4の中には，危険にさらされている人が特定されうる，という条件が含まれているだろう．

それでは，タラソフ判決の線を離れて，守秘義務解除の要件をさぐってみたらどうか．まずなにより，患者本人の承諾である．判断能力のある本人が私的情報の開示通知に対して自発的に同意するならば，医療者の守秘義務は問題なく解除されるだろう．第三者に情報を開示通知しなければならないと判断される場合には，その理由を患者本人に述べて，同意を得るようにつとめることが，医療者に求められる．また法が公衆衛生上の見地に立ち，疫学的な動向調査上の必要から行政当局への医療情報の提供を医療者に義務づけている場合，その旨を本人に告げた上で，行うことが望ましい．本邦では，感染症予防法，結核予防法が診察した医師に当局への届出を義務づけている．エイズや梅毒などの場合，患者がどこの誰であるか特定できないように報告事項が限定されている．口頭で告げるだけではなくて，その書式を実際に患者に見せるなどして，心配無用だとはっきり分かってもらう工夫をしている臨床医もいる．

性病感染の事実のパートナーへの通知

　ここでひとつの例を考えてみたい．血液検査の結果，エイズの病原体とされるHIVに感染していることが判明した患者Cがいるとしよう．Cは既婚であるが，本人は婚外パートナーとの性的関係で感染したのではないかと思っている．Cは診察医に，配偶者には絶対言ってほしくない，知られれば離婚の可能性が高く，そうなるとちょうど受験期の子どもたちへの影響が大きいという．医師はこの場合，どうしたらよいだろうか．

　Cのケースの場合，まず医師がするべきことは，Cが配偶者とコンドームを使用しない性的関係をもっているのならば感染の危険は一般的にどれだけの確率（数字は，女から男，男から女で異なる）であるか，一回の性行為でHIV感染が成立する率は低いが，実際には，一度だけで感染した例が稀でないこと，性的関係が反復されればリスクはより高まること，コンドームの適切な使用によってリスクはかなり小さくなること，これまでの性関係に照らしてリスクが大きいようであるならば，念のために配偶者も検査を受けることが望ましいこと，なぜなら今日治療法が進歩しており，かつての悲観的印象とは様相が違うことを告げることである．質問のかたちをとらないのは，みだりに秘密にふみこまないためである．Cは現在，配偶者と性的関係をもっていないかも知れないし，そのときには配偶者への感染の可能性はなく，そうした夫婦の間柄の事実を医師に告げる義務をCはもたない．そうした説明へのCの返答をまってから，質問を投げかけても遅くはない．

　もしもCがコンドームなしで配偶者との性的関係を頻回にもちながら，それでもしかし告知する気がない，これからもコンドームを使う気がないといった場合，医師はどうするべきだろうか（この想定は多分に非現実的である．多くの感染者がHIV陽性告知後の性欲低下を報告し，またパートナーへの告知を行なっている）．医師は，配偶者に警報を発するべきだろうか．欧米のいくつかの成書が類似のケースを取り上げている．きわめて慎重な姿勢のもの（GARRETT et al. 1998）から，先に挙げた条件に照らして守秘義務は解除されるとするもの（JONSEN 1998, LO 2000）まで意見は分かれている．また米国医師会と米国内科学会，米国精神医学会はパートナーへの警報の義務が医師にあるという見解を支持しているが，他の学会は支持していない．カリフォルニア州法は，パ

ートナーへの警報を医師に義務づけておらず，ただその権限のみを与えている．この姿勢は，国連エイズ合同計画（UNAIDS）と国連人権高等弁務官事務所（OHCHR）が作成した「HIV／AIDSと人権に関する国際ガイドライン」（1998）に合致している．

　樽井はまず，殺害とHIV感染とを危害として同列におくこと，殺害予告と性行為による感染率の大きさの違いを考慮すると，タラソフ判決流の解除条件をそのままＣのようなケースに適用するには無理があると述べる（樽井 2001）．さらに樽井は，カント的な立場から，性的パートナーに対する感染者の義務には，行なわなければ非難される完全義務と行なえば賞賛に値する不完全義務の二種類があると言う．前者は性行為を回避するまたはコンドームを使用することで果たされる．後者は感染告知をすることでパートナーに検査と診療の機会を与えることである．こうして樽井は，Ｃが配偶者に対する感染予防のための具体的行動をおこさない場合に限って，医療者による警報の是非が検討されてよいと考える．ただし，Ｃに無断ではなく，本人への説明と説得と予告がなされた上で，でなければならない．その場合にも二通りの方法がある．感染者がある一定期間のうちにパートナーに告知できなかったときにのみ，医療者が警報することにする方法（conditional referral）と，はじめから医療者が警報を行なう方法（provider referral）である（これらに対して感染者本人が告知するのを待つ場合は patient referral という）．しかしあくまでも，告知ないし警報は二次的な不完全義務であり，守秘義務が原則であって警報が例外的措置としてのみ許容されること，その上で感染者とそのパートナーにはその心理的な重みゆえに十分なケアサポートが用意されてあるべきことが，樽井によって強調されている．筆者も樽井の見解に与したい．

　ところでＣのケースでは論点はもうひとつある．ロウは，法的配偶者に対する場合に，Ｃ自身の無危害および告知の義務はとりわけ強く求められる，と言う（LO 2000）が，はたしてそうだろうか．この点について，筆者はロウの見方に疑義を懐いている．しかしこれを十分な仕方で展開するためには，家族とはなにか，について論じ始めなければならなくなる．

　本節では病原体をHIVに限定して考察をすすめてきた．しかしさて，患者の診断がHIV感染ではなく，淋菌やクラミジア感染だった場合は，はたしてどう

だろうか．あるいは遺伝性の疾患の場合はどうだろうか．

5　結語

　守秘義務がなぜ医療現場で古来大切にされてきたのか，またいくつかの先行判決をふまえながらタラソフ判決で明確化された守秘義務解除の条件がどんなものであるか，それはどのように適用されうるのかを中心に，考察してきた．たとえもし，条件によっては守秘義務が解除されるべきなのだとしても，危害が重大，可能性が高い，といった要件が実際にどれだけの度をもってそう判断されるものなのか，不明確である．タラソフ判決は期を画するものであるが，そこで示された基準は絶対視されるべきでなく，さらに考察を重ねていかなければならない．

読者の皆さん，考えてみてください

(1) 医療者が患者の私的情報を「知る必要性」とはどんな場合に正当とみなされるのでしょうか？

(2) 現今の病院の構造で，患者のプライバシーはどうやったら護られるのでしょうか？

(3) 患者が自分の私的情報を病棟内のあちこちで開示して歩いている場合，医療者はどうしたらよいのでしょうか？

(4) 医療チームが患者の情報を職務分掌に応じて分有する場合の利点と欠点は何でしょうか？

(5) 産業医が職場での適正配置のために患者の医学的情報を教えてほしいと依頼してきた場合，どのような情報をどの程度開示したものでしょうか？

参考文献

浅井篤,大西基喜,永田志津子,新保卓郎,福井次夫,2000．医療従事者のための医療倫理学入門4．医療現場におけるプライバシーと守秘義務——守秘の範囲について，病院　59，332-334．

笠原嘉, 1980, 予診・初診・初期治療, 診療新社.
阪本俊生, 1999, プライバシーのドラマトゥルギー——フィクション・秘密・個人の神話, 世界思想社. 第4章.
樽井正義, 2001, 守秘義務とその解除の要件——パートナーへの通知をめぐって, エイズと人権・社会構造研究班研究報告書, 111-119.
長谷部恭男, 1999, 憲法学のフロンティア. 第6章.
FORD, C.A., MILLSTEIN, S.G., HALPERN-FELSHER, B.L., IRWIN, JR, C.E., 1997, Influence of Physician Confidentiality Assurances on Adolescents' Willingness to Disclose Information and Seek Future Health Care, *The Journal of the American Medical Association* 278, 1029-1034.
GARRETT, T.M., BAILLIE, H.W., GARRETT, R.M., 1998, *Health Care Ethics －Principles and Problems* 3rd ed.. Chap.5, 117-130.
LO, B., 2000, *Resolving Ethical Dilemmas －A Guide for Clinicians* 2nd ed., Chapter 5, 42-51.
SIEGLER, M., 1982, Confidentiality in Medicine －A Decrepit Concept, *The New England Journal of Medicine* 307, 518-521.
UBEL, P.A., ZELL, M.M., MILLER, D.J., FISCHER, G.S., PETERS-STEFANI, D., ARNOLD, R.M., 1995, Elevator Talk：Observational Study of Inappropriate Comments in a Public Space, *The American Journal of Medicine* 99, 190-194.

コメント

　守秘義務と警告義務（守秘義務の解除）の葛藤は非常に大きく，簡単明瞭な答えは出ないであろう．しかし，致死的感染症に罹患した患者が自分の配偶者に，自分が感染している事実を告げない場合，医師は何らかの行為を行わなければならない．私は著者の立場とはやや異なり，しばしば取り上げられているロウの守秘義務解除の基準に賛同する．なぜなら，少なくとも特定の誰かが危険に陥っているのを知っているならば，その人を助けるのは医師の義務だと思うからだ．

　基本的には医師の「自分の患者」への義務は最優先されるべきだろう．しかし，その患者が性的関係を持つ他者（ここには配偶者も入る）を結果的には死なせることになる可能性の高い行為を行い，感染の事実をその他者に知らせないと明らかになった場合には，医師はあえて警告する義務を優先するべきだと考える．

　もちろん，患者のプライバシーは最大限守られるべきであるし，患者が自主的に性的パートナーに感染の事実を打ち明けるよう説得することが，最初に行われなければならない．しかし，ひとりの患者への守秘義務を一方的に優先するのは，関心がその個人にしか向いていないのではないかと思う．そして，それでは不十分だろう．会ったこともない患者の配偶者の諸利益も，目の前の患者と全く同じような配慮を必要とする．プライバシーは「不当に介入されない基本的な権利」である．そして，（知らされることが可能なのに）知らされずに致死的感染のリスクに曝されつづけるのは，個人の生活への不当な介入といえるのではないだろうか．また，感染するという悲劇を経験する人はひとりでも少ないほうが，より良い社会ではないかという考察も可能であり，かつ重要であろう．このような考え方は，「医学的」過ぎ，かつ「公衆衛生的」過ぎるかもしれない．しかし，ひとりひとりの人権を最大限に尊重するためには，ひとりだけの人権を問題にしていてはならない．

浅井　篤

第4章　患者と医療者の意見の対立

服部健司

1　要旨

　消費者運動やインフォームド・コンセントの浸透によって患者が医療上の決定に積極的に参加する機運がましている．それに伴って，医療者が医学的もしくは心情的に受け容れがたいと思うような要望を受けることも増えてきた．このようなとき，医療者はいったいどの範囲で患者や家族の要望に添う責務を負うのだろうか．

キーワード：コンシューマリズム，サービスとしての医療，不適当な要望

2　目的・背景

　患者が医療方針の決定に参加して自分の要望を医療者に伝えることが多く見られるようになってきた．またこれが素人の余計な口出しとして露骨にいやがられることも，この頃すこしは減ってきただろう．この変化の背景をさぐってみよう．
　医療倫理という狭い枠組みの外にはみ出て言えば，こうした流れには消費者の権利意識の浸透が大きく働いていると見ることができる．消費者は代価を支払って，サービスや商品を受けとる．消費者はできることなら良質なサービスを受けたいと思うわけで，事前に情報を求め，他のものと比較したり，要望を寄せたり，不良なものにクレームをつけるのは当然のことである．ケネディが議会に提出した「消費者の利益保護に関する大統領特別教書」(1962) には，安

全を求める権利，情報を与えられる権利，選択する権利，意見を聞いてもらう権利が，保障されるべき消費者の権利として，盛られている．こうした消費者主権の考え方をコンシューマリズム consumerismという．それに，消費者は単なるサービスの受け手ではない．むしろ消費者が市場を支えているのである．消費者，購買者，ユーザーのニーズを顧慮しないサービスやその提供者，事業主は市場原理によって淘汰されていくだろう．

　この国でコンシューマリズムが医療の場にみられるようになったのはこの二十余年ぐらいのことだろう．それは医療サービス供給が曲りなりにもある水準に達したからでもある．かつて，医療はそうやすやすと受けられるものではなかった．医療者の数も医療体制の整備もそして医療資源も不十分だった．そうした時代とはうってかわり，都市部に限ればもはや医師数は過剰といわれ，患者は数ある中から医療施設を選んで受診することができる．

　医療におけるコンシューマリズムは，一面では，医療サービスの品質管理意識を高めるのに大きな役割を果した．その反面で，医療の商業化，コマーシャリズムを促すことになったのも確かである．これは二つの事態を指す．ひとつは，医療が消費者のニーズと欲望を煽り立てた上で，これに応える構図である．美容形成外科で病気 disease とはいえないものにメスがいれられ（福田 1995），人間ドックではありとあらゆる精緻な検査メニューが用意され，一部の産科でホテル級の食事と宿泊サービスが提供されているのは，いい例である．もうひとつは，医療者の権威と決定力の低落である．医療は今日もはや医療者の仁愛に満ちた施しものではなくて，単なる請負いサービスのひとつとみなされている．

　また，情報社会だといわれてすでに久しい．この国では求めさえすれば，多量の情報を得ることができる．インターネットは諸外国の最新情報をも瞬時に届けてくれる．医療情報の中には，医療者が発信するものもあるが，同じ病いや悩みをかかえるセルフヘルプグループや支援するNGO，非医療者の発信するものもあり，それらの果たす役割はとても大きい．こうして医療情報はもはや医療者の占有物でなくなっている．そのため医療者の専門職としての権威の基盤の危うさを指摘する論者もいる（進藤 1990）．また，積極的に情報を求めなくても，マスメディアが，こんな治療もできるようになったと医療の最前線を記

> **世界の現状：カナダ**（GODOLPHIN et al. 2001, 434-435）
>
> ブリティッシュ・コロンビア大学の家庭医学指導医285人を対象にした調査によると，日常診療上頻回に遭遇する問題状況は，患者が不適当な要望をする，療養指示や服薬を遵守しない，情報過多でその質の評価ができない，の順であった．頻度とは別に困惑度でいうと，患者の同伴者による過干渉，患者の不適当な要求，医学的に最善な治療の拒否，の順で，この回答傾向には医師の診療形態，性別，経験年数による差は認められなかった．

事として報じれば，自分もその治療を受けてみたいと願う人が多く出てきて当然だろう．さらに言うと，ときとしてマスメディアは人々の医療に対する過剰な期待を煽りたてるようなことをする（BRETT et al. 1986）．この問題については別の機会に考えてみる必要があるだろう．

　さて，あえて医療倫理の枠を離れていくつかの状況要因を挙げてみた．もちろんインフォームド・コンセントや患者の自己決定権の尊重というスローガンが浸透していることも働いているかも知れない．いずれにしても，患者が医療方針の決定に参加する機運は高まっている．そしてそれに相即して，受け容れ難いと医療者が思うような要望を患者やその家族から寄せられることも稀なことでなくなった．そんな場合でも，医療者は消費者としての患者の選好ないしニーズを最優先して聞き容れるべき責務を負っているのだろうか．そんなことはない，とするなら，いったいどのような場合に，どんな理由と権能で医療者は患者側の要望を拒むことがゆるされるのだろうか．

　そこでトマスマは，「医師の良心」ということばを持ち出す（THOMASMA 1983）けれども，医師の良心とはいったい何のことなのか，トマスマの論文をいくら読み返してみてもまったく分からない．ひるがえって，「患者中心の医療」という言葉をよく耳にするが，それはどういう医療のことを指すのだろうか．

3　問題の整理

医療者が患者やその家族から要望を出され，それを受け容れ難く思う場合，もちろん，その理由は一重ではない．本稿では，いくつか文脈を区別して，医療者には患者側からのある種の要望を聞き容れる責務があるのか，それとも拒絶する権能をもつのか，を検討する．

4　倫理的考察

聞き容れがたい要望

患者やその家族から診断手技や治療法などをめぐって要望が出され，それを医療者が不適当だと考える場合，その不適当というひと言の裏には，さまざまな意味と理由がこめられている．ブレットは，診断・治療法上のとある手技が不適当だと判断される場合の，その含意のスペクトルを適応外 not indicated，禁忌 contraindicated，非適応 inappropriate，不必要 unnecessary，無意味 useless のように分別する．適応外とは標準的診断・治療法から逸脱していることを，禁忌とは明らかによく知られた危害が発生するリスクが高いことを意味する．非適応とは個々の症例において経験上そうした診断・治療の有効性がかなり疑わしい場合に，不必要とは害にならないが利益もほとんど望めそうもない場合に，無意味とは的外れでまったく顧慮に値しない場合に用いられる（BRETT 2000）．こうしてみるだけで医療者が不適切と判断する場合には，さまざまなニュアンスがあることが改めてわかる．けれども，これらが聞き容れがたさの多様のすべてを表しているわけではない．というのも，これらはどれも医学的にみた場合の価値判断の様式にすぎないからである．

医学的適応性の判断とは別の次元で，医療者個人が常識的，心情的，道徳的，宗教的に受け容れがたいと感じる場合もあるにちがいない．これにはたとえば，治療行為の打ち切り，自殺幇助依頼，売買用の臓器摘出依頼，人工妊娠中絶，輸血などの処置や検査の拒否などの例が含まれる．また近頃では結合双生児の分離手術の例があり，この問題については本書は第Ⅳ部-6章で特にとり扱われる．

さらには，医学的処置全般とは別の次元で，診断書や検案書などの文書の改竄，職場や保険機関，遠い親族などの第三者に対する虚偽の説明を依頼されることもある．もちろん，いくら患者あるいは家族の利益になるからといって，法規で禁じられていることを行なう責務が医療者にあるとは考えられない．そう答えるのはまったく正当である．しかしソポクレスの『アンチゴネー』を持ち出すまでもなく，法に背馳する道徳的責務というものがないとはいえないのではないか．そこまで考えると，問題はそう単純ではなくなる．

かぜに対する抗生剤の処方
　きわめて日常的な例を考えてみよう．かぜの病原体の8割以上はライノウイルスやコロナウイルスなどといったウイルスであり，とりわけ成人の場合，細菌による可能性はきわめて低い．そして抗生物質はウイルスには無効である．しかし，かぜと思われる患者が，前にかぜをひいたときに抗生物質を服用したら治りが早かった，と言って抗生物質の処方を求めることがままある．このようなとき医師はどうしたらよいだろうか．たとえ無効だと予想がついているとしても，一種の気休めにはなるだろうと，消費者である患者の要望に応えて抗生物質を処方すべきだろうか．
　かぜがこじれてインフルエンザ菌や肺炎球菌などのグラム陽性球菌による細菌性二次感染が生じ，肺炎や中耳炎などを起こすことがある．一週間以上解熱せず症状が増悪するときには，それを疑う．この場合は抗生物質の投与は有効である．けれども，起炎菌を同定し，薬剤感受性を調べ，適切な抗生物質を選択するのには2‐3日の時間が必要であり，たいていは結果をまたずに広域スペクトルの抗生物質の投与を開始する．そして検査結果が判明した時点で，使用する薬剤を再選択する．では，そこまでこじれていない鼻炎症状と軽い咽頭痛のある患者に抗生物質を予防的に投与することはどうだろうか．医学的適応性の見地からは，それは適応外もしくは非適応と判断されるだろう．抗生物質投与は細菌性二次感染が強く疑われた時点で投与すればよく，その頻度は高くない．また抗生物質にはそれぞれ副作用がある．また，わるさをしない常在の正常細菌叢がこわされ，これによって抑えられていた病原細菌や真菌が繁茂する菌交代現象をおこす．しかも抗生物質の乱用は単に当の患者ひとりに悪影響を

およぼすだけではない．抗生物質が臨床に用いられはじめて60年が経つが，とくに1990年代以降，MRSAやVREなどの強力な薬剤耐性菌が次々と出現し，急増を続けている．その原因は抗生物質の多用にある．こうして抗生物質の乱用は患者当人にばかりか医療そのものにも影響を及ぼす．医療者はこのような医学的説明を患者に提供するべきであろう．それでもなお患者が抗生物質を求めた場合には，どうしたらよいだろう．

「なによりまず害をなすな」というヒポクラテス以来の無危害原理 Do no harm principle, Nonmaleficience にしたがい（その反対は「善をなせ」という善行原理 Do good principle, Beneficience），患者にとって利益よりも害のリスクが大きいとして，医師は処方を断ることが許されるだろうか．では，患者当人が副作用などのリスクを承知し，「そんなことよりも低頻度とはいえ二次感染を防ぎたい，かぜが長期化するのは困る，数日後に海外出張しなければならない」と言った場合，どうだろうか．他の可能的患者ないし社会に間接的な害をもたらすことの，可能性は低くとも，重大性の高い医療については，これを断ることが倫理的に妥当だろうか．それとも，わずか数日分の抗生物質投与で薬剤耐性菌が産生され，それが周囲に広がる率は低く，それより本人の主観的満足度を優先してよいと考え，適応ではない抗生物質を処方することは許されるだろうか．あるいはそれが医師の責務だろうか．

さらにいうと，この問題は個別的な患者－医師関係の枠の中で考えるだけでは十分でないかも知れない．何故なら，かぜのひきはじめであってもどうしても抗生物質がほしいと考える患者は，抗生物質を気軽にくれる医師を探しあてるだろう．抗不安剤や睡眠剤や食欲低下剤，麻薬成分を含んだ鎮咳剤の処方をめぐっても似た問題が生じるだろう．医学的適応を重視せずに気軽に処方する医師がいるかぎり，適応を考慮して処方を控える医師の行為は，結果的には積極的な意味をもちえない．しかしそれはそれで仕方のないことであり，個々の医師はそれぞれの持ち場の範囲内で考え，判断し，行為するしかないのだろうか．それとも，横の連携をとるなど，医療システムの広がりを視角におさめて振る舞うべきだろうか．あるいはかえって，それぞれの判断・行為基準をもつさまざまな医療者がいることこそが望ましいのだろうか．

ところで，国によって抗生物質の使用量に差があるという事実についてふれ

ておくべきかも知れない．ドイツにおける使用量はフランスの半分以下であり，イギリスに比べても少ない．そして，これらの国々での使用量は，アメリカの数字から見れば断然少ないという．ドイツでは，抗生物質を使用するということは入院が必要な容態にあることを意味するのだという（PAYER 1988）．こうした事実からただちに倫理的考察を導くことはできない．しかし，医療を社会や文化の中で相対化してとらえ直す視点は，医療の何かを反省的に考察する上で，ひとつの糸口を提供してくれるように思われる．

慢性頭痛の精密検査

もうひとつ別の例をあげてみよう．もっともありふれた頭痛は慢性筋緊張型頭痛である．これは，経過の長い慢性の，非拍動性の，頭全体に重たいものをかぶったような，寝こむほどではない程度の痛みで，日常動作では増悪せず，悪心や羞明などの自律神経症状をほとんど伴わないのが特徴的で，頭蓋内の異常や器質性の病変によるのでなく，ストレスの関与が大きいとされている．病歴と神経学的検査からおおよその診断が可能であるが，もし患者が「それでもひょっとしたら脳の病気ではないか」と心配で，「できることなら念のためにMRI検査をしてもらえないか」という要望を医師に寄せた場合，どうしたらよいか．

MRI（磁気共鳴画像）検査とは強い磁場の中で体外から電波をあて，鮮明な体内の断面画像を得るものである．この場合，先に挙げたかぜのときの抗生物質処方の例と似てはいるが一点で異なる．抗生物質処方には患者自身や社会へのリスクが伴うが，MRI検査は無害である．ＣＴ検査のような放射線被曝もない．ブレットの医学的不適当性の区分にあてはめれば，害はないが利益も期待できず，不必要という判断が下されるだろう．もちろん医師は頭痛の分類や診断・治療法についての医学的な説明をわかりやすくするべきだろう．そしてもちろん，説明をしたらそれでよいというわけではない．説明に対する患者の理解と不服の度合いを測らなくてはならないだろう．説明の上でなお患者の不安が払拭されない場合，医師はどうすればよいだろうか．

ここでは無危害原則を持ち出しても指針は得られない．あえていえば，この検査装置は高額でどこの医療施設にも設置されているというものではなく，一

台の装置を多くの医療施設が利用している．もし医学的にこの検査を必要としない患者のためにこの機器を使用するとすれば，診断のために本当にこの検査を必要とする他の患者の待機時間が長くなり，不利益を与えることになる，といえるかも知れない．しかし検査の所要時間は30分を越えない．また，保険医療制度の下では，不必要な検査を行なうことは他の保険加入者や健康保険組合，国に対して直接間接に不要な財政的負担を与えることになるから，検査は行なわれるべきでないといわれるかも知れない．しかし，もし患者が自費診療でかまわないという場合はどうだろうか．このとき，検査を行なうべきでないという論は導かれないだろう（BRETT 1986）．不安が解消されるならば，検査は患者にとって利益的であろうし，もしも万が一，予想されなかった病変が偶然に発見されれば，なお一層利益的だという考え方もできる．

ただし，こうした患者がひとりだけでなく，多数いた場合（医学的見地から不必要ながらMRI検査を希望する者は慢性頭痛患者だけではないだろう）には，日常診療に支障が出るだろう，ひとりに検査を許して残りの患者は検査を断るということは倫理的に正しくないという仮想的な議論をすれば，話は別になる．例外的正当化を許さない，一種の普遍化可能性を基準として吟味をする限り，不必要な検査をすることは認められなくなる．だが，こうした論は，目の前のひとりの不安がちな患者に対してどれだけの意味をもつだろうか．また，医療をサービスとしてみる見方とも合わないだろう．

宗教的信念

医学的適応性の判断とは別に，もっと直接的に価値観，道徳観の相違がもとで，患者からの要望に応えたくないと医療者が感じるケースがあるだろう．その典型的な例のひとつに，宗教上の教義にもとづいて患者が医学的見地から有効と考えられる処置を拒む場合があり，エホバの証人の輸血拒否をめぐる問題がその代表例として扱われることが多い．

本邦ではこの件については最高裁判決がある（最三小判平12・2・29民集54巻2号582頁）．また医療倫理に関する多くの成書や論文でも，判断能力のある成人および未成年者の場合，本人の意志は尊重されるべきとの論調が広く見てとれる．そして議論の焦点は，患者が信徒のこどもである場合，ないしはこどもの

信徒である場合に，親ないし子本人の意志を尊重すべきか，に向けられている．そして大方の場合，判断能力が認められないこどもの場合，親による輸血拒否要請は，親権の濫用（民法834条）にあたると考えられている．アメリカではプリンス事件の判決でホームズ判事は「親自身が殉教者になるのはよい．しかし子を殉教者にする自由を親はもたない」（1944）と述べる．患者が妊婦で，輸血をしないと胎児の生命・健康に危険が及ぶ場合，アメリカやイギリスでは，患者の輸血拒否の意思表示は無効とされ輸血が行なわれるべきとの判決が出されている（平野 2001）．また，患者本人が判断能力ある信徒である場合にも，宗教上のコミュニティ内部での世俗的制裁の可能性もしくはそれへの患者個人の心理的不安が，本人の意志決定に影響していることが予想される場合，当の決定は尊重されるべき自律的な自己決定とみなされてよいか，医療者はどう振る舞うべきか，が論じられもする．この点について，ロウは，倫理学的考察を徹底する代わりに，具体的指針を示している．彼に従えば，医師は，家族や友人，宗教的助言者の居ないところで患者本人と話をするべきである．また裁判所からの命令があれば輸血を受け容れるかどうか，を尋ねてみるべきである．また全血でなく血液製剤ならばよいのか，またほかに感染症などへの不安があるのかについて尋ねておくべきである（LO 2000）．

　しかし本章で問題として提起してみたいのは，次の点である．もし患者が〈ヨダの子供〉の信徒であるとして，輸血処置を拒否した場合，どうすべきかである．シェルは，ルーク・スカイウォーカーの教えに基づくというこの得体の知れぬ信念を宗教的な信仰とはみなさずに，妄信とみなす．そこでこの患者には判断能力を認められず，したがって意思は尊重されえないと言う．宗教的信念はたしかにすべて不合理であるが，しかし，その逆は言えない．あまりに気違いじみた，無意味な，制度宗教的でないものは妄信であり，保護の対象外である（CHELL 1998）．だが信仰と妄信ないし狂信とはそんなに簡単に区別されうるだろうか．十分な信徒数を獲得している，長い時の風雪に耐えている，オーソドクスな宗教に十分類似した教えである，といった徴表をシェルは考えている．とするならば，新興宗教の多くは妄信だということになる．そして，エホバの証人の初期史にあっては，おそらく患者の意思に反して輸血がなされたことであろうが，その行為を正当なものとして認めることになる．それでよ

いだろうか．しかしその一方で，病的妄想と宗教的信念との差異がないという考えも受け容れがたく思われる．また民間信仰はどう扱ったらよいだろうか．紅茶キノコが効く，といった民間療法への信念，あるいは病気は悪霊の仕業だから祈祷が肝心だという信念，を強くもっている患者に対して，医療者はどう振る舞うべきだろうか．

5　結語

プレンダーギャストは，医師が患者の求めを拒むことが許される場合を，次のように整理している（PRENDERGAST 1995）．患者－医師関係という枠をこえる非医学的な求め，医学的に不適応，無効であることが判明している治療の求め，不可能な治療の求め，社会的合意や専門家としての誠実さに裏打ちされた標準的治療から逸れたものへの求め，である．一見するかぎり，すっきりして見えるこの結論は果して曇りなく十分なものだろうか．

またここで，冒頭のコンシューマリズムに立ち戻ろう．医療におけるコンシューマリズムを再検討すべきは医療者だけでない．医療サービスのコンシューマである市民もまたこの問題を反省的に考え直さなければならない当事者である．

読者の皆さん，考えてみてください

(1) 医療はサービス業でしょうか？　肯定する場合，医療と非医療とを区別する必要十分条件は何でしょうか，否定する場合，医療はサービス業でなくて，何なのでしょうか？

(2) 医療は誰のためのものでしょうか？

(3) 医師の良心とは何のことでしょうか？　患者の良心ということが言われないのは何故でしょうか？

(4) 公序良俗とは何でしょうか？　その語りにどれだけの力を与えてよいでしょうか？

参考文献

進藤雄三, 1990, 医療の社会学, 世界思想社. 第3, 4章.
平野哲郎, 2001, 新しい時代の患者の自己決定権と医師の最善義務──エホバの証人輸血事件がもたらすもの, 判例タイムズ 1066, 19-49.
福田吉治, 1995, コンプレックス産業と医療, 日本保健医療行動科学会年報 10, 201-209.
BRETT, A.S., McCULLOUGH, L.B., 1986, When Patients Request Specific Interventions ― Defining the Limits of the Physician's Obligation, *The New England Journal of Medicine* 315, 1347-1351.
BRETT, A.S., 2000, Inappropriate Requests for Treatments and Tests, in： SUGARMAN, J. (ed.), *20 Common Problems － Ethics in Primary Care*, Chapter 1, 3-11.
CHELL, B., 1998, Competency：What It Is, What It Isn't, and Why It Matters, in：MONAGLE, J.F., THOMASMA, D.C. (eds.) , *Health Care Ethics ― Critical Issues for the 21st Century*, Chap. 11, 117-127.
GODOLPHIN, W., TOWLE, A., McKENDRY, R., 2001, Challenges in Family Practice Related to Informed and Shared Decision-making：A Survey of Preceptors of Medical Students, *Journal of Canadian Medical Association* 165, 434-435.
LO, B., 2000, *Resolving Ethical Dilemmas ―A Guide for Clinicians* 2nd ed., Chapter 11, 90-91.
PAYER, L., 1988, *Medicine and Culture*. (円山誓信・張知夫訳『医療と文化』.1999)
PRENDERGAST, T.J., 1995, Futility and the Common Cold ― How Requests for Antibiotics Can Illuminate Care at the End of Life, *Chest* 107, 836-844.
THOMASMA, D.C., 1983, Beyond Medical Paternalism and Patient Autonomy：A Model of Physician Conscience for the Physician-Patient Relationship, *Annals of Internal Medicine* 98, 243-248.

コメント

　著者は，患者の求めを「医学的処置全般とは別の次元で」医療者が不適当と判断する場合もあると述べているが，実はその医学的処置全般の次元における判断も，唯一絶対のものではなく，医師によって異なる場合がしばしばあるだろう．そこにセカンド・オピニオンの意義もあるわけだが，ある医師によってさまざまな理由で却下された治療や検査が，本当に適応外，非適応，不必要なのか，患者には判断しかねるところに問題がある．どこまで行っても，医師と患者の間には知識・情報量の偏在があるうえ，それらの「医学的」判断にも，価値観がつきまとっているからである．

　治療方針をめぐって，患者と医療者の意見が一致しない場合，出された結論に満足（少なくとも，納得）できるか否かは，その過程に「参加」できたかどうか，手続きが公正であったかどうかによるところが大きいと思う．どのような患者の求めなら聞き入れなくてよいか，明確な答えはない．決定に至る過程で，納得のいくまで話し合う努力をするしかないだろう．とりわけ，「妄信」などの判断で患者の望まない治療をする（あるいは患者の望む治療をしない）際には，複数の医療者が判断するなど，できる限りの公正さを保つことが必要だろう．

　また，抗生物質の予防的投与や慢性筋緊張型頭痛のMRI検査のように，個人の利益と社会全体の利益が対立する問題には，環境問題と同様の難しさがある．利用者（患者）自らが，正しい知識を持ち，利己的にならずに判断できるようにならなければ，そして医師も患者の評判や収益より医学的適応や社会的利益を重視しないと解決しないが，それを臨床現場に求めるのは酷というものだろう．社会的選択を行うには個人的選択よりはるかに多くの手間・ひまがかかる．個々の場で，毎回，患者と合意に達する努力をするのではなく，社会全体でシステムとして機能させるべきであると思う．

大西香代子

第5章　精神科医療における治療介入

服部健司

1　要旨

　精神科倫理をたんに精神科診療にだけ関わる狭いものとみなす先入見があるようだ．確かに精神科倫理には，他の医療倫理領域ではあまり論じられない特異的な主題が含まれる．そのためか，従来，この領域の問題は正面から十分な仕方では扱われてこなかった．しかし当然のことながら，精神疾患にかかるのは一部特定の人たちであるわけでなく，また精神疾患患者もまた他科の患者と同じく，心身をもった存在であり，身体疾患のために他科診療を受けるし，逆に，身体疾患をもつ患者が精神症状を呈することもしばしばである．また自殺企図を行なった者が救急外来に運ばれてくることは稀でない．施設によっては救急外来受診者の約2割が自殺企図者である，という数字もある．ここでは，一般診療科医療においてまま遭遇されるだろう，精神症状を呈する患者による身体疾患治療拒否と，自殺企図を繰返す者への対応の問題を考察する．

キーワード：精神疾患，身体疾患，自殺，判断能力，両価性，医学的拘束

2　目的・背景

　精神科倫理は医療倫理の「みにくいアヒルの子」か？と語ったのはフルフォードたちだった（FULFORD et al. 1993）．これまで長い間，医療倫理は精神科倫理の問題に触れることを避け，無視しつづけてきた．その理由は，何だろうか．そのひとつは，病気とは何か，という医哲学的な問題に根ざしている．つ

まり，もっぱら身体疾患をモデルとして構築されてきた生物医学的な病気理解によっては，精神科領域の病気の本質は，ほとんど見えてこないのである．また，医療倫理は補助生殖医療や臓器移植，クローンなど高度な医療技術の進歩に伴って新たに発生した倫理問題を追いかけながら発展してきたのだが，精神科医療ではそれらに匹敵するような驚くべき技術革新が見当たらない（と思われている）．さらにまた，インフォームド・コンセントを鍵とする今日的な医療倫理の流れの中にあって，精神科においては，その前提となる合理的判断能力が常に患者本人に備わっていると想定できるわけでない（この点については，小児科や老年科も同様であるが）．こうして，主流の医療倫理が支えとしてきた根本概念と問題発生状況を骨抜きにするような精神科倫理は，目障りなものでしかなかったのだろう．

　精神科倫理は確かに特異的かも知れない．しかし多くの前提から成る従来の一般的医療倫理は，思われているほど規範的，正統的なものなのだろうか．その規範性，正統性は，せいぜい微妙で繊細な問題をなぎ倒した結果獲得されたということはできないだろうか．もしもこれから先，精神科をも包含するような新しい医療倫理が確立されるとしたら，精神科倫理を異質で例外的な領域として排除することでしか成り立たないような今日流の医療倫理はもはや用済みの，前時代的な脱け殻にすぎなくなるだろう．「みにくいアヒルの子」は大きく育って白鳥になる——フルフォードたちの論文のタイトルにはそうした思いが読み取れるだろう．

　精神科倫理の問題は広範多岐にわたる．代表的な教科書のひとつの最新版は24章より成っているが，目次から特異的にみえる章立てを抜き書きしてみよう．精神医療の誤用と濫用，拘束的処置，倫理問題としての精神科診断，精神療法の倫理，薬物療法の倫理，脳への侵襲的治療の倫理，非自発的治療と脱施設化の倫理，自殺の倫理（BLOCH et al. 1999）．こうした主題が医療倫理一般を論じる成書で扱われることはないだろう．しかしこうした諸問題にまで目配りをする繊細な精神こそ大切なものではないか．それどころか，よく考えさえすれば，これらの問題は，実は医療一般に通底するものであることが見て取れるだろう．むしろ従来の医療倫理はこれらの根本的問題を感知できないある種の鈍感さの上に成り立ってきたのではないか．もしかするとフルフォードたちのキ

> **世界の現状：インド・オーストリア**（ETZERSDORFER et al. 1998, 104-110.）
>
> マドラスとウィーン，両都市の医学生の自殺に対する考え方を比較した．マドラスの医学生のほぼ全員が自殺をおろかしい行為とみなし，自殺する権利を拒否したのに対して，ウィーンの医学生は自殺に対してより寛容であった．前者は自殺を精神の病いや病的な衝動とみなす傾向にあったが，後者ではそうとはみなされず，むしろ「認識」の問題とされていた．両都市で自殺率に大きな差はない（各々5.9%と4.9%）が，自殺念慮を懐いたことがある者の割合は，それぞれ16.8%と51.5%のように大きな隔たりを示している．

ャッチコピーは，そうした視点から解読されなければならないのかも知れない．

このように広範かつ繊細な問題意識から構築される精神科倫理であるが，精神科倫理の中核的な諸問題についての考察は別の機会にゆずることとして，本章では，内科外科といった一般診療科で日常遭遇するだろう，境界領域的な二つの問題にしぼって検討を試みておきたい．

3　問題の整理

精神障害者が重大な身体疾患の治療を拒否したときに，そして，度重なる自殺企図者に対して，医療者はどこまで治療的介入を行なうことが許されるかという問題を考える．精神障害者が精神科的な治療を拒否する場合でも，もしも「自傷他害のおそれ」があると認められるときには，強制的治療が行なわれるように法は定めている．しかし精神障害者が精神疾患そのものではなく身体疾患の治療を拒否する場合については，法には何の定めもない（この点ではアメリカにおいても同様のようだ——JONSEN et al. 1998）．また本邦では自殺幇助は刑法で罪であると規定されている．けれども自殺そのものは罪とはされていない．さて，医療者は自殺の試みを幾度も繰返す人に対して，どう対すべきだろうか．

4　倫理的考察

精神障害者の治療拒否

　患者による治療拒否をとりたてて問題にすることは，ある意味でおかしいことなのかも知れない．治療への同意と同様に，ただそれとはベクトルの向きにちがいがあるだけで，治療拒否は患者に許される正当な選択肢のひとつである．もちろん，医療を受ける国民の権利については明言化されるのに対して，医療を受けない国民の権利が語られることはないにしても，である．けれども，ある状況では，患者の治療拒否が少なくとも医療者側にとって倫理問題として受けとめられるのも，また事実である．典型的には，治療をしないと予後がよくなくなることが分かりながら，患者が治療を拒否する場合である．もちろん姑息的な治療しかできない場合には，今日，患者の意志決定が尊重されるべきだというおおよその流れが出来ているといってよい．しかし，ある程度以上の回復，疾病のコントロールが可能であるのにもかかわらず，医学的に見て適応となる治療が拒まれた場合には，はなしが別だろう．このとき，患者に合理的な判断能力があると思われる場合と，精神障害があると診断されている場合とで，医療者の側のとまどいと対応の仕方は異なるだろう．ありていにいえば，身体疾患の治療を拒否する患者に精神障害があるとき，医療者はその治療拒否を精神障害に基づく不合理なものとみなし，パターナリズム的に本人の意志決定を反故にし，代理決定などによって治療を行なう方向で事を進めるべきとの考えが懐かれやすい．

　伊東の提示したケースをみてみよう．20歳代半ばで神の声の幻聴を聞き精神科治療を受け始めた女性Aが，60歳近くになって乳房にしこりを発見され，手術を勧められるが，「針を刺すのはいや」「日光を当てバターを塗れば治る」と検査も手術も拒否をした．その後，「注射ならいい」という同意が得られたため，化学療法が開始されたが著効なく副作用が強いために中止された．そこで保護者からは強制的にでも外科的に治療して欲しいという希望が出された（伊東 1998）．このような場合，医療者はどうしたらよいだろうか．もう一例を同じく伊東から借りよう．20歳代はじめに電波をかけられる体験と幻聴で発症した男性Bは，長い経過のうちに，自分は院長であり大学教授であるという誇大

妄想をもち，深夜まで病棟内で看護者に指示を出しつつ，その一方で，検温や服薬に応じるという生活を送っている．たまたま高血糖がみつかったが，疾病を否認し，採血検査にも不快感を示したが，経口糖尿病薬は拒否しなかった．食事制限などの協力は得られなかった．10年後には血糖値が500mg／dlまで上昇し，あるとき構音障害，上肢麻痺，そしてついには高血糖性昏睡に陥った（伊東 1998）．AにもBにも身体疾患についての説明がなされたが，Aは疾病を認めながらも医療者による治療を拒否し，Bは疾病を認めず，にもかかわらず服薬は続けて，にもかかわらず昏睡に陥った．医療者はどのように，どこまで治療的介入をおこなうことが許されるのだろうか．

　もしAにしろBにしろ，そもそも精神障害者一般を判断能力を欠く者とみなすことができるならば，保護者の了解同意のもとで医療者は思いきってパターナリズム的に治療的介入に踏みこむことができるだろうし，そうするべきだ，と単純に語られるかも知れない．しかし精神障害者一般を判断無能力者とみなす平板な考えは，少なくとも今日では，そして精神科医の間および司法の場では，一般的でなく，むしろ誤りだとされている．また，診断疾患によって機械的，一対一対応的に判断能力の有無を確定できるというものでもない．判断能力はそもそも有無という単純な二分法で評価されるものでなく，またその発現の仕方は，症状の程度や状況，判断対象によって異なり，なおかつ症状の発現は固定的とは限らず変動する（酒井 1999）．そこで，幾多の判断能力評価スケールの開発が試みられている（北村 2000）が，原理的な限界が取り払われることはないだろう．さらに問題を複雑にしているのは，精神病理的な特異性である．それは，二重見当識（現実世界と非現実世界の行き来），両価性（同一対象への相反する感情の併存），自明な自我意識（私は私）のゆらぎと態度表明の変易翻転である（伊東 1998）．精神障害をもたない人々も，とりわけ病んだときには，程度の差こそあれこうした状態を示すことがあるにちがいない．が，これらの病理性が前景に立つことによって，精神科の医療者は，倫理的に振る舞おうとするとき，患者の真意を探ろうと努めるとき，大きな困難さのなかに立ちすくまずにいられないのである．さて，ケースに戻ろう．

　比較的容易に言及できるのはBの場合である．高血糖性昏睡に陥ったBに対して，今後の医療対応に関してインフォームド・コンセントを得ることは事実

的に不可能であり，またインシュリン注射以外の治療上のオプションはない．そこで保護者の代理決定のもとに，ないし緊急避難的にただちに，治療が開始されるべきである．Ｂは事前指示を明示していない．伊東は，意識回復後に本人の拒否があれば中止も考慮する構えで，インシュリン投与を開始し，数日後にＢの意識は清明に戻っている．この間の説明を受けてもＢは相変わらず疾病と治療の必要性をことばの上では否認している．が，倦怠感や浮腫が強くなると，文句をつけながらもインシュリン注射を受け容れている．医療者が「もしいやならこの注射をやめてもいい」というと，Ｂは「いや，それは……」と曖昧に言葉を濁す．Ｂはこの注射をインシュリンではなく「元気の出る薬」だとすりかえているものの，それは直示的な語，呼称あるいはことばによる表明の次元のことにすぎず，含意，実質的内容，しいていえば言外の暗示の次元では，Ｂと医療者とのあいだに最低限の共通了解があるものと考えられる．ついでながら問うておくが，この場合，医療者は注射実施前に妄想体系破壊的に，繰返し，Ｂが糖尿病であり注射はインシュリンなのだということを強調し，それに同意を得るよう努めるべきだろうか．

　問題は，Ｂに対するこうした対応がＡの場合にわずかの変形をくわえただけで適用可能であるか，という点にある．大きな相違は，注射がリスクに乏しい，可逆的反復的で，いつでも中止可能な処置であるのに対して，手術がそれ相応のリスクを伴う，侵襲性の大きい，不可逆的な処置だという点である．また，妄想体系のなかで院長であり医学部教授であるＢにとって，自分があずからない仕方で，部下である医療者から糖尿病の診断を下され治療を受けることは，由々しきことであるかも知れない．しかし血統妄想や家族否認妄想を主とするＡの妄想体系において，乳癌という診断自体が大きな意味を帯びていたかどうか．そしてＡは疾病否認をせず，抗がん剤の注射をそれとして受け容れてもいたのである．

　もちろん，ことばにされたＡの判断が客観的には合理性を欠いてみえることは確かである．がんであるらしいことは認めながら，患部に水をこすりつける独自の治療をしたり，「ここに太陽が入っているから直に治る」と考えることは，科学的医療の観点からは誤っているとみなされる．そしてまた，これらの言動から，Ａは治りたいと願っているのであり，その真意を汲んで，医療者は

治癒にむけてもっとも確実な，科学的な治療を提供するべきだという意見も出されるだろう．しかし事実的には，外科医は本人の承諾が得られないとして手術を拒否した．その後の引継ぎでAの主治医となった伊東自身は，明示的意思にしばられず，治療同盟ともいえる良好な関係性を基盤にして，患者の暗示的真意を汲み，介入的治療に踏み切るべきでなかったかと考えているようだ．けれども，そのように積極的治療を行なう例は現状ではきわめて少なく，手術拒否をしている69歳の患者に定型的乳房切断術を施した野島たちの報告（野島ら1996）は例外的だといわれている．ひとつには，判断能力の制限性や欠如を明確に断定することが難しいなかでインフォームド・コンセントを原則的に適用するからであるが，その裏には，精神病棟から退院する可能性の低い慢性精神障害者の生の質に対する低い見積り（QOL概念の誤用濫用の一例である），偏見や差別による切り捨てがないとはいえない．また，患者を制限能力者とみなして，保護者による代理決定に切りかえ委ねるべきだという意見も出されるだろう．しかし，医療者が勧める最善の治療を拒否したからといって，それが精神の病理そのものによるのだとか，判断能力を欠く証だとどうやって言い切れるのだろうか．また，いってしまえば厄介払いのいい機会だとして患者のがん治療の一切に同意しない保護者もいる．そして，医療システムにも問題がある．すなわち，内科外科などの診療科をもつ総合病院の精神科に入院している患者は，全精神科入院患者のうちわずか５％にすぎず（精神科入院患者の圧倒的多数は民間単科精神病院で療養している），インフォームド・コンセントを自ら明示的に与えない精神科の患者を受け入れて，その身体疾患を加療してくれる病院が絶望的なほどきわめて少ない，というこの国の現実である．

　Aの乳癌は肺に転移し，それによる呼吸困難の中，Aは手術を希望し，「早くしていればこんなに苦しくならなかったんだろうね」と述べ，「苦しいから早く死ねる注射をしてほしい」と訴えた．伊東は，ここに，真意を汲みとって早期に手術に踏み切らなかった医療者へのAの非難の気持ちを感じているが，その解釈には，誠実に苦悩できる医療者としての悔いと負い目とが大きくかぶさっているのではないか．別の視点からは，A自身が手術を求める意思を発動できること，そして自分が同意しなかったことを本人自身が悔いている発言と見ることもできるだろう．

インフォームド・コンセントを単なる形式として杓子定規に用い，判断能力ないし発意能力が制約されている患者の利益を損ねるよりも，濃密な関係性を基盤としてパターナリズムすれすれに患者の暗示的真意を汲むことの方が，倫理的に望ましいのではないか，という意見は傾聴に値する．が，しかしそこにも別種の危うさがあることを見逃すわけにいかない．筆者は，Bについては治療継続が正しいと考えるが，Aについては，真意を汲んで介入し手術が施されるべきだったとまでは思わない．医療者側が差別や偏見，医療システムの未整備に動機づけられておらず，できるかぎりの仕方で治療可能性について継続的反復的に説明した上で，患者の拒否が一貫しているかぎり，医療の差し控えはやむをえないと考える．それにしても，進行してゆくがんをもつ患者を単科精神病院の医療スタッフがケアしつづけることの大変さは想像するに余りある．在院年数の長くなりがちな本邦（病状回復はしているのに家族の引き取り拒否など社会の受け皿がないための，いわゆる「社会的入院」が2-3割である）では，精神病院入院患者の高齢化が進行している．それゆえ，ここで取り上げた問題はいよいよ切迫したものとなるだろう．それは単に精神医療スタッフの問題にとどまらない．同時に，受け入れ側である総合病院のポリシーの再検討を要する問題である．

　精神科倫理においてわれわれは，患者の言明に俟つ単なる形式としてのインフォームド・コンセントと濃厚な治療関係性によるいわく言い難い医師の個人技的なパターナリズムという二極のなかで揺れる．しかし，なんらかの行為を迫られる臨床の場で，どう振る舞ったらよいのだろうか．精神科では，見ようによればいくらでも，意思表明に病的修飾の可能性を読みこむことができるだろう．社会的通念に合わない患者の表現はすべて症状なのだろうか．そこで，病的な影響を推定によって払いのけ，推測される患者の利益を医療者は図るべきだろうか．少なくとも患者の生命の保存延長という原則をこそ最終的な判断の拠り所にしてよい（生命にかかわる場面ではつねにパターナリズムを基本に据えるべきだとしてよい）のだろうか．ここでがんの診断治療と救命措置とを同じく扱ってよいだろうか．この点に詰め寄るためにも，さらに踏みこんで，自殺企図を反復する者への対応を考えてみたい．

自殺

 ひとくちに自殺といってもさまざまである．自分の命を自分の手で絶ち縮める行為をもって，広く自殺と規定してしまうと，その中には，神風特攻隊員や人間魚雷回天を操った兵の行為も含まれるだろう．そこで，自分の意志で，という条件を付け加えたとしても，ある種快楽的なゲーム行為（ロシアン・ルーレット）から，他人を救うための利他的自己犠牲的行為，ローマ時代に賛美されていた名誉のための死までが含まれることになるだろう．さらに医療に関わる場面に限ったとしても，ある種の治療や延命措置の拒否や，よくないとされる生活習慣の保持も，自殺といっていえなくない（HEYD et al. 1999）．しかし，医療倫理で自殺を問題にするときには，狭く，外的強制もなく利他的目的もないのに直接的な方法によって死をきわめて短時間のうちにたぐり寄せる行為を指すのがふつうだろう．

 自殺についてまずはじめに立てられる問いは，おそらく，自殺は許される行為なのか，であり，この問いに対する答えと連動して，医療者は自殺企図者を全力をあげて救命するべきか，という問いへの答えが割り与えられることになるだろう．もしも自殺が許されるものなら，あるいは人間の自由の発現としてみなされるならば，医療者に救命の責務はない，それどころか介入を控える責務を負うことになるのかも知れない．しかしこれは相当にややこしい問題である．自殺に対する評価は，時代や社会文化によって異なるからである．日露戦争第三軍司令官乃木希典と静子夫人は明治天皇崩御の日に殉死をとげたが，もし医療者がそこに居合わせていたら，救命すべきであったかどうか．それとも死を見届け，軍神として神社に祭られることの方にいっそう高い価値を見るべきだったか．そしてもしもこの出来事が，今日，起きたのだとしたらどうか．

 自殺は容認できない行為だと考える立場からはいくつかの理由が呈示される．ブラントはそれらを，神学的議論，自然法に訴える議論，社会や他者への危害を掲げる議論と三つに整理して，それぞれに反駁を加えている（BRANDT 1975）．神のみが与えうる命を，その意志に背いて人間が自分勝手に処分することは許されないといわれる（アウグスティヌス）が，なぜ人の自殺が神の意志の発現でないと言い切れるのか．自愛や自己保存という生あるものの本来的性向に反する自殺は反自然的であり，反自然法的な罪だと語られる（トマス）が，なぜ自

然的性向と道徳性とが連結されなくてはならないのか，またたとえば苦痛のあまりに生にしがみつく手を離す人がいたとしてもそれこそ自然ではないか．そして人はみな社会の一員であり，その一員を殺す者は社会を傷つけ損ねている（アリストテレス）というが，正直な者なら，ある人が自殺することで社会にとって利益がもたらされることがあることを認めるだろう．

　しかし，この国の司法の立場にある者は，自殺行為を公序良俗に反する，自己決定権の濫用（民法1条3項）とみなし，医師に救命措置を命じるだろう．生命を最も尊いものとする社会の価値観やその価値観を基盤として成り立つ社会秩序を乱す行為は許されない，というだろう．また精神医学者は，自殺した者の生前の言行をよく分析してみると（心理学的剖検），約8－9割の者がなんらかの精神障害にかかっていたことが強く推測されるという．そして救命によって自殺未遂におわった者に精神科治療を施すことによって，救急外来で「なんで私を助けたのか」と医療者に攻撃的だった人のほとんどが「治してくれてありがとう」と言うようになる，と語る．それはきっと実際そうにちがいない．自殺企図者が搬送されてきた場合，まずは医療者はできる限りの救命処置を施すべきであり，なおかつ，そのまま帰宅させるのでなくて，精神科医療につなげるべきだろう．ここまでのところは，医療のお約束事といってよい流れである．しかし，自殺企図者とその精神状態はすべからく精神医学の対象範囲内であり，自殺は医学的に予防すべきものだと言い切ってしまってよいのか．心理学的剖検で精神科的異常の痕跡が見つからなかった1－2割の例，「治してくれてありがとう」と言わず，幾度も企図を繰返す人のことはどう考えたらよいのだろうか．自殺念慮は病いなのだろうか．もしその人を死なせたとしたら，精神科医の診療技術の未熟さがまずもって責められるべきだろうか．ないしは精神科医につなげなかった周囲の者の咎だろうか．そういうことはないだろう．医療者はすべての自殺企図者の命を救えるほどの力をもちえてはいないのだということが自覚されている必要がある（LO 2000）．

　本当の問題はここから先だろう．伊東は，自殺企図を幾度も繰返し，その度に精神科に入院し，医療者による巡回監視（心理的拘束），向精神薬による鎮静化（薬理的拘束），そして手足を抑制帯で縛りつけ自殺行為に及べないようにする身体的拘束（物理的拘束）とを受け，寛解し，しかし最後は，退院して

ひと月後に限りなく自殺に近いかたちの事故死を遂げた20歳代男性Cのケースを報告している（伊東 2000）．その上で，伊東は，次のように問う．医療者としての自分が社会的に非難されないため，あるいは患者に自殺されたときに感じる無力感，敗北感を味わいたくないがために，とかく医療者は死や自殺を徹底的に医療化し，過度な拘束的医療介入に傾斜していることはないのか．医療者はCに対して，自殺防止を完全に近いものにするために，完全寛解をめざし，徹底的な医学的拘束をかけ，年余にわたる強制入院を行なうべきであったか．もしもその末になお，自殺念慮がとれない場合に，医療者は何をすればよいのか，何をすることができるのか．

患者の「生きる権利」が，医療者の「患者を生かす義務」を媒介にして，いつしか「生かされつづける義務」へと変質していることはないのか．

5　結語

精神科倫理は，よくできたハッピーエンドのホームドラマのような医療倫理（その鍵は患者の権利とインフォームド・コンセント）の舞台装置のうすっぺらさをあばいてしまう．その意味では，精神科倫理の問いを練り上げることによって，わたしたちは柔軟でしかも吟味に耐える医療倫理を構築する足がかりを得られるのではないか，と考える．

読者の皆さん，考えてみてください

(1) 精神と脳と身体はどんな関係にあるのでしょうか？
(2) 人の精神に働きかけるとはどんなことを指すのでしょうか？
(3) 判断能力はどうやったら測れるのでしょうか？
(4) 自殺したいと思うことそれ自体が病いのあらわれでしょうか？
(5) 人が自殺するのを止められなかったら，それは道徳的な罪でしょうか？

参考文献

伊東隆雄, 1998, 精神障害者の身体合併症への非自発的治療の倫理性：精神科医療におけるインフォームド・コンセントの限界について, 医学哲学医学倫理 16, 112-122.

伊東隆雄, 2000, 心と身体の架橋としての自殺論——精神科領域における自殺への治療的介入の倫理的問題, 医学哲学医学倫理 18, 78-89.

北村總子, 北村俊則, 2000, 精神科医療における患者の自己決定権と治療同意判断能力, 学芸社.

酒井明夫, 1999, 精神疾患患者の意思決定能力と身体合併症治療, 総合病院精神医学 11, 62-66.

野島秀哲, 鈴木宏和, 岡本典雄, 1996,悪性腫瘍を合併した精神分裂病——コンサルテーション・リエゾン精神医学の立場から, 臨床精神医学 25, 1449-1456.

BLOCH, S., CHODOFF, P., GREEN, S.A. (eds.), 1999, *Psychiatric Ethics*, 3rd ed..

BRANDT, R.B., 2001 (1975), The Morality and Rationality of Suicide, in: MAPPES, T.A., DeGRAZIA, D. (eds.), *Biomedical Ethics* 5th ed., 391-398.

ETZERSDORFER, E., VIJAYAKUMAR, L., SCHONY, W., GRAUSGRUBER, A., SONNECK, G., 1998, Attitudes towards Suicide among Medical Students: Comparison between Madras (India) and Vienna (Austria), *Social Psychiatry and Psychiatric Epidemiology* 33 (3), 104-110.

FULFORD, K.W., HOPE, R.A., 1993, Psychiatric Ethics: a Bioethical Ugly Duckling?, in: GILLON, E., LLOYD, A., *Principles of Health Care Ethics*, Chap. 58.

HEYD, D., BLOCH, S., 1999, The Ethics of Suicide, in: BLOCH, S., CHODOFF, P., GREEN, S.A. (eds.), *Psychiatric Ethics* 3rd ed., 441-460.

JONSEN, A.R., SIEGLER, M., WINSLADE, W.J., 1998, *Clinical Ethics* 4th ed., 2.7.4., 3.6-3.6.3, 88-89, 148-150.(赤林朗・大井玄監訳, 1997,『臨床倫理学——臨床医学における倫理的決定のための実践的なアプローチ』（原書第3版 では2.6.4, 3.5-3.5.4, 75-76, 122-124頁に相当））

LO, B., 2000, *Resolving Ethical Dilemmas – A Guide for Clinicians* 2nd ed. Chapter 42, 310-317.

コメント

　精神障害者の身体疾患の治療拒否は，インフォームド・コンセントかパターナリズムかという二者択一では納まりきらない問題であるが，その前に，精神障害者の精神疾患の治療拒否について考えてみたい．精神疾患の種類と症状の程度にもよるが，精神疾患の場合，本人の治療拒否は容易にパターナリズム（あるいは社会の要請）によって否定されてしまう．精神症状と区別できない身体疾患に対する精神的な反応においてのみ，本人の明示的な意思を尊重するというのは，片手落ちではないか．もちろん，「健常者」がそうであるように，精神障害者によって，その時によって，判断能力，表現能力はさまざまである．自分の身体疾患を理解し，ポジティブな理由（侵襲の大きい治療はいやだ，自分の信念に反する，QOLを重視するなど）で拒否をする場合は，尊重すべきであると考えるが，取り上げられた2例のように病的な反応やネガティブな理由（生きていても仕方がないなど）で拒否をする場合には，それ自体，精神症状と考えて対処すべきだろう．その上で，どうしても同意が得られない場合に手術などリスクの高い治療に踏み切るか否かは，身体科と精神科の医師，家族だけでなく，本人のアドボケイトとして担当の看護者やケースワーカーもまじえて，話し合うべきであると思う．

　次に，自殺についてであるが，そもそも「自殺」とは死にたいという欲望の表れなのだろうか．精神障害者であろうと，「健常者」であろうと，ほとんどの自殺は「〜したい」という肯定形ではなく，「生きていけない」「生きていても仕方ない」という否定形で表されるものだろう．病気によって，あるいは絶望，罪責感などによって，死ぬしかないと思いつめた人を助けるとは，自殺未遂の身体を治療すること，自殺を阻止することだけではあるまい．（本人にとって）生きにくい社会で生き抜く力の弱い人が，自殺という手段を選んでしまうのだから，その人が生きていけるように，生きていてもいいと思えるように環境を整え，生き抜く力をつけていくことが，本当の援助だと思う．

大西香代子

第6章　高齢者医療における倫理的問題

服部健司

1　要旨

　医療にはゴールがある．ある疾患が完治したとき，医療行為は終わり，患者—医療者関係は解消される．完治しない場合には，医療は続けられることが多い．しかし，果てしなく積極的な医療が続けられることはない．どこかでゴールラインが引かれる．とりわけ人が寿命とか天寿をまっとうしたと呼ぶ死にきわめて近接した高齢者医療の場合，いったいどこにゴールが設けられるべきだろうか，という問いは特別な意味を帯びている．医療経済的，医療技術的，年齢差別（ageism）的，社会文化的な背景を検討しながら，高齢者医療のあり方を考える．

キーワード：高齢者，医療のゴール，エイジズム，老化，痴呆

2　目的・背景

　慢性疾患の治療をマラソンに喩える人がある．さしずめ急性感染症の治療は短距離走だろうか．そのいずれにしてもゴールはある．ゴールを切ってなお走りつづける人はいない．そのラインを越えたらもう走らなくていいという公認の地点がゴールだ．それは理念上の目的や使命，方向性といったものとは違う．ゴールは現実的で具体的な，そこから先，医療者が積極的に働くことから放免されるところの，ある一線なのだ．
　この白線は自然に引かれてあるわけではない．平均寿命が50年の間に30年も

> **世界の現状：日本**
>
> 日本人男女の平均寿命は1984年以来，世界一である．65歳以上人口は2,100万人を超え，総人口に占める割合は17％である．2015年にはこの割合が25％，2050年には33％に達すると予測されている．2000年の時点で90歳以上は64万人で，百寿者は13,000人．1999年の国民医療費は30.4兆円で，その37.6％が老人医療費である．平均すると高齢者1人あたりの医療費は30歳代の約8倍である．要介護高齢者は現在220万人だが，2025年には520万人に増加すると予測されている．一方，高齢者の79％は元気で生活しており，26％が働いている（65-69歳では41％）．

延びてしまう前にも，この一線はあったのだろうが，その位置は今日のものよりはるか手前だったにちがいない．多くの人々が自宅で，家族に看取られ死んでいた．ところが，約20年前を境として在宅死と病院・施設死との比率はちょうど逆転するようになり，今では死の訪れの場は約8割の人々にとって病院・施設である．現在，ターミナルケアといい，ペインコントロールといい，尊厳死といい，そのためのテクノロジーやケア・マインドについてさまざまな論考が提出されているが，いったい8割の人がそうした医療サービスを受けることなく自宅で亡くなっていた，ほんの少し前の時代に，その死に様はどういうものだったのか，家族はいったいどんなケアをしていたのか．これはとても興味深い問題ではある（新村　2001）のだが，本章の直接の主題ではない．

　ゴールの白線は，自然自明な不動の一線にではなく，どこか見えない線上に恣意的に引かれざるをえない．そういう考えはおかしい，と思われるだろうか．おかしいというより，切ないものがある．けれども，ゴールを設定しなければならないという声が決して小さくはなく，打ち捨てておける内容の考えでない以上，このゴールの問題に正面から向き合っておく必要がある．たとえば，大友は，国民各人が40-50歳になった時点で健康保険証の欄に延命処置希望の有無を自署し，また一定人口あたり数名の割合で配備される老年医学専門医の多数決で処置が決定され，それ以降の処置は保険でなく自費とする，そして治療のゴールを過ぎたと判断される場合には，吸入酸素濃度や輸液成分濃度を徐々に減らすことで当人がゆるやかに人生を終えられるようにする，とかなり具体的

な提案を行なっているのである (大友 2001).

3　問題の整理

高齢者に対する医療において,医療者にはいったいどんな医療を,どこまですることが求められるのだろうか.そもそも高齢者医療に対するゴール設定は他の医療分野のそれとは異なるべき性格のものなのだろうか.

4　倫理的考察

マクロ的視座と高齢者医療

臨床を離れた視座から,高齢者医療を縮小しようという提言がなされるが,それは大まかにいうと次の三つに類別される.第一類型は,かつてコロラド州知事ラムが,高齢者は次の世代の者たちに道を譲るべきであり〈死ぬ義務〉を負う,と公言した (LAMM 1984) ように,もっぱら自国の医療経済や社会情勢ばかりを睨んでの論である.目下,この国の一部で声高に叫ばれている高齢者医療費削減の論調は,この類型の変形にすぎない.そしてこの類型には,倫理学的な考察が欠落している.

これに対して,ベティンは,医療経済を持ち出しながらも地球規模での社会的不公正を問題化する視点をもつ.たとえば日本とアフリカ南部の国々のあいだでは女性の平均寿命に倍の開きがある.そこで彼女は,先進諸国の高齢者はわずかの延命のために先端的で高額医療を受けずに〈死ぬ義務〉をもつと主張する.その分で浮いた医療資源は,平均寿命の短い国々での公衆衛生活動,たとえば予防接種,経口水分電解質補給剤やコンドームの分配に用いられるべきである (BATTIN 2000).これを第二類型とみる.

そして第三類型として,ハードウィッグ流の家族愛に基づく〈死ぬ義務〉説をあげることができる.彼にしたがえば,病いをえて家族に過度な負担をかけるようになったら,人は死ぬべきである.それは国家や社会のためでなくて,愛する家族のためである.人には家族を守る責務がある.医療技術が発達して延命が容易になったが,それはただ死のモラトリアムの時間が捻出されたにす

ぎず，その間の看病で心身ばかりか経済的にも家族は疲弊する．死をおそれ生に執着するあまりに，家族の負担を当然と思い，愛する家族を自分の生の単なる手段として扱うことは非道徳的である．家族を思い遣ることにおいて，人は道徳的自己実現を果し，尊厳がそなわり，死に克つことができるだろう（HARDWIG 2000）．ハードウィッグ説は，家族主義的なうるわしいエートスこそがこの島国の精神風土のアイデンティティであり，この国の医療倫理はこのエートスの上に打ちたてられるべきだと信じて疑わない人々の胸元にひとつの難題を突きつけることとなった（服部 2001, 宮城 2002）が，本章ではこの主題については，その所在を明らかにするにとどめよう．

こうした臨床外的な視座はさておいて，臨床的な視座からは，高齢者医療のゴールの問題はどのように映るのだろうか．

なぜ高齢者医療のゴールが問題とされるか

それにしてもなぜ，高齢者医療が医療のゴールという問題設定上の特別な位置を占め，ことさら論じられるのだろうか．高齢者医療の倫理問題を包括的かつ専門的に扱った本邦で初めての画期的な成書のなかで，橋本は高齢者医療をめぐる人々の声を，次のように整理している（橋本 2000）．

治療によって生存期間の延長がはかられたとしても余命そのものが短い．本人が医療を望んでいるのかが不明確なことがある．QOLが低いないしは治療によってQOLの向上が期待できないとみなされる患者が少なくない．患者をとりまく生活環境が豊かで十分な介護を受けられるのでないかぎりかえって長期間の生存は悲惨である．高齢者のかかえる慢性疾患は完治せず，機能障害は加齢とともに進行し，よくなることがない．高齢者は複数の疾患を抱えていることが多く，医療は高額になる．また医療者側の心理に即せば次のような理由があげられる．高齢者医療はただ患者の心身にのみ関わるだけですまされず，社会的問題がからんでくるので煩わしい．慢性疾患は医師にとって退屈であるが，手がかかる．しかも高齢者はとかく病気や治療を受けている自覚が薄く，医療者は感謝をされることが少なく，報われない．

こうして橋本は，高齢者に必要な医療を行なうことには誰も反対でないが，しかし上のような理由から，高齢者に必要な医療とはいったいどれほどのもの

なのか，という問いが提起されている．もっと言ってしまえば，現今，必要性のない医療が高齢者に向けて行われているのではないか，と考えられている，と言う．その意味で，高齢者医療のゴールをめぐる問いは，医学的無益性をめぐる問題と重なるだろう．

高齢者に医療を控える理由

　浅井らは，臨床現場に立つ医療者の目線で，次のように言う（ASAI et al. 2001）．よほどもっともな理由がないかぎりで，医療者が目の前にいる患者の治療を拒むことがあるだろうか．どんな患者であれ，治療しようとする，またはそれを継続しようとするのが，医療者にとって自然な，いわば習いであり，デフォルトな「反応」である．そこでかなり踏みこんで，治療中止のもっともな理由が本当にあるのかを点検しているので，その議論を追ってみたい．浅井らは，重度痴呆で寝たきりで60歳の肺炎の治療と軽度痴呆で86歳の肺炎の治療とでは，どちらが問題になるか，と問い，単なる実年齢によって線引きがなされるという直観を斥ける．次いで，中等度の痴呆の存在を理由に変形性膝関節症の治療をしないということがないことを示す．では，重度痴呆ならどうか．浅井らは，医療資源の制約を抜きにすれば，治療をしない理由は示せないという．重度という評価自体が恣意的であるだけでなく，重度痴呆が人格性の著しい低下を意味するとしても，相手の人格性や理性性が医療の条件となることはないと言う．また，たとえ精神機能の障害によって，以前Aさんだった人格がBさんに変容したとしても，Bはまぎれもなく治療される対象としてある．では人格性そのものが剥ぎとられて，単なる快不快の感覚のみを覚える存在である場合にはどうか．浅井らは，この場合でも治療を手控える客観的な理由はないと言う．患者が死んでもいいから除去したいと願うほどの耐えがたい苦痛を味わっているという確証は得られない．ウィトゲンシュタインを持ち出せば，患者が痛いのではない．周りの者が痛いのである．こうして浅井らは，患者である高齢者自身の客観的な状態像そのものが医療の手控えの根拠とはならないことを示そうとしているのである．では，患者が痴呆である場合，医療の手控えの根拠となるものは何か．それは変容した患者と患者の家族との関係性の終焉であり，それはもっぱら家族の側の知覚の変化に基づく，と浅井らは見る．さら

に大西は，患者と家族の関係性を見て取った医療者の心の中に去来する，患者への移入感情である，と考える（大西　1995）．

では，ひるがえって，家族が望むかぎりで高齢者にも侵襲度のつよい積極的な治療を施すべきだということになるのか，と問うてみた場合，どうだろうか．

高齢者医療を積極的に行なう理由

高齢者に対して濃厚な治療を行なう理由はあるだろうか．過去の生産性や功績などの社会的貢献に対する褒賞だろうか．経験豊かな先人に対する敬老の念だろうか．法に謳われた基本的人権とそこから派生する医療へのアクセスの権利だろうか．バトラー（1969）がそう命名したエイジズムに対抗する必要性と正当性からだろうか．加齢とともに劣化するわけではないある種の人格的特性，たとえば人格の円熟さへの尊敬だろうか．もっといえば，人間は死の直前まで成長する存在だから，だろうか．世紀の変わり目に厚生省がまとめた新しい保健施策「健康日本21」（2000）は，生涯にわたる国民の健康課題を，育つ―学ぶ―巣立つ―働く―熟す―稔ると定式化している．ここにも一種の成長神話が盛られている．見かけのいくつかの機能の低下と裏腹に，実は老化は人に豊かな実りをもたらすものであり，それを大切なものとして認めなければならない，という語りはここかしこに見られる．だから，高齢者に対しても，働く世代の人間と等しく積極的な治療を施す必要がある，と言うことができるだろうか．

それとも上に紹介した浅井らの説を反転させて，家族との関係性において，家族からの要請があるかぎりにおいて，言ってしまえば，家族のために，積極的な治療を施すべきだろうか．けれどもしばしば報告されるように，家族の中にはそれまで十分世話してこなかった罪滅ぼしのために過剰な医療を要求することがあるだろう（橋本　2000）．

個々のどんな患者に対しても妥当する医療提供の理由は，法にも謳われている権利だろう．法は，エイジズムやセクシズムを斥け，すべての国民にむけて等しくある．国籍を超えたところでは国連などの国際機関を中心に採択された種々の国際人権基準がある．しかし，これらは最大限の，濃厚でときに侵襲的な医療の実施を指示するものではない．敬老の精神がこれを指示するとも思われない．患者個人の人徳や偉業によって医療行為の濃淡を決めるとすれば，差

別である．こうしてみると，高齢者だから余計に濃密な治療を提供しなくてはならないという論拠は見当たらないように思われる．

　成長神話について言えば，わたしたちは上昇することに価値があるという半ば経済的，宗教的，道徳教説的なこの神話からそろそろ解放されてよいのではないか．そうでなければ，留まるもの，下降低下するものに医療を提供する理由がなくなるだろう．負の現象の陰に正の価値を見つけようとする肯定的なまなざしは，美しいかも知れないが，それをすべての老いた者死にゆく者に注ぐことには無理と欺瞞がある．成長というかば手垢にまみれた価値基準をどうして老いや死の過程に持ち込もうとするのだろうか．そこには，美しい老いよい死の物語の暴力性が潜んでいやしまいか．そしてそれは老化や死をただ否定的なものとしてとらえる一面的な見方の，単なる鏡面反転像とはいえないだろうか．こうしたまなざしは，否定的なもの，負のものをそのままのかたちで肯定できないことの証にすぎない．なるほど，臨床現場では傍らに居合わす者を感動させるような，安らかな，明るい，後に残る者にとって教育的な老いや死にざまというものもきっとあるだろう．それを承知の上でいえば，医療者はよい老い美しい死についての，QOLをもじってQOA（老いの質）とかQOD（死の質）とでも名づけられるだろう，老い方死に方の価値序列化を人々の心に誘発するようなものの語りを慎むべきである．それは宗教者や道徳教師のすることではあっても，医療者の任ではない（服部 1999）．そしてそうした物語に依拠しない医療が提供されるべきである．

高齢者医療の倫理問題の特異性
　以上の考察をふまえて，ここで改めて，高齢者医療をめぐる倫理問題の，他の領域には見られない特異性を明確にしておこう．つまり，高齢者だからあるいは知的機能や人格水準が低下しているからという理由で治療が特別に開始されたり中止されたりするのでないとするならば，高齢者医療にまつわる倫理問題の核心は何であるのか．家族との関係性だろうか．そうとはいえないだろう．家族との関わりも，医学的無益性も，ターミナルケアのあり方も，事前指示も，高齢でない患者の治療には無縁な主題というわけではない．高齢者にあってはときに精神機能が低下して意思表明が困難な場合もあるだろうが，これは精神

科倫理と大きく重なろう．だとするならば，何が高齢者医療固有の倫理問題なのか．

おそらく，ひとつには高齢者の心身相関の特性をふまえた医療が行なわれなければならないということである．大西は入院を契機に高齢者の生活水準が階段状に下がると述べる（大西 1995）が，こうしたことは他の領域ではあまり見られないことだからである．また高齢者には特有な経験心理学的な特性があるようである．橋本によると，70歳前後までの高齢者は苦しい死はいやだなど，死についての会話が可能だが，80歳を越すと「いつ死んでもよい」と言うばかりで，対話が成り立たないことが多いという．また自分では医療を受けなくともよいと思っていたとしても，周囲にすすめられると断りきれず医療を受けるという態度の高齢者が多い．生きている間は生活を楽しみたいが，心身状態が悪いままで長生きしたくないと感じる．高齢者は若者ほど死を恐れていない，と語られる．それを一種の心理的適応とみる論者がいる．そして悲哀をともにする相手がいなくなると，もう生きていたくないと思い，自分から弱っていく高齢者が少なくない，という（橋本 2000）．こうした心理的特性にもとづいたニーズが，他の患者層一般のそれとはいささか様相を異にする，ということ（もちろん，これが傾向にすぎないということはいくら強調されてもされ過ぎることはない）が，高齢者医療の特性であろう．しかしそれだけ，だろうか．

むしろやはり，高齢であり，余命が短く，人格水準が低下していることが多く，介護に並々ならぬ人手がかかる，ということが根底にあるのではないか．もちろん，患者当人を目の前にした医療者がこれらの理由で直ちに治療を中止することはないだろう．けれども可能的な，今ここにいない患者を考えた場合，あるいは自分自身にひきつけて想像してみた場合，どうだろうか．たしかに，重度痴呆で寝たきりで60歳の肺炎の治療と軽度痴呆で86歳の肺炎の治療を比べれば，実年齢が判断の根拠となることはないだろう．だが，同じ程度の痴呆をもつ60歳と86歳の肺炎患者がいて，気管内挿管，人工呼吸器装着という辛い処置を施すかどうかの判断をするときに，はたして本当に年齢を考慮しないかどうか．

死というものが実際にどういうものであるのか，わたしたちには分からない．ただ想像するか，無意識のうちに隠蔽するかしかないだろう．老化や痴呆もそ

れに近い．それを抑圧的に隠蔽することはできないが，前もって自ら生きることもできない．おそろしく短期間に平均寿命が延び，高齢化がすすみ，わたしたち人間の伝統的，経験的な知恵や想像力がもはや及ばないところに，（とりわけ痴呆の）高齢者が生きている．死とちがって，高齢者の生はある面で可視的であり，持続的である．わたしたちの多くは，この現実に直面して，不安と疑念を懐くのだろう．人間はいつまで生きてよいのか，どのような状態で生きていることが許されるのか．しかも注意しなければならないのは，これらの問いが目前の患者に向けて直接発せられるというよりは，ひと度，わが身のこととして反省的に問われるだろうことである．精神障害やがんや遺伝性疾患や進行性変性疾患，脳死や臓器移植，不妊や妊娠中絶とはたまさか無縁であるかも知れない．けれども（早世する人を除けば）老化と死を免れる人はいない．そのことを意識した上で，わが事に引き寄せて問うことで，わたしたちはわたしたち自身の将来的な生を望見して，生きにくい社会でのある種の居ずまいを探ろうとしているのではないか．今日，80歳以上でも冠動脈バイパス手術を受けることは医療技術的に可能であるらしい．90歳でも胃癌や大腸癌の手術が可能だという．それは喜ばしい，外科学の進歩である．しかし，このときに心筋梗塞や癌で死ななかったら，いつ，どうやって死ぬことになるのだろうか．なにか別の病いもきっと医療の対象とされるだろう．伊東はこの不安な状態を，『ガリバー旅行記』に登場する人種の名をとって，ストラルドブラグ・コンプレックスと名づける（伊東 2002）．わたしたちはもしかすると，高齢者医療の倫理問題に投影させながら，自分がどうやって死んだらよいのか，その軟着陸の方途を模索しているのかも知れない．そして困惑の中で，それに従うことで安んじることができるような，なにがしかのマニュアル，ないしは人生のゴールを求めようとしているのではあるまいか．

　高齢者医療の倫理を考えようとするときには，意識的にわが事と距離をとるように努めなければならず，また同時にそれが本当のところ実は不可能であることが自覚化されていなければならないと考える．

高齢者の自発的な医療拒否

　本章をしめくくる前に，さいごに高齢者が医療を拒否したときの対応につい

て考えておきたい．この問題は，紙幅の関係からわずかしか触れられなかった，自殺企図を繰返す者への対応の問題と重なると思われるからである．

外科医の橋本は，高齢者の治療拒否の多くは自然死を期待するもので，自殺と異なるとして，説得の末の治療拒否を医療者は受け入れなければならないと言う（橋本 2000）．一方，精神科医の竹中は，うつによる症状でないかどうかを念頭におきながら，本人の話をよく聞き，悲哀反応やうつに伴う身体症状を念頭において注意深く問診し，ときに試みに，本人の了解を得た上で抗うつ剤を投与し，考えが変わらないか見ることがあるという．こうした作業を経て，うつによる希死念慮でないと判断された場合には，本人がもう死にたいと気持ちを打明けた医療者や身近な者に，問題が精神科医の役割の範囲を超えていることを告げ，強制的な精神療法や果てしない薬物療法の泥沼に入らないようにすること，ただし望まれるなら理解者，助言者としてかかわる用意をすることをすすめている（竹中 1983）．竹中の指針は，繰返し自殺を図る者の場合には適用できないものなのだろうか．

それにしても，患者に身近な者はどうすることができ，どうすることがゆるされるのだろうか．問いはまたわたしたち自身に還ってくる．

5　結語

高齢者医療のゴールを設定することをめぐる議論には二つの源泉がある．ひとつは，現実に直面している医療の効率を問題化し，医療をできるだけ合理化しようという欲求の是非についての意見の対立．もうひとつはわたしたち自身の将来への不安である．この人類未曾有の問題に対して，わたしたちは時間をかけながら，考えを重ねていくしかない．しかし，経済的にまだ余力ある先進国に住まっていると見えにくい，地球的規模での医療へのアクセスの不公平さについて考えることも，忘れてはならない．

読者の皆さん，考えてみてください

(1) 老化は病気でしょうか？
(2) 自然死と対立する死はどんな死なのでしょうか？　癌による死は

自然死でしょうか？
(3) 高齢者に対する医療の目的は何でしょうか？
(4) 介護を要する高齢者に対する家族の義務，国の義務は何でしょうか？
(5) 高齢者医療に対する本人の経済的負担はもっと大きくするべきでしょうか？

参考文献

伊東隆雄，2002，痴呆老人のターミナルケアにおける倫理問題，医学哲学医学倫理 20, 29-41.
大友英一，2001，疾患の予防に金を使う——特集「21世紀の老年医学と高齢者医療の展望」，日本老年医学会雑誌 38, 33.
大西基喜，1995，合併症を有する痴呆老人の集中治療の是非，月刊ナースデータ 16 (6), 51-57.
新村拓，2001，在宅死の時代——近代日本のターミナルケア，法政大学出版局．
竹中星郎，1983，老いの心と臨床，診療新社．
橋本肇，2000，高齢者医療の倫理——高齢者にどこまで医療が必要か，中央法規．
服部健司，1999，予防医学と臨床死生学のあいだ—— health education と death education の綜合の可能性，医学哲学医学倫理 17, 11-22.
服部健司，2001，死ぬ義務 あるいは家族と自己決定，医学哲学医学倫理 19, 151-165.
宮城昌子，2002，家族愛と病者の〈死ぬ義務〉，生命倫理 13, 61-68.
ASAI, A., OHNISHI, M, 2001, Reasons for Discontinuation of Treatments for Severely Demented Patients–A Japanese Physician's View, *Eubios Journal of Asian and International Bioethics* 11, 141-144.
BATTIN, M., 2000, Global Life Expectancies and the Duty to Die, in：Humber, J., Almeder, R. (eds.). *Is There a Duty to Die?*, 1-21.
CALLAHAN, D., 1988, Aging and the Ends of Medicine, *Annals of the New York Academy of Sciences* 530, 125-132.
HARDWIG, J., 2000 (1997), *Is There a Duty to Die?*.
LAMM, R., 1984, Elder's Duty to Die, *New York Times*, March 29.

コメント

　著者はとまどっているような印象を受ける．このとまどいは，しかし，当然の反応のように思える．高齢者医療についてまわる，例えば社会・経済的視点と，自分の老い・死を意識した視点を整合的に捉える倫理的視点をとまどいなく呈示することは殆ど不可能であろう．「高齢者医療の倫理」を考える際は「意識的にわが事と距離をとるように努めなければならず，また同時にそれが……実は不可能であることが自覚化されていなければならない」と著者は言う．この複眼的視座が恐らく，どちらにずれてもバランスを欠いてしまう，著者の高齢者医療におけるぎりぎりの係留点なのであろう．私も自らの老いを自覚する今となってみれば，この考えはすんなりと理解できる．だが，翻って考えて見ると，これは「高齢者医療」にとどまらないものの様に思える．つまり，このような複眼的視座は人が人を看ることの共通の課題で，そこには医療における「共感」の拠って立つ基盤の一つがあるように見える．その意味で，この視座には敢えて積極的な意義を認めたい．

　さて，高齢者医療には死の道程としての老いを考慮し，「幕引き」を強く意識した「斟酌」や「配慮」は確かに存在する．だが死を意識した「配慮」は終末期医療においてもなされており，それとどう異なるのであろうか．ひとつには推定余命の差異がある．推定余命が極めて少ない場合は限りなくターミナルケアに近づくことが予想される．そして実際の臨床では，個別的事情に応じて何らかの「配慮」がなされていることと推測される．それでも死の徴表としての老いに纏わる「高齢者」の括りという問題は残る．その概念の心理・社会的な根は深く，「老いてなお盛ん」などの表現に見られる様に，世間的には普遍性と個別性が適当に按分されており，臨床の場にもそれは反映している．しかし臨床では，何らかの事情で死を意識することが必然だとしても，基本的には個別的世界（個人の価値観，生き方，個人史，家族との関係など個人に関わる一切）に即した，個別的なケアを提供することが重要であり，老いはあくまでその中で捉えられるべき事項であろう．そうすることが前述の複眼的視座に立った，或いは超克する実践に繋がるように私には思われるのである．　　　大西基喜

Ⅳ　誕生と終末期に関するジレンマ

第1章　事前指示

浅井　篤

1　要旨

　事前指示は医療倫理や生命倫理領域では中心的な事項のひとつで，判断能力を失ってからも患者の自律尊重を保証することを目的とする．事前指示は非常に有用な制度である一方，様々な問題を持っている．現場での実際的問題も非常に多い．また，「自律性を失った患者の自律を尊重する」という概念にも倫理的な問題が指摘されている．ここでは，医療現場で事前指示は使用されるべきか否かを，様々な問題を考慮しつつ考える．

キーワード：リビング・ウイル，自律尊重，利益，尊厳死，人格

2　目的・背景

　事前指示（advance directives）とは，事故や重症疾患によって判断能力が失われた際にどのような医療を希望，または拒否するかを，意識が清明なうちに声明しておくことである．文書として残す（いわゆるリビング・ウイル，living will）だけでなく，口頭で誰かに伝えておく場合や，自分の代わりに意思決定を行う代理人を指定する方法もある（三浦他　1997, 7-11）．事前指示を支える基本的概念は自律尊重の原則であり，判断能力のある患者の自律性を患者が判断能力を失った時点にまで拡大する．文面による指示や代理人の判断によって，患者の医療についての自己決定—特に患者が希望しなかった延命治療の拒否—が実現されることになる（BUCHANAN, et al. 1990, 98-189）．

医療技術の発展が様々な延命治療を可能にし，我々はもはや経口摂取が出来なくても，長期間意識を失っても生きつづけることができる．しかし，これらの進歩が医療のすべての場面で，人々から歓迎されているわけではない．ある特定の状態になったら延命治療を希望しないという人々が多く存在している．最近の米国の研究では，一般市民の約90％が何らかの形の事前指示を残したいと希望していることが明らかになっている（DEAL 1996, 34-37）．また，わが国の研究でも，一般市民や慢性透析患者の約80％が事前指示を表明しておきたいと希望し，内科医や透析医の約80％も医療現場での事前指示の使用を有用と考えていた（三浦他，1997, 7-11）．
　判断能力を失ってからも患者の自律尊重を保証し，患者が希望しない治療を拒否できるようにするという活動自体が生命倫理成立の大きなきっかけになっている．リビング・ウイルは1960年代に米国で初めて提唱された．そして，カレン・アン・クインランの事例をきっかけにリビング・ウイルを法的拘束力のある文書にしようという世論が起き，1970年代にカリフォルニア州で初めて法制化され他の州もそれに続いた．1980年代には，医療現場で自分の代わりに意思決定を行う代理人（durable power of attorney）を指定する法も採用された．現在では，米国をはじめデンマーク，ドイツ，オランダ，ニュージーランドなどで事前指示は法的に認められている．カナダやオーストラリアのように，事前指示や代理人の決定に従って医療を中止し患者が亡くなっても法的に問題にならない国もある（CAPRON 1998, 261-271）．
　わが国でも，1976年に日本尊厳死協会が発足し「尊厳死の宣言書」（リビング・ウイル）を発行している．そこでは，自分が傷病のために不治の状態になり死期が迫っていると判断された場合には，徒に死期を引き延ばすための延命措置を拒否すること，たとえ死期が早まる結果になっても最大限の苦痛緩和を希望すること，そして，数ヶ月に渉って植物状態に陥った時には一切の生命維持措置を中止してほしいという希望が表明されている（日本尊厳死協会，2001年，ホームページ）．しかし，リビング・ウイルを含む事前指示についての法律は特に定められておらず基本的に法的拘束力は持っていない．わが国で癌患者の診療に携わる医師らの事前指示に対する経験や態度を報告した研究では，回答した330名の医師のうち，44％が患者から口頭または書面で事前指示を表明され

> **世界の現状：日独米**（SEHGAL 1996, 1652-6）
>
> 日本，ドイツ，米国における透析治療中断の決定における事前指示と家族の希望の役割を調査した国際比較研究では，日本の患者とドイツの患者の0.3％，米国の患者の30％が事前指示を残していたことが明らかとなった．また重度のアルツハイマー患者が事前指示で透析中断を希望し家族が継続を希望している状況について，19％の日本人医師，45％のドイツ人医師，35％の米国医師が透析を中断すると回答したが，両者が共に透析中断を希望していた場合には，それぞれ88％，86％，100％が透析を中断するとし，家族の希望で大きく治療方針が変化することが示された．一方，患者の事前指示もなく家族も特定の希望がない場合，それぞれ14％，23％，81％の医師が透析を中断するであろうと答えている．

た経験があった．事前指示で言及された患者が希望しない治療には，心肺停止時の心肺蘇生術，人工呼吸，輸血，高カロリー輸液，「無駄な」延命治療などが含まれていた．患者から事前指示を表明された医師のうち，34％がすべての患者の事前指示を，41％が4分の3，16％が半数以上の事前指示を尊重していた．事前指示を尊重した理由として，患者の希望や自己決定権の尊重，患者のquality of lifeの低さ，延命治療の無益性などが挙げられた．一方，尊重しなかった理由としては，家族の強い延命希望，回復の可能性，家族の不在などが挙げられた．回答医師の約90％が事前指示を有用なものと考えていた（Asai, et al. 1998, 1582-1586）．

本章では事前指示の持つ利点や問題点を検討し，事前指示の存在意義を考える．

3　問題の整理

事前指示の持つ基本的な目的は患者の自律を尊重することにある．「判断能力を有する患者は自分が希望しない医療行為を拒否する権利（自己決定権）を持ち，その治療拒否によって死期が早まる場合でもその権利は保障される」という理念が，事前指示によって患者が判断能力を失った時点においても尊重されることになる．たとえば，Aが心身ともに健康なときに「自分が重度痴呆状

態で寝たきりとなり自分の家族のことも識別できなくなり，回復の見込みがなくなったら一切の延命行為をやめてほしい」という事前指示を書面で残したとする．その後，実際にAが重度痴呆状態で寝たきりとなり回復の見込みがないと判断された場合，その事前指示にしたがって一切の延命行為が中断され，Aの治療拒否の自己決定が尊重される．また，事前指示は，「惨めで意味のない存在（miserable or meaningless existence）を延命するだけの医療行為」から人々を守り，その福利に貢献するとも言われる．さらに，事前指示の利他主義的な側面もある．事前指示は残された家族から治療中止を含む困難な意思決定をするという重荷を取り除き，かつ，医療費を支払うという家族の経済的負担を軽減することができる（BUCHANAN, et al. 1990, 98-189）．Aの家族は重度痴呆状態のAが腎不全に陥ったとき，透析導入をすべきか否かを事前指示に従って判断でき，差し控えるという決断をすることができる．また透析などの延命行為に必要な医療費を支払うという負担から逃れることができるというわけである．

　医療従事者にとっても同様で，延命治療を拒否するという事前指示があれば，それを理由として治療中断を選択することができる．また，法的な代理人を指名する方法では，患者の希望や生き方を十分に理解し，かつ支持している代理人（多くの場合は家族）が患者の希望や患者の利益を考慮して意思決定を行う．この法制度の特徴は患者が法的に指定した代理人の判断を，意思決定において最優先させることができる点にある．したがって，家族の間で治療方針に不一致が起きた場合でも患者の希望は尊重されるし，患者がある特定の個人には意思決定をさせたくないと考えている場合にも有効に働く（LO 1995, 95-107）．このように事前指示は多くの利点を持っている．一方，多くの問題も指摘されている．患者が事前指示を作成する時の諸問題，患者が表明している事前指示を実際に医療現場で使用する場合の様々な問題点，そして，事前指示という概念そのものが持つ本質的な問題などがある（表1）．以下では口頭または書面の事前指示を想定して問題点を考える．代理人指定制度の問題点については，他項でまとめて代理判断の倫理的問題として扱う．

表1　事前指示についての倫理的な問い

・事前指示はどのような目的を持っているか.
・事前指示の作成時にどのような問題が起き得るか.
・事前指示の実施時にどのような問題が起き得るか.
・自律性を失った患者の自律性を尊重することには，どのような意義があるのか.
・患者が判断能力を持っていた時の利益は，患者の状態が変化した後も不変のままか.
・過去の自律性と現在の利益のどちらが優先されるべきか.
・事前指示と家族の希望が異なったとき，医療従事者はどちらを尊重するべきか.
・事前指示による治療要求は受け入れられるか.
・事前指示は使用されるべきか.
・事前指示を法的拘束力のあるものとすべきか.

4　倫理的考察

事前指示の現実的問題

　事前指示を作成,使用するにあたっては多くの問題が指摘されている(BUCHANAN, et al. 1990, 98-189, LO 1995, 95-107, CAPRON 1998, 261-271)．第一に，インフォームド・コンセントと共通する問題がある．つまり，事前指示が本当に患者の自己決定を表明したものなのか，その個人の自律性を反映したものなのかという問題である．患者は事前指示を作成したときに十分に判断能力を有していたのか，患者は必要な情報をすべて得て，それらを十分に理解した上での事前指示を書いたのか，つまり，十分にインフォームされた判断だったか，そして，患者の事前指示は他者からの強制や操作（manipulation）されることなく自発的に書かれているか，などが指摘されている．これらの問題点は口頭の事前指示にも書面のリビング・ウイルにも当てはまる．

　意思決定の表明とその実施の間に時間のずれがあるため，事前指示はさらなる問題を引き起こす．インフォームド・コンセントでは，判断能力のある患者の意思決定とその実施が同時なので，患者の希望が不明確だったり抽象的過ぎる時には再び話し合い再確認することができる．しかし，事前指示を基に診療方針を決定しようとするときには患者は判断能力を失っており，話し合いや確認は不可能である．たとえば，Aが「自分が重度痴呆状態で寝たきりとなり自

分の家族のことも識別できなくなったら，一切の延命行為をやめてほしい」という事前指示を遺していた場合，「一切の延命行為」とは具体的に何を指すのか明確ではない．「重度痴呆」がどの程度の痴呆状態を意味するのかも不明かもしれない．また，Aが重度痴呆状態ではなく脳腫瘍のために意識障害を起こして寝たきり状態になった場合には，Aの事前指示をそのまま使用するには現状が違いすぎるかもしれない．痴呆状態と脳腫瘍では予後も経過も異なる．起きてくる症状も違ってくる．さらに「いざというときに手に入らない」という問題も指摘されている．重度痴呆状態のAが突然の誤嚥性肺炎から呼吸不全に陥り，人工呼吸なしではすぐにも死に至る状態になったとしよう．手元にAの事前指示がない場合，医師は人工呼吸器を付けずにAを死ぬに任せることができるだろうか．もちろん，医師と患者家族との話し合いで延命行為を行わないという判断に至る可能性は大きい．しかし，医師のなかには明確な「証拠」を求める者もいるかもしれない．

　医療従事者は，患者に事前指示を表明しておきたいかどうか積極的に質問するべきなのか，医療機関を受診する，または入院する患者に一律に事前指示に関する希望を聞くべきなのか，特定の疾患を持つ患者や一定以上の年齢に達した患者に聞くべきか，なども考慮されなければならない問題であろう．1991年，事前指示の発祥の地である米国では連邦政府が患者自己決定法（Patient Self-determination Acts）を制定し，連邦の補助金を受けている医療機関は入院するすべての患者に事前指示を表明する権利があることを知らせる義務があると定めている（CAPRON 1998, 261-271）．

　一方，医療従事者は，患者に事前指示を表明しておきたいかどうか積極的に質問するべきではなく，医療を受ける人々の自発性に一切任せるという考え方もあろう．日頃から死について考えたいと思う人は多くはない．また，すべての人々が，判断能力を失った状態になった時点で自己決定をしようと思っているわけではないからである．OKUNOらは長野県の小規模の町に住む2000名近くの高齢者（平均年齢78歳）の終末期医療に対する態度を報告した．回答者の40％が末期状態になったときには延命治療は希望せず，ほぼ同数（39％）が自分以外に治療方針を決めてもらうとした．代理決定者に関しては，回答者のうち4％のみが代理決定者を決めており，約50％が将来する，45％がそのよう

なつもりはないと考えていた．事前指示（リビング・ウイル）についても同様で，約8割が書面でリビング・ウイルを残すつもりがない，または考えたこともないと回答していた（OKUNO, et al. 1999 308-315.）．したがって，いつ，誰が，どこで，どのように事前指示を話題にするかも考えなくてはならないだろう．

　医療や医学が持つ不確実性も事前指示の使用を困難にする（Asai, et al 1998, 1582-1586）．医療に絶対ということはありえない．そして，その事実はしばしば医療を受ける人々には理解されない．また，たとえ医療従事者が最善を尽くしても，診断や予後判定が100％正しいものになるとは限らない．たとえば，自分の家族の顔も判別できなくなったAの状態は，可能性は小さいにしても短期間ながら回復するかもしれない．可能性は99.9％ないが，実は甲状腺機能低下症やうつ病，慢性硬膜下血腫のために痴呆状態になっていたかもしれない．事前指示に法的拘束力がないことも，医師が事前指示に従って延命治療を中止することを躊躇わせる（三浦他，1997, 7-11）．家族は，ある意味では潜在的な原告である（DEAl 1996, 34-37）．患者を親身になってケアしていた家族とともに事前指示を確認し，合意した上で治療中止を行ったとしても，患者が亡くなった後，別の家族が「なぜちゃんと治療をしなかったのか」と非難するかもしれない．

　以上，現実的な問題は数多い．これらの実際的問題を完全に解消することは困難であろう．

事前指示が孕む倫理的問題

　患者の事前指示を尊重することは，人が判断能力を失い自分で考え希望し決断しその結果に責任を取ることができなくなった時点，つまり，自律的に生きることができなくなった時点において，患者の自律的治療拒否を認めることである．そして，この考え方は，生命の質を生命の尊厳に優先することを前提にしている．患者が受け入れられないと判断した生命の質であれば，死んだ方がましという立場である．そもそも事前指示が提唱されたきっかけは，可能な限り延命治療を行おうとする医師たちによって，家族の一員である患者が無理やり受け入れ難い状態で生かされることを避けようとしたことである．したがっ

て，どのような状態にあっても生命は可能な限り維持されなくてはならないと考えている人々にとっては，事前指示は受け入れ難いものとなる．事前指示にはもうひとつの基本的な前提がある．個人が受ける医療についての意思決定は，当事者である個人が決めるという前提である．これに対しては，患者が受ける医療について決めるのは必ずしもその個人ではなく，患者の家族やより拡大された共同体が決めるべきものだという考え方が対立しよう．特に当人である患者が意識障害や認知障害のために判断能力を失い自分で何も決められなくなったときに，自己決定を云々するのはおかしいという立場もあるかもしれない．「個人の選択より全体の合意」という態度である．

　生命の質と個人の自己決定を尊重するという2つの基本的前提を受け入れたとしても，事前指示は概念的な大問題を抱えている．それは「患者の自律尊重は患者が自律性を失ってからも可能か」ということと，「患者が判断能力を持っていたときの利益（以前の利益）は，患者が以前の自律性，つまり，価値観や生き方に対する信念を失った状態になった時の利益（現在の利益）と同様か」ということである．判断能力のある患者の自己決定は大体の場合，自己利益を最大化する可能性が高いことを考慮すれば，問題はひとつのものと捉えることができる．つまり，「事前指示を遺した時点で良いと見なされたことが，それを使用しなくてはならなくなった時点でも変わらず良いことか」という問いにまとめられる．

　筆者は，生命の質と個人の自己決定を尊重する立場に立っている．そして，患者の自律決定と患者の利益は一致することが多いと考えている．もちろん，判断能力のある患者の自己決定がその人の利益に必ずしもならない場合もあるが，それでも最終的に決めるのは患者個人であるべきだろう．しかし，判断能力のある患者の生命の質についての判断と自律的生き方を尊重するという信念を，そのまま判断能力を失ってしまった患者にまで自動的に拡大できるかは疑問である．

　現実にありそうな例を使って考えてみよう．寝たきり痴呆患者Bがいた．認知および思考能力は著しく低下しており，言葉を発せず家族を認識することもなかった．苦痛は感じてはいないようだが幸福そうでもなく，ただ横たわっているだけという状態だった．食事は介助で何とか経口摂取していたが，ある日

誤嚥を起こし肺炎になってしまった．Bはかつて優れた臨床医だった．Bは多くの痴呆患者たちを治療した経験があり，彼らの生き様を目の当たりにし痴呆状態で生きることは自分には受け入れ難いと感じていた．そして，自分の家族にしばしば「痴呆状態になったら，何か起きても治療しないで死なせてほしい．苦痛を取る治療に専念してほしい」という希望を述べ，かつ，同様の内容を明記した事前指示も残していた．さて，このような状況で抗生物質治療を開始しないことは倫理的に好ましいことだろうか．

　この問題を考えるためには，現在のBは事前指示を書いたときのBと同一の人格を持った存在なのか，現在の利益と過去に表明された利益は一貫しているのか，そして，失われた自律性を尊重することにどのような意味があるのか，の3つを検討する必要がある（BUCHANAN, et al. 1990，CAPRON 1998, 261-271，浅井他2001，印刷中）．優れた医師であった時のBと現在寝たきり痴呆状態にあるBは，身体的には疑いもなく同一の存在である．しかし，Bの人格——価値判断や行為の主体として自覚的に思考・決断・選択する高次脳機能——は痴呆によってほとんど失われている．BをかつてBならしめた見解や選好，信念は消失している可能性がある．現在のBが痴呆状態は耐え難いと感じている可能性はほとんどないし，何かを判断したり「私は痴呆状態で生きるより死んだ方が良い」という比較考量自体を行っていないであろう．したがって，事前指示を書いたときのBと今のBとでは，人格や選好という面では有意に変化していると考えられる．つぎにBの利益についてはどうだろうか．医師であったBは，知的活動を好み熱心に診療行為に励むことで幸せを感じていた．そして，痴呆状態で生きることを非常に不幸なことと見なしていた．将来，自分がそのような状態で生きることは著しい不利益となると考えていた．一方，現在のBは痴呆状態にあることで少なくとも主観的な苦痛はないようである．肉体的痛みは別として，自分の人生観にそぐわない生き方をしているという苦痛は感じていないだろう．現在のBにとって，肉体的苦痛を生じさせない以外に何が利益なのか明確ではない．生き続けることが利益なのか，痴呆状態から死によって解放される方が利益なのか，利益を享受する能力を失ってしまっているのか，すべてが曖昧になってしまっている．したがって，過去に表明された自己決定によって導かれる利益と現在の利益が全く同一なものとは言えないであろう．こ

のように人格や利益が劇的に変化しているときに，事前指示に100％依拠した意思決定を行うことは問題があろう．

　過去の自律性と現在の利益のどちらが優先されるべきかは，失われた自律性を尊重する意義をどう判断するかに懸かってくる．ひとつの考え方は，個人の自律尊重は，自律尊重の結果，何が起きるかに関係なくそれ自体として正しく，かつ，個人がかつて人格として有していた自律性は，その人の状態が著しく変化しもはや事前指示が書かれた時点の選好や信念，価値観や利益を失った時点に至っても，重要性を失わないというものである．なぜなら，「人生が一つの種類の人生として既に確立されたものである場合には，もちろんそれが全く最終的なものでないにしても，その種の人生を送り続けるべきである」からである（ドオーキン，1998, 334）．そして，判断能力があった時点の自律的な決定の方が現在の患者の利益を守るより大切なことである．現在のBの利益は単なる快・不快に過ぎないが，過去の自律的判断を実現するという利益は批判的吟味を経た上での利益であり，「良い人生を送る」などそれ自身として重要なものを実現することを意味するからである．したがって，事前指示は尊重されなければならず，Bの肺炎は治療されてはならないという結論になる．一方，患者の自律尊重は結果的に患者の利益になるからこそ重要なのであり，結果に関わりなくそれ自身として良いもの，正しいものはないという立場もある．過去の自律の尊重が現在のBに利益をもたらさないのであれば，Bの事前指示は意思決定において優先されてはならない．最も考慮されるべきは現在の利益であり，Bが苦痛を感じているのであればそれを終わらせることが利益になるし，幸福そうであればそれを奪うべきではない．快も不快も何も感じていないような場合でも，すでに失われた自律を尊重することは不可能なので事前指示に従う確たる理由はない．したがって，Bの肺炎を抗生物質で治療するか否かは，事前指示を離れて現在のBの利益はどのようにしたら最大化されるかという観点から考慮されることになる．

　事前指示尊重と現在の患者の利益を考えるために，もうひとつ例をあげる．Bと臨床的に全く同じ寝たきり状態の痴呆患者Cが居たとしよう．CもBと同じく，かつては医師だったが，どのような形の事前指示も遺していなかった．そして，BとCが同時に誤嚥性肺炎になったとしよう．肺炎の重症度も起炎菌

も呼吸不全の状態もほぼ同じである．ここで，Bは事前指示にしたがって治療が差し控えられ死亡し，Cは家族と治療スタッフの判断によって治療が行われ肺炎罹患以前の状態に戻った．このように，医学的状態が同様であるにも関わらず二人の患者の治療内容と生死に差がでるという状況は，二人に判断能力があり自らの価値観や人生観に則って自律的に意思決定をした結果であれば，問題なく受け入れることができよう．少なくとも，生命の質と個人の自己決定を尊重し，生命至上主義や延命至上主義の大きな問題点を認識している立場からは受け入れられることである．しかし，患者が共に寝たきり痴呆患者のBとCの場合でも，同程度の確信を持ってこの生と死の差を受け入れることができるだろうか．患者が自律性を失ってしまった時点での過去に表明された自律の尊重は，いったい誰のために行われているのだろうか．自律尊重はそれ自体として正しいと言うことは簡単である．しかし，この大前提に「なぜなのか」という疑問を覚えたとき，無条件に事前指示に従った医療判断を行うことは困難なことになるかもしれない．

5　結語

　いままで事前指示の幾つかの利点，現実的問題，そして概念自身が持つ哲学的疑問について検討してきた．上記のすべての問題を勘案した上で，事前指示は使用されるべきかを考えなくてはならない．筆者は幾多の現実的理念的問題点にも関わらず，事前指示は法的に拘束力のある制度として確立されるべきだと考える．以下にその理由を説明したい．まず，不完全な方法論だからと言ってそれを排除すべきではない．前述のようにインフォームド・コンセントも同様な問題を抱えている．「患者の医学的情報についての理解は多くの場合不完全である」といって，インフォームド・コンセントを拒否する人は少ないだろう．反対にいかに問題点を改善するかに焦点が当てられる．事前指示も同じである．いかに患者の指示をインフォームするかを考えるべきである．次に，事前指示が医療従事者や患者家族に延命中止を決断する強力な理由を与え，意思決定に際しての罪悪感や無力感を軽減することができるという点は軽視されてはならない．患者の診療やケアに関わってきた者が患者を死なせるのは容易な

ことではない．判断能力を失った患者が苦しんでいるときにはその苦痛が診療にあたる者に更なる延命行為をしないという判断を促すが，事前指示はその判断を後押しするだろう．また，事前指示上に細かい個別的な指示を書くより，患者の価値観や大まかな選好を表現することが大切だと思われる．特定の状況における特定治療に関する具体的指示は，上述したようにしばしば無駄になる．それよりも家族や医師と普段から自分自身の望む最期について話し合いをしっかりしておく方が良い．そして，患者本人が判断能力を失ったときには，家族と医療従事者が事前指示を参考にしつつ，結果的に患者の現在の利益が最大限になるよう考えるしかない．それを可能にするためにも，医療従事者は，少なくとも医療を受ける人々が事前指示について考えることを希望するかを確認する機会を設けるのが望ましい．自分が死に瀕した状態など考えたくもない，決めたくもないと思っている人々に，どのような事前指示を希望するのかと直接的に聞くのは彼らに精神的心理的害を与える可能性があろう．

　事前指示は法的拘束力のある制度とするべきである．現行のままでは十分に効力を発揮できない．また，家族のためにも医師のためにも書面で証拠となる形，または特定の個人が法的に代理権を保証された方がよいだろう．医療現場では家族間の意見の相違はしばしば起きる．最近は延命至上主義の医師の割合は減少している．しかし，あらゆる延命を行おうという医師から患者や家族を守り，遠方から最期になってやってきた状況を理解していない親類の延命要求から患者や診療に関わっていた家族やスタッフの善意を守り，患者の気持ち──たとえそれが過去のものであったとしても──を尊重するために法的拘束力を持たせた方がよい．

　最後に「自律性を失った患者の自律性を尊重することには，どのような意義があるのか」という根本的な問いに対しては，患者の家族が持つ「患者が希望していなかった治療は受けさせたくない」，「患者に，患者の価値観や人生観にしたがった最期を迎えさせてあげたい」という思いを満足させることができるからであると答えることができる．また，「自分が残した希望が最期まで尊重される社会と，顧みられない社会のどちらに生きる方が幸福か」と問うことができよう．たとえば，医師が患者の事前の希望を無視して延命治療を強行したとしよう．すでに判断能力を喪失している患者本人は，事前指示に書かれた希

望が無視される時，実際にそれを知ることはないだろう．しかし，希望が無視されたことを認識できる人々――その時点で判断能力がある患者の家族など――にとっては，受け入れ難いことではないだろうか（浅井他，2001年，印刷中）．本人が認知する，しないに関わらずその選好が満足されることが正しいという立場も熟考に値する．

読者の皆さん，考えてみてください

(1) 事前指示尊重は，現実的には誰のためでしょうか．
(2) 本人が認知する，しないに関わらずその選好が満足されることは正しいでしょうか．
(3) 医療従事者は事前指示についての話し合いを積極的に行うべきでしょうか．
(4) 過去の自律と現在の利益が一致しないとき，どちらを優先すべきでしょうか．
(5) 細かい具体的なリビング・ウイルの方が一般的な指示より優れているでしょうか．

参考文献

浅井篤，大西基喜，福井次矢，2001，判断能力に問題がある患者の診療における倫理的問題（1）および（2），医療従事者のための医療倫理学入門，病院，印刷中

ASAI, A., MIURA, Y., TANABE, N., KURIHANA, M., FUKUHARA, S., 1998, Advance Directives and Other Medical Decisions Concerning The End of Life in Cancer Patients in Japan. European Journal of Cancer , 34: 1582-1586.

BUCHANAN, A., E., BROCK. ,D., W., 1990, Deciding for Others. The Ethics of Surrogate Decision Making, , Cambridge University Press, 98-189.

CAPRON,A.,M., Advance Directives, in A Companion to Bioethics, edited by KUHSE, H., SINGER, P., Oxford University Press, Oxford, 261-271.

DEAL, S., J., 1996, Are Doctors Ignoring Living Wills, Pennsylvania Medicine, December,, 34-37.

ロナルド・ドゥオーキン:ライフズ・ドミニオン　1998,信山社　東京
三浦靖彦,浅井篤,福原俊一,田邊昇,松村真司,1997,Advance Directivesに関する研究　平成8年度厚生科学研究費補助金,長期慢性疾患総合研究事業(慢性腎不全),研究報告書
日本尊厳死協会　http://www.sekise.co.jp/sougi/library/data/data121.html
LO, B., Resolving Ethical Dilemmas: A Guide for Clinicians. Williams and Wilkins, Baltimore, 1995, 95-107.
OKUNO, S., TAGAYA, A., TAMURA, M., Davis, A., 1999, Elderly Japanese People Living in Small Towns Reflect on End-of-Life Issues. Nursing Ethics, 6: 308-315.
SEHGAL, A., R., WEISHEIT, C., MIURA, Y., BUTZLAFF, M., KIELSTEIN, R., TAGUCHI, Y, 1996, Advance Directives and Withdrawal of Dialysis in the United States, Germany, and Japan. Journal of the American Medical Association, 160, 139-45.

コメント

　事前指示とインフォームド・コンセントとの異同をおさえることが，本章のツボだろう．両者には，患者本人の自主の尊重という共通の理念がある．しかし事前指示においては，時間継起と人格の同一性というジョン・ロック（人間悟性論，第2巻27章9節）以来の哲学の基本問題が立ち現れる．しかも，さらにこれに，判然とした精神機能の無表示という条件がつけ加わるのだから，事はいっそう厄介である．そうした原理的問題のほかに，自発性と無操作の確保や確認の困難という半ば経験的問題もある．こうして諸問題の在処を突き止め，整理し，またその完全な解消は困難とみた上で，執筆者は事前指示の法的保証化をすすめることを提案している．

　この提案に賛意を表したいと思う．そして以下三点をもって提案根拠の補強を図りたい．まず，人は自分の直接的快のためにのみ事前指示を下すわけではないだろうということ．もし人が自分の直接的快ないし利益のためだけに判断し行為するというのなら，事後に当人にとって何が快か利益かが問題となるかも知れない．しかし，たとえば家族の負担なども考慮して判断が下されたとしたなら，当人にとっての利益優先をはかろうとする事後の周囲の判断は，根本的に方向をたがえている．第2に，事前指示は人格性の断絶性を前提にした決定であり，人格の断絶性そのものをもって事前指示の有効性を疑うことはこの点を見逃している．そして最後に，事前指示が将来的に守られることを前提にして，その判断と行為がなされる．もしそれが破られる可能性があるとしたら，すでに病前の時点で，（執筆者のいうように，家族にとって，だけでなく）その可能性は事前指示を下そうとする本人にとって「受け入れ難い」ものであるはずである．

服部健司

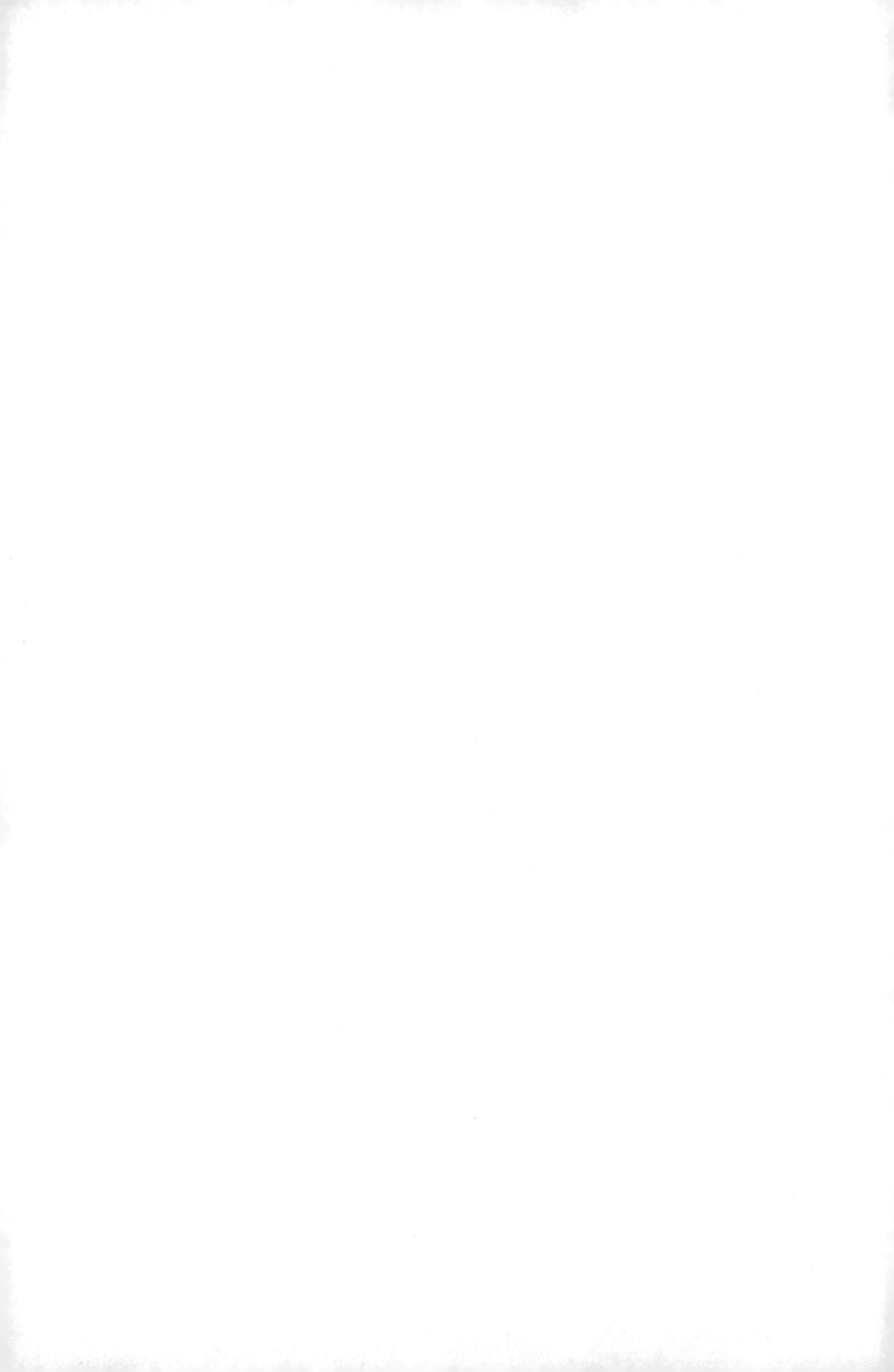

# 第2章　DNR（心肺蘇生をしない）指示

浅井　篤

1　要旨

　DNR指示（do-not-resuscitate orders）は，心肺停止時に心肺蘇生術（蘇生術）を試みないという指示である．いつ，誰と，何を話し合えば，DNR指示は適切に下されたといえるのか．関係者の間で希望の不一致があった場合，誰の意見が優先されるべきだろうか．医学的適応，患者のQuality of Life（QOL）と利益，患者の希望に焦点をあて，DNR指示が倫理的に正当化される状況を考える．

キーワード：DNR指示，医学的適応，QOL，医学的無益性，患者の希望

2　目的・背景

　本章ではDNR指示を巡る倫理的問題を考える．DNR指示は心肺停止時に蘇生術を試みないという医師の指示である．同時に，医療を受ける人々と医療従事者が話し合って将来起き得る心肺停止に対してどのように対処するかを事前に決めておく，事前指示のひとつと考えることもできる．したがって前項で検討した問題の多くが当てはまろう．
　人が死亡する時，脳死の場合を除いて，必ず心肺停止が起きる．したがって，ある患者が心肺停止を起こした場合に蘇生術を行うか否かは普遍的，かつ重要な問題であろう．医療従事者は心肺停止を起こした患者を発見した場合，何をおいても患者を救命するために蘇生を試みる教育を受けている．たとえば，発

> **世界の現状：カナダ**（SINGER, et al. 1995, 1410-1417）
> カナダ人透析患者95名の心肺蘇生術に関する希望を明らかにするためのインタビューでは，80％以上の回答者が現在の状態で心肺停止が起きたなら蘇生を希望した．末期状態の場合は約35％，永久的昏睡状態では10％未満，重度痴呆では約15％の回答患者が蘇生術を希望すると答えた．

熱の原因精査のために検査入院をしている患者が突然心肺停止を起こした場合，無条件に蘇生術が行われるであろう．一方，ある患者が将来，心肺停止を起こした場合に蘇生術が適切でないと判断される状況では，蘇生術をデフォルト反応としている医療従事者を止めるために，事前にDNR指示が明記されることが必要になる．全身が癌で侵されている80代の患者が敗血症に陥り，最大限の治療にも関わらずショック状態が遷延している状況下で心肺停止が起きた場合，医療従事者は蘇生を行うべきだろうか．このような場合には，反射的に蘇生術をする以外の選択肢を考える余地がある．しかし，夜間の当直時間帯などに何の前触れもなく患者の心臓が停止した場合，DNR指示が明記，伝達されてない状況では，患者のことを良く知らない当直医はまずは蘇生を行うしかないであろう．そして，そのような蘇生術は患者の利益になるか極めて疑問である．

わが国の400名の医師を対象にした最近の意識調査では，回答した90％以上の医師がDNR指示が必要とされる状況があると考え，60％がDNR指示に従い心肺蘇生術を施行しなかった経験があった．一方，DNR指示を下すにあたって患者の同意が必要と考えていた医師は回答者の14％だった（Takahashi, 1999, 138-141）．本章では，DNR指示を巡る諸問題を検討し，最も適切な意思決定の手順について考察する．

3　問題の整理

どのような臨床状況でなら，DNR指示を下すことが適切かどうかを判断するためには，様々な問題を考えなくてはならない．DNR指示を巡る倫理的問題を表1に挙げる．わが国では特に，「患者からDNR指示についての希望を聞くべ

表1　DNR指示を巡る倫理的問題

・成功率や患者の状態に関わりなく心肺蘇生術を行なうべきか.
・心肺蘇生術施行が医学的に適応と考えられる成功率の高さはどの程度か.
・患者にDNR指示についての希望を聞くべきか.
・患者の希望はDNR指示に反映されるべきか.
・患者のQOLは心肺蘇生術の適応を決める際に勘案されるべきか.
・家族や親類に見せるための心肺蘇生術は行われるべきか.
・心肺蘇生術の適応を最終的に決めるのは誰か.
・DNR指示が下された患者における他の治療のあり方はどうあるべきか.

きか」が大きな問題となろう.

4　倫理的考察

心肺蘇生術の成功率と医学的適応

　蘇生術は心肺停止を起こした患者を救命するための唯一の手段である.しかし,成功率や患者の状態に関わりなく蘇生術を行なうべきだろうか.100％無効とわかっている蘇生術は,医学的に無効かつ明らかに無益であり治療の選択肢に入らない.術後100％の患者が死亡する外科手術に医学的適応がないのと同様,蘇生術後に患者が回復する可能性がない場合,蘇生手技は患者に害を与えるだけでありDNR指示は正当化され得る.このような場合,患者や家族の希望はDNR指示の倫理的正当性の判断には関係しないと言って良い.なぜなら,たとえ患者や患者家族から要求されても,外科医は致死率100％の処置を行わないし,そうする倫理的義務はないだろう.同様に,死後一日以上たって発見された遺体に対して蘇生術を行うことは明らかに無益であり,医療従事者は患者にとって無益な医療行為を行う義務はない.最近のデータでは,蘇生術により一時的にしろ心拍や呼吸が再開する可能性は,あらゆる状況の症例を含めて約40％,退院するまで生存する可能性は約13％である.また,敗血症が存在する場合は退院するまで生存する可能性が0.4％,転移性癌では3％,痴呆4％,そして,転移性癌を持つ患者が敗血症になり心肺停止を起こした場合,退院するまで生存する可能性は0.1％,1000人にひとりとなる.患者の年齢は蘇生後の

退院率とは統計的関連性はなかった（EBELL, et al. 1998, 805-816）．

一方，現実には常に不確実性が付きまとう．医療従事者は，経験上ほぼ間違いなく成功しないと自信を持てても，絶対的確信を持って「100％失敗する」と断言することはできない．統計的データは個人の患者については語ってくれないのが現実であり，信頼できるデータと経験に基づいて類推するしかない．したがって，実際問われなければならないのは，蘇生術施行が医学的に適応と考えられる成功率の高さと不確実性の幅だろう．

蘇生自体の成功率や退院するまで生存できる可能性が5％や10％の時，DNR指示は正当化されるだろうか．1％なら蘇生術が無益な行為になるのだろうか．50％であれば必ず蘇生術を行うべきだろうか．ある論者は，蘇生成功率が20〜50％の時は蘇生術は患者の利益になり得るが，5％未満の場合は試みるべきではないと主張している（HIBERMAN 1997, 361-367）．しかし，純粋な医学的判断を超えた価値判断，つまり恣意的な線引きを行うことなしに，この問いに答えることはできないだろう．しかし，医療従事者として「何％未満なら医学的に適応はない」と信念を持つことと，それを他の人に無断で適応したり，無理やり押し付けたりすることとは別である．医療従事者は自分自身の経験と根拠に裏付けられた基準を設け，話し合い参加を希望する患者や患者家族と話し合いをすべきだろう．さらに自分の価値判断は価値判断として明確に区別しつつ付け加えるべきであろう．たとえば，「Aさんは転移性癌のために非常に状態が悪くなりつつある．急変が起こり心肺停止が起きてしまった場合，蘇生術を施して退院できるまで生きられるのは100人に3名程度である．もちろん，一時的には心臓の動きは戻るかもしれないが，おそらく意識は回復しないだろう．私は医師として，このような行為はしないほうが患者さんのためだと思う」と関係者に提案するのは重要なことだと考えられる．反対に「100人に3人」という統計的データを呈示せず，ただ蘇生術は行うべきではないという態度は問題であろう．

このように，医療従事者が自分の信念を述べることに対しては，心肺蘇生術の適応を決める時に医療従事者の価値観は差し挟むべきではなく，患者または患者の家族が自己決定するべきことだという反論もあるかもしれない．そのような提案は操作的になり医療を受ける側の人々の決定に影響を及ぼすかもしれ

ない．医師が意図的に「100人に3人は退院できる」ではなく，「100名に97名は退院できずに死んでいる」といえば患者や患者家族が受ける印象は大きく変わるだろう．しかし，多くの終末期患者の診療に携わっている医療従事者の価値観や信念は幾多の経験に裏付けされており，それに耳を傾けるのは全く無駄というわけではないだろう．また，影響されるのは事実であるが，それらは不当なものばかりではないだろう．医療従事者の思いや信念をも情報の一部として参考にし，医療を受ける人々が自己決定をした方がより判断が現実的なものになるのではないだろうか．もちろん，患者の利益を無視して患者の生命だけ延長しようとしている医師が恣意的に影響を及ぼそうするのは受け入れられることではないし，そのような医師はそもそもDNRについての話し合いをするなど思いもよらないだろう．さらに，統計値は個人について正確なことは教えてはくれないが，医療を受ける人々が期待するような奇跡は滅多に起きないことも伝達されるべきである．

患者のQOLと蘇生術がもたらす利益

　はじめに，QOLは個人が自分の置かれている状況を主観的に判断するものであり，意識清明な患者のQOLを医療従事者が「客観的に」決めることはできないことを確認しておきたい．たとえば，「あの患者は高齢で呼吸困難も強い．だからQOLが低い」という判断は概念上おかしい．何らかの希望を表明できる患者の蘇生術の適応を，医療従事者が一方的にQOLを拠り所に決めるべきではない．もちろん，患者自身が「このような状態（今，現在のQOL）では蘇生術をしてまで延命してほしくない」といった場合は別である．

　一方，不可逆的昏睡状態患者や重度痴呆高齢患者の場合，QOLを判断する主体がもはや存在していない可能性もあるため，通常の意味のQOL判断は無効で他者によるQOL判断が行われよう．しかし，他者によるQOL判断は，あくまでも他者として判断する者の，患者の置かれている状態に対する「主観的」価値判断であり，「客観的」判断と混同されてはならないだろうと考える．

　患者が自分のQOL判断をはっきり他者に伝えられないような場合，つまり，意識レベルが低下していたり昏睡状態になっている場合には，QOLの解釈とDNR指示との関係に拘泥するより，患者が蘇生術によって受けることができる

利益に着目すべきではないだろうか．経験的，文献的に昏睡状態から醒める可能性がほとんどない患者や寝たきり重度痴呆高齢患者は，心肺停止から蘇生することでどのような利益を得ることができるだろうか．おそらく患者個人としては何ら利益を認識し得ないと考えられる（不可逆的昏睡状態患者の倫理的問題はⅣ－5で論ずる）．脈拍や呼吸を回復するという医学的効果は得られるかもしれない．もちろん，逆に蘇生が行われバイタルサインが回復したからといって不利益を被ることももちろんない．しかし，医学的手技が患者にとって無益な場合は行うべきではないし，不利益にならないからと言って利益のない行為を行うことは正当化されないだろう．医学的行為のもたらす効果は，患者に解釈され価値付けされて初めて利益となる．

　このような議論を行うと，「蘇生によって一命を取りとめることがなぜ患者の利益にならないのか」と反論されよう．これについても不可逆的昏睡状態患者を巡る倫理的問題の項目でさらに論じたい．ここでは，QOLやDNR指示，そして事前指示や自己決定を考えること自体，すでに「どのような状態であっても生命には価値があり維持されるべきだ」という生命至上主義を否定していることだけ明記しておきたい．

患者の希望とDNR指示に関する話し合い

　DNR指示について患者と話し合うべきだろうか．この問いへの回答は，「患者の自己決定を尊重するために話し合うべきだ」と「患者に大きな心理的打撃を与えるから家族と話し合うべきだ」の2通りに分かれるだろう．これは告知の問題などにも見られる患者の自己決定尊重派とパターナリズム派の典型的な対立である．しかし，両者とも間違っている．患者の話し合いへの希望が抜け落ちているからである．わが国で行われた調査によれば，80％の健常人が医師と延命治療について話し合いたいとし（浅井他　1995，1031－1035），また，約60％が蘇生術施行については自分の意見を重視してほしいと考えていた（渡邉他，2000，111－119）．つまり，過半数はDNR指示について自分で考えて最終的に決めたいと考えている．このような状況では話す・話さないの二者択一ではなく，患者の話し合いについての希望を事前に確認し，希望に従った手続きを踏むべきだろう．これは事前指示全般に言えることである．自律的意思決定

を選好しない（幾つかの選択肢の中からあえて希望しない）患者にとって自律的決定を行うことは，疑いもなく価値があることだろうか．また，彼または彼女に利益を導くだろうか．少なくとも本人の真摯な選好を無視して，自律それ自体に絶対的価値を置くと言う立場は問題があるのではなかろうか．

　心肺蘇生施行についての希望も患者によって様々で，類推することは難しい．たとえば，わが国の透析患者400名を対象にした調査では，蘇生術の蘇生率を10％と仮定した場合，現在の医学的状態で心肺停止が起きて蘇生術を希望する患者が42％，希望しない患者も44％とほぼ同率で，患者の個人的社会的背景は回答に関係していなかった（Miura et al. 2001）．

　患者のDNR指示についての希望は聞かなければわからない．したがって，医療従事者は入院時などにすべての患者から，心肺蘇生や他の治療について話し合いたいかを聞くのもひとつの手段かもしれない．一般的な形で特定の患者に絞らず，多くの質問のひとつとして聞いていくべきかもしれない．なぜなら，そのようなことを聞くこと自体，患者に害を与えるかもしれないからである．また，自分が心肺停止を起こしたときのことなど考えたくない，他の人に任せたいという人々も少なからずいよう．まず話し合いをしたいか否かを確認するべきだろう．そして，患者が話し合いを希望しているのが明らかになった場合には，蘇生術を含め治療方針について共に検討し患者の希望を治療に反映させていくべきだ．しかし，この時には，信頼できるデータを呈示して，患者の希望が十分な医学的情報と理解に基づいて形成され，非現実的な期待にならないように慎重に議論すべきだろう．

患者の家族とDNR指示

　患者が希望していないときや，蘇生の見込みがほとんど皆無で蘇生術が患者に害しか及ぼさない時，また，患者にとって心肺の活動を回復させることが利益と認識されない場合は，DNRを指示することは正当化されると論じてきた．そして，医療行為は一義的に患者のために行われるものであり，患者を犠牲にしてまで患者家族のために行うものではない．心肺停止した患者に対して30分間蘇生を試みて全く反応がない場合，遠方に住む家族が病院に到着するまであと1時間蘇生行為を続けるべきだろうか．答えは否である．家族や親類に見せ

るための儀式的蘇生術は行われるべきでない．臨終時の儀式として文化人類学的興味の対象にはなるかもしれないが，それはもはや患者のための医療行為ではない．また，見せかけだけの蘇生術は家族に対する欺瞞にもなろう．なによりも患者が他者のために利用されてはならない．

　蘇生術が医学的適応を持たないとき，DNR指示を最終的に下すのは医療従事者，特に医師であろう．意識清明な患者のケースで蘇生術があるレベルの成功率を持っている場合は，患者と医療従事者の医学的情報と価値観を共有することによって決められるべきだろうが，最終的な決定者は患者であろう．一方，患者が不可逆的昏睡状態患者や重度痴呆高齢患者の場合は，患者家族と医療従事者の話し合いで決めるしかない．そして，医師は患者の利益や希望を最優先した態度を取るべきだろう．

　わが国の患者と家族の関係で留意すべき点は，「私自身はもう蘇生術など希望しないけれど，家族が望むなら受けてもいい」と考える患者が少なからず存在する可能性があることだろう．また説明を受けた上で「家族と相談して決めてください」と決定を他に譲る人もいるだろう．このような場合は，患者の言葉が本心なのを確認した上で，患者家族と治療方針を決定していくことが適切だろう．しかし，この時にも患者自身に対する時と同様，信頼できるデータを呈示して，家族の希望が十分な医学的情報と理解に基づいていて形成され，非現実的な期待にならないように心がけるべきだ．また，患者が回復の見込みの小さい意識障害や中等度以上の痴呆になってしまったときなどは，成功率のみでなく，医療従事者の価値観——たとえば，「痴呆もひどいので，あまり積極的な延命はしないほうがよいと思う」など——をも家族に呈示すべきだろう．可能性がゼロでない限り医学的適応はないとは言いきれず，最終的には価値判断が行われざるを得ないであろう．

5　結語

　医療現場において，DNR指示は極めて重要な役割を果たす指示のひとつである．医療を受ける人々の希望を勘案し，しっかりと医学的適応を確認した上で蘇生術を行うべきだろう．今後もDNR指示に関する倫理的議論をより活発に行

> **読者の皆さん，考えてみてください**
>
> (1) 蘇生成功率が何％以下なら，DNR指示は適切でしょうか．
> (2) 重度痴呆患者さんが心肺停止を起こしたとき，蘇生を試みますか．
> (3) もし患者の立場になったら，主治医とDNR指示について話し合いたいですか．
> (4) 自分の家族に対して，数時間心臓を動かすためだけに蘇生術をしたいですか．
> (5) 家族が望むなら，希望しない蘇生術を受けても良いですか．

い，一貫したガイドラインを作成することが重要である．

参考文献

浅井篤，小林保則，福原俊一，1995，終末期における自己決定権に関する意識調査，医学のあゆみ，173，1031-1035．

EBELL, M. H., BECKER, L. A., BARRY H. C., HAGEN, M., 1998, Survival After In-Hospital Cardiopulmonary Resuscitation A Meta-Analysis, Journal of General Internal Medicine, 13, 805-816.

HILBERMAN, M., KUTNER, J., PARSONS, D., and MURPHY, D., J., 1997, Marginally Effective Medical Care: Ethical Analysis of Issues in Cardiopulmonary Resuscitation (CPR), Journal of Medical Ethics, 23, 361-367.

MIURA, Y., ASAI, A., OHNISHI M., NAGATA, S., SHIMBO, T., HOSAKA, T., and FUKUHARA, S., 2001, Dialysis Patients' Preferences Regarding Cardiopulmpnary Resuscitation and Withidrawal of Dialysis in Japan. American Journal of Kidney Disease, 37: 1216-1222.

SINGER, P. A., THIEL, E. C., NAYLOR, D., RICHARDSON, R. M. A, LLEWELLYN-THOMAS, H., GOLDSTEIN, M., SAIPHOO, C., ULDALL, P. R., KIM, D., and MEMDELSSOHN, D. C., 1995, Life-Sustaining Treatments Preferences of Hemodaialysis Patients: Implications for Advance Directives, Journal of the American Society of Nephrology, 6, 1410-1417.

HOSAKA, T., KOBAYASHI, I., MIYAMOTO, T., TAMAI, Y., TAMURA, Y.,

TOKUDA, Y., YONEKURA, S., NAGANO, H., INOMATA, C., MORI, T., 1999, 「蘇生不希望」要求に対する医師の見方, International Journal of Clinical Oncology 4,138-141.

渡邉祐紀, 赤林朗, 池田智子, 富田真紀子, 渡辺直紀, 甲斐一郎, 2000, 健康な中・高齢者における心肺蘇生術法に関する意思決定について. 生命倫理 10, 111 - 119.

コメント

　著者はDNR指示について，その倫理的意義を考える際の思考の軸を提示している．確率（成功率），QOL評価，利益，患者の希望（事前指示），家族の意向がそれである．その上で，各軸に対し著者は自らのスタンスを明示している．筆者もこれらの提議を基本的に妥当と考える．ここでは事例の側から敷衍する形で若干の補足を述べておきたい．

　事例：末期肺癌の患者の死期が間近いと感じた主治医は家族と話し合い，DNRの方針が決まり，その指示を看護側に伝えるとともにカルテにも明記した．その4日後の夜，患者は痰がつまり，看護婦は痰を吸引しきれず，患者は危険な状態となり当直医をコールした．彼は挿管して痰詰まりを解消しようかと考えたが，カルテのDNR指示を見て，手荒い（侵襲的）手技は望ましくないかと考え，結局痰詰まりで患者は死亡した．

　この例のように，現実にわが国でDNR指示が出されるのは，多くが余命幾ばくもない患者の場合である（そうでない場合もあるが）．ここでは長期的な生存確率（予後）がゼロと見積もられている．しかし死は長期的事象（肺癌）を背景とした短期的事象（感染，痰詰まりなど）の帰結として生じる．ここに判断の難しさが起こる．一旦DNRの指示が出されると，その指示が一人歩きして，今まさに危険な時の短期的確率評価の不作為や無視が生じうるのである．また，事例のように「蘇生」の範囲が拡大解釈される可能性もある．

　このような現実のDNRに伴う様々な困難に対処するには，指示をできるだけ明示的にして，かつ定期的に見なおす事が必要とされよう．誤解の生じにくい明示はそれだけ個々の患者に即したものが必要で，その意味でも，著者が言及しているように，患者の希望が考慮されることは重要と考えられる．それもぎりぎりの段階で聞かれた希望ではなく，DNRを含む幅広い希望，即ち「事前指示」の一環として作成されたものであるべきだろう．その場合，著者も強調するように，指示を他者（家族や医療者）に委ねる希望も配慮されなければならない．そして，DNR・事前指示についてはそのような希望を踏まえた上で，あくまでも患者・家族に対するケアの枠内で行なおうとする視点が重要であると

筆者は考える．

　　　　　　　　　　　　　　　　　　　　　　　　　大西基喜

第3章　安楽死

浅井　篤

1　要旨

　安楽死については多くの議論がある．ここでは耐え難い不可逆性の苦痛に苛まれている患者の要請により，医師が致死量の薬物を患者に直接投与するなどして，患者を積極的に死に至らしめる自発的積極的安楽死に絞って考える．自発的積極的安楽死はもちろん殺人である．しかし，倫理的に許される余地のない殺人なのだろうか．患者の苦痛を終わらせるための一つの手段として受け入れられないだろうか．許される殺人としての安楽死の可能性を考える．

キーワード：殺人，生命の価値，"滑りやすい坂"理論，日本

2　目的・背景

　本章では，安楽死（元来「良い死」を意味する，euthanasia）の中でも，耐え難い不可逆性の肉体的または精神的苦痛に苛まれている患者の要請により，医師が致死量の薬物を患者に直接投与するなどして，患者を積極的に死に至らしめる自発的積極的安楽死の倫理的正当性・許容性について検討する．以下，特に断わりがない限り，本文中では自発的積極的安楽死を安楽死と表記する．反自発的安楽死や非自発性安楽死についてはここでは論じない．ここでの安楽死に対する倫理的正当性についての判断は，反自発的安楽死や非自発性安楽死に対する判断とは全く無関係であることを始めに明記しておきたい．
　2001年4月，オランダでは安楽死が合法化された．オランダは1990年代から

> **世界の現状：オランダ**（VAS DER MASS, et al. 1996, 1699-1705）
>
> オランダからの報告では，1995年の全死亡例（約13万5千名）中，自発的積極的安楽死が2.4%，自殺幇助による死亡が0.2%，大量の麻薬投与による死亡19%，患者の明確な要求がない状況で死なせた例0.7%，そして，延命治療の中断または差し控えによって死亡した事例が20%を占めた．

も，耐え難い肉体的または精神的苦痛に苛まれている患者が，十分に自分のおかれた状況を理解した上で，一貫して死なせてほしいと明確に繰り返し要求し，かつ，2人の医師が患者の苦痛は不可逆的で苦痛緩和のための手段が存在しないと判断した場合，医師が安楽死を施行しても告訴されないという制度を取っていた（Singer 1998, 184）．また，オーストラリア北準州でも1996年7月から1997年3月までの9か月間，末期患者権利法が施行され，自発的安楽死と自殺幇助が合法とされ4名の末期患者が自ら死を選んだ(KISSANE, et al.1998, 1097－1102）が，後に同連邦政府によって違法とされた．一方，わが国では，安楽死が許される4要件が地裁レベルで示されたものの最高裁の判決はなく，はっきりした法的取り決めは存在しない．ちなみに刑法第202条は一般論として，自殺関与及び同意殺人を禁じている．

安楽死の是非は国際的に最もさかんに議論されている倫理的議論のひとつである．一方，わが国では，安楽死は医療従事者の間では「語ることすら好ましくない，口にすることからして間違っている，議論するまでもなく悪いに決まっている」問題と捉えられがちである．しかし，安楽死は本当にタブーなのだろうか．ここでは，安楽死の倫理性について最も基本的な事項を考えてみたい．

3　問題の整理

安楽死の倫理的是非については様々な議論が行われている．安楽死の問題は「人を殺す」という最も悪い行為を含んでいるため，是非についての議論は極端に分かれている．安楽死の倫理的正当性を判断するために，多くの論者によって問われている問いを表1にまとめる．緩和医療の著しい発達に拠って安楽

表1　安楽死を考えるための倫理的問い

・なぜ人を殺してはいけないか．
・殺すことと死ぬにまかせることは違うか．
・意図した結果と単に予見しただけの結果に違いはあるか．
・安楽死は「死ぬ義務」を導くか．
・どのような状態であっても生命に価値はあるか．
・安楽死は不要か．
・個人の命はその個人のみに属するか．
・死ぬ権利は殺される権利にまで及ぶか．
・医師の良心的拒否は尊重されるべきか．
・苦痛は客観化できるか．
・家族への義務は患者への義務を上回るか．
・死にたいという希望は常に非合理的か．

死は不要という議論もあるが，これは事実に関する問題であり倫理的考察の対象ではない．安楽死は不要と考えている読者については「文字通り万が一，緩和医療が十分でなかった場合どうするか」という観点から考えていただきたい．緩和医療が100％有効で安楽死が不要であれば，それに越したことはない．また，耐え難い苦痛は肉体的なものだけとは限らない．今までの研究では，安楽死を希望する患者の多くが尊厳の喪失，他者への依存，現在の死ぬ過程を終わらせたい，人生をコントロールできなくなったことなどを理由に安楽死を要請している．したがって，完全な緩和医療が存在しても安楽死を希望する患者が存在する可能性は低くない(VAS DER MASS, 1991, 669-74, STEINBERG, 1997,131-134.)．

「殺すことと死ぬにまかせることは違うか」と「意図した結果と単に予見しただけの結果に違いはあるか」(いわゆる二重結果原則)は重要な問題であるが，すでに多くの著作で両者とも倫理的差異はないとの結論が出ているのでここでは論じない(クーゼ，2000，213-252)．また，この２つの問題は，延命治療の中断や差し控えが「尊厳死」として許されているのに，なぜ安楽死だけが許されないのかという問いに対して，「尊厳死」も安楽死も本質的な差異はないと論じるための議論である．しかし，今回は，安楽死についてより直接的に考える．つまり，安楽死は悪い殺人，患者，家族，その他の人々，そして社会全体に害を与える殺人なのかを考える．

4　倫理的考察

なぜ人を殺してはいけないか．

「人を殺すことは悪いことか」と聞かれた場合，ほとんどの人は「悪いに決まっている」と答えるだろう．そして，その答えはほとんどの場合正しい．日夜，報道される殺人事件や戦争，テロ行為はおぞましいものであり，この世から一切，殺人という行為がなくなればと思わない人はいないのではないだろうか．子供や配偶者を突然失った人々の悲しみや苦しみは想像を絶する．人を殺すなという原則は人間社会にとって最も重要なもので是非とも遵守すべきだろう．もし，いかなる場合においても殺人は悪いものとすれば，安楽死は議論するまでもなく許されない行為である．つまり，

　　前提1：安楽死は医師が患者を殺す行為である．
　　前提2：いかなる状況でも殺人は倫理的に決して許されない．
　　結　論：したがって安楽死は決して許されない．

ということになろう．いかなる状況でも，言い換えれば，無条件に間違っているのであれば，「なぜ」と理由について考える必要ない．しかし，本当に無条件に間違っているのだろうか．例外的な状況は存在しないだろうか．ここでは，なぜ人を殺してはいけないかを批判的に考えつつ，安楽死が倫理的に許容される状況があるか否かを検討したい．

　殺人を悪とする理由はいろいろある．筆者が考えられる限りを以下に列挙する．

　1　生き続けたいと希望している存在を殺すことは，死にたくない，生き続けたいという希望を妨害することになる．

　2　殺される人に肉体的精神的苦痛や恐怖を与えるから，などの殺される当事者への害に着目する結果論的な考え方がある．

　3　人が容易に殺されるような社会では，社会の構成員みんなの「いつ何時，殺されるかも知れない」という不安が大きくなる．

　4　殺す人を残酷にするから．

　5　殺した人を罪悪感で苦しめる．

6　遺された者に深刻な悲しみや苦痛を与えるから．

7　無差別な殺人を容認するような社会は崩壊する，などの当事者以外に対する悪影響や害を考慮したものも考えられる．

8　死ぬことを選択していない人を殺すことは，その人の自律を犯すことになる，
という人の自己決定を一義的に考える主張もあろう．更に，

9　生命は神聖で絶対的価値を持つものだから．

10　生命はすべて目的を持っているから．

11　人から価値ある未来を奪うから，という，いわゆる生命や人生それ自体に客観的価値を見出す立場もある．これは宗教的な信条が基礎になっている場合が多い．

　これらの理由はすべて，殺人を禁じる上でもっともな理由であり必要なものである．しかし，理由の幾つかは，良く検討してみると殺人を禁ずるには十分に強力な理由とはいえないことがわかる．たとえば，2では，もちろん，苦痛を与えるような殺人は許されないが，「苦痛のない方法なら殺しても良いのか」と反論できてしまう．3では「誰にも知られないように殺せばよいか」（しかし，これは現代の日本のような社会では不可能に近いだろう．オランダでも然りである），また，4では「殺人をするような人を残酷というのだ」，5は「殺人者は罪悪感など持たないのでは」と反論できるが，医師による安楽死の文脈では重要であろう．6は多くの場合は理由として成立するが，「身寄りのない人を殺すことはよいのか」と反論することができる．

　9は価値を客観的で絶対的なものと捉えている．しかし，第Ⅰ部で述べたように，価値を望ましいもの，人間の欲求や関心を満たすもので，人間の意識から独立して存在し得ないという主観主義的見地から考えるならば，十分な理由とは言えない（広末他，1998年，242-243）．生命の価値はその生命を生きる個人だけが決定できるものではないだろうか．絶対的価値観を持っているにせよ，偏った価値観を持っているにせよ，他の誰も，ある個人の生命の価値を，その個人が主観的に判断できる限り，断定してはならないと考えられる．これはQOL決定と同様である．

　また，客観的価値観の立場を取った場合，どのように客観的価値を知るのか，

客観的に価値あるもの同士が対立した場合はどうするのか，絶対的に正しい価値の一覧表が本当に存在するのか，誰が価値あるものを決めるのか，また，「価値あるもの」を知ることができる者だけの独裁的権威主義に陥るのではないか，などの多くの問題がある（山内，1990，13-18）．10についても，誰が人の生の目的を知ることができると主張できるのだろうか．11についても，人が自分の未来を価値があると予測または期待している場合にのみ当てはまろう．一方，自分の未来には価値がないと確信している者，または，未来があることを認識する中枢神経が未発達な存在にとっては，11の理由は意味のあるものではないだろう．

このように検討してみると，殺人は倫理的に許されないとする理由は，生き続けたいという希望や自己決定を妨害する，かつ，肉体的精神的苦痛や恐怖を与える，かつ，殺される人の価値ある未来を奪う，という殺される者への害に関する理由と，遺された者に耐え難い苦痛を与える，かつ，深刻な社会不安を作り出す，かつ，社会を崩壊させる，という他者に対する害についての理由の両方があり多面的複合的だと考えられる．ここに挙げたひとつでも引き起こす場合，殺人は倫理的に許されないと言っても間違いではないだろう．

安楽死は患者に害を与えるか

耐え難い不可逆性の苦痛に苛まれている患者の要請により，医師が致死量の薬物を患者に直接投与するなどして，患者を積極的に死に至らしめる安楽死は，当該患者に害を与えるだろうか．まず，ここで論じている安楽死は，患者の自発的選択に基づくものである．患者は自分の置かれている状況を十分認識した上で一貫して「死にたい，生きていたくない」と希望している．したがって，患者の生き続けたいという希望や自己決定を妨害することにはならない．その反対である．また，医師による積極的安楽死は，一般的には苦痛はないと考えられる．オランダの研究者らは，医師による安楽死のほうが自殺幇助よりも苦痛が少ないことを調査で明らかにした．114例の自殺幇助（医師が致死薬を処方し，患者が自分で使用する）と535例の自発的安楽死の事例の比較では，自殺幇助例の7％に筋れん縮，嘔気・嘔吐などの合併症が起き，16％に患者の死亡までに予想以上の時間がかかる，昏睡導入に失敗する，昏睡から覚醒するな

ど，自殺を達成する上で問題が起きた．一方，自発的安楽死の事例では3％に合併症，6％に安楽死達成上の問題が起きたに過ぎなかった．また18％の自殺幇助例では，患者が自力で死ぬことができず，医師が致死薬を投与していたことも報告された（GROUENEWOUD, et al., 2000, 551-556）．

　耐え難い不可逆性の苦痛に苛まれている患者が自分の人生を終わらせたいと真摯に希望する場合，患者の終わらせたい未来に価値はあるだろうか．ここで問われなければならないのは，当該患者本人の価値判断である．そして，安楽死を希望する患者は未来よりも，できるだけはやく人生を終わらせることにより大きな価値を見出しているといえよう．苦痛はあくまでも主観的なものであり，家族を含めた他者が「客観的に」苦痛を評価して「苦痛があっても患者の未来には価値がある」と判定することはできない．このように患者の希望に沿って安楽死が行われる限り，患者への害はないと考える．倫理的に言えば，死にたいと希望する人を死なせることと，そのように希望していない人を死なせることは全く別な行為であり，区別して考えるべきだろう．

安楽死は他者に害を与えるか

　安楽死は，遺された家族に深刻な悲しみや苦痛を与えるだろうか．もちろん愛する家族の一員が他界すれば遺されたものは苦しむだろう．しかし，個人の命は基本的にその人のものであることを確認しなければならない．自分の生命の価値を決められるのは自分しかいないように，生命の所有権もその個人に属する．なぜなら，個人の生命の所有権が認められない社会こそ危険だからである．家族も基本的には別の存在であり他者である．もちろんこのことは，その個人同士が深い愛情で結ばれ支えあい助け合うこととは全く矛盾しない．反対に，それぞれを独立した存在と尊重してこそ，お互いを大切に出来る．尊敬できる．一方，自分の命を，家族だからという理由で他者に左右されるような社会は幸福な社会だろうか．家族の中で力を持っている家父長的存在に反感を買った場合，簡単に殺される社会，家族の経済的負担になっているという理由で致死薬を注射されるような社会は好ましいだろうか．多くの場合，患者家族は患者に献身的だが，深刻な利害が不一致を起こした場合はこの限りではないだろう．家族には深い愛情も生まれるが深い憎悪もまた生まれやすい．また家族

の一員には誰が含まれるのだろうか．医療従事者は，家族を苦しめるからといって患者の苦しみを放置してよいかと問わなければならないだろう．医療従事者の一義的な義務は誰にあるのかと確認すべきである，安楽死を希望するような患者の耐え難い不可逆性の苦痛と，家族の精神的苦痛とどちらを除去すべきか批判的に考えなくてはならないだろう．医療従事者の家族への義務は，家族への害が患者への害を上回らない限り，患者への義務に優先されてはならない．

　次に，安楽死施行は医師に害を与えるかという問題である．つまり，殺人は「殺した人を罪悪感で苦しめる」ために許されないという議論を考えたい．安楽死が患者の権利として認められた場合患者は殺される権利を持ち，医師に「患者を殺す義務」を負わせる．そして，個人的職業的そして宗教的に，たとえ患者のためとはいえ殺人を犯すことに良心的に耐えられない医師に殺すことを強要し，医師に重大な害を与えるというものである．この議論は正しい．良心的に安楽死を受け入れられない医師に安楽死施行を強要した場合，著しい害が生じその個人の人生は崩壊の危機に曝されるだろう．治療拒否や治療中断は患者のプライバシーや自由を守るためであり，自分に望まないことをさせないことである．一方，安楽死はプライバシーや自由を守るいわゆる自由権を超えて，個人が他者に何かをさせることを要求する．そして，その他者がそれによって多大な害を被るならば，それを行う無条件の義務はないと考えられる．したがって，医師は自分で安楽死を施行することを拒否できる権利を維持するべきだろう．しかし，安楽死を行うことは自らの良心に反するという理由で，他の医師がそれを行うのを禁止したり，患者から安楽死する機会を奪ったりすることは正当化されない．個人の生命に対する価値判断は最も基本的な事柄であり，かつ，多様である．したがって，患者も医師も含め，個々人の選択の自由を保障し，自分の良心に反する場合は，安楽死を許される殺人として許容できる医療従事者に患者のケアを委ねるべきであろう．究極的に考えれば，安楽死を希望する患者をケアできるのが自分たったひとりという状況も想定できよう．しかし，ある調査では，日本でも5名に1名の医師は安楽死が明らかに合法であれば，患者の要請に従って行うだろうと答えている（ASAI, et al, 2001 324-330）．

安楽死と社会

　安楽死は深刻な社会不安を作り出すだろうか．もし安楽死が，密室で何ら定められた手順や法なしに行われることを許したならば，社会は「入院したら何時殺されるかわからない」という不安を持つかもしれない．幾つかの調査によって，安楽死が法的にも禁止されている多くの国々で，安楽死が個々の現場の判断で行われるとの報告がある．密室のなかで，個々の医師や他の医療従事者の判断で安楽死が行われれば，患者の希望に基づかない安楽死が行われるかもしれない．したがって，オランダのように法的拘束力を持つ手順をはっきりと確立し透明化された手続きをとることで，反対に「意に反して致死薬を注射される」などの根拠のない不安は解消されるだろう．1997年に9ヶ月間のみ法として有効だったオーストラリア北準州の末期患者権利法の手順も，オランダの要件に加え，主治医が緩和医療の専門家でない場合緩和医療専門家の医師が患者に緩和医療についての情報を与えること，精神科医が診察し治療可能なうつ状態でないことを確認すること，さらには初めて安楽死希望を表明してから一週間後に，他の2人の医師が立会い書面で自発的積極的安楽死についてのインフォームド・コンセントを行うこと，その後，さらに2日置いてから自発的積極的安楽死が施行されることなど，極めて厳しい手順が使用されていた（KISSANE, et al. 1998, 1097-1102）．このような手順が遵守されれば，根拠のない不安は解消されるのではないだろうか．また厳格な手順を取り，注意深い診察・評価をすることで治療可能なうつ状態などに起因する非理性的な希望のケースも除外できるであろう．

　安楽死は社会を崩壊させるか．この問いに対しては，オランダでは15年以上安楽死が倫理的法的に容認されていて崩壊する兆しがないと答えることができる．また，前述したように，安楽死をタブー視し闇に追いやるよりも，一定の要件を満たす場合には認めて外部からもわかるような手順で行えば問題は起きないと考えられる．あくまでも出発点は患者の一貫した明確な希望である．そして，医療現場での患者の希望と意思と国民の医療情報へのアクセスが保障されなくてはならないだろう．もうひとつ，安楽死を「死ぬ権利」として認めたならば，将来的には「死ぬ義務」が生じて，死にたくない人まで殺されてしま

うという議論がある．これは，たとえ出発点が倫理的に許されるものであっても，将来は坂を滑り落ちるようになし崩し的に物事が進み，最終的には非倫理的な事態に繋がるという"滑りやすい坂"理論である．安楽死の文脈で言えば，「許される」殺人が「許されない」殺人に徐々に移行していくというものだ．しかし，この議論は患者を殺すという点にのみ着眼しており，最も大切な患者の希望を無視した議論になっている．ここでも安楽死を患者の希望や選択を尊重する行為であることを確認すれば，患者の希望がない非自発的安楽死や患者の希望に反する反自発的安楽死に移行する理由がないことがわかる．少なくともオランダでは1990年から1995年の期間で，"滑りやすい坂"の通過点のひとつである非自発的安楽死の件数に変化はない（VAS DER MASS, 1996, 1699-1705）．

　今までは安楽死そのものの倫理的正当性について考えてきた．そして，安楽死を真剣に希望する患者に対して安楽死施行を受け入れる医師が行うことは，倫理的に許容されると論じた．ここでは最後に，わが国において自発的積極的安楽死を合法化することは望ましいか否かを考えたい．なぜなら，安楽死が一般的に正しいかという問題と，今の日本で安楽死が行われることが好ましいか否かは別問題になり得るからである．もしわが国の状況と安楽死施行が大きな問題なく行われているオランダの間で大きな差異があれば，合法的自発的積極的安楽死施行はわが国では問題になるかもしれない．ある報告によると，オランダでは個人の自律への尊重が確立し知る権利も確立している．患者はすべてを知ることができる．また，オランダでは国民全員が家庭医を持っており，その医師患者関係は極めて対等だという（NHK人体プロジェクト，1996）．一方，わが国では医療現場での患者個人の意思決定は様々な理由で保障されていない．また，個人というよりも家族や世間単位で物事を考えることが多い．家族の発言力も強い．医療現場での患者の権利が保障されているとは必ずしも言うことはできず，医師患者関係が対等なものでないこともしばしばある．医療現場における知る権利と医療情報へのアクセスはまだ確立されていない．自発的積極的安楽死の基礎はインフォームド・コンセントだが，わが国の法はその手順や手続きを厳密には定めていない．このような状況，つまり，オランダとは非常に違った状況で，安楽死を合法化することは日本社会にとってよいことだろうか．おそらく現状のままでは，「患者は現状を十分理解して安楽死を希望して

いるのか」や「本当に自発的に希望しているのか」などの問題が出てくるであろう．先程言及した「死ぬ義務」が曖昧な形で形成されかねない．したがって，安楽死それ自体が倫理的に許容できると判断され，合法化が検討される場合には，安楽死の基礎になる患者のインフォームド・コンセントと他の諸権利をまず確立する必要があるだろう．そして，前述した如く，誰に対しても透明で明快な手順とセイフガードが作られなくてはならない．なぜなら，安楽死に誤用（misuse）や乱用（abuse）は許されないし，一切の強要や周囲からの操作は避けられなくてはならないからである．

5　結語

人を殺すことは通常，許されることではない．そして倫理原則として殺人は基本的に禁止されるべきである．しかし，安楽死は倫理的に許容される余地のある殺人に分類されるのではないだろうか．

読者の皆さん，考えてみてください

(1) あなたは患者さんに安楽死を依頼されたら行いますか．
(2) オランダの合法的な安楽死をどのように考えますか．
(3) 安楽死を要請できる患者は末期で死が迫っていなければならないでしょうか．
(4) 安楽死を要請できる患者は，肉体的苦痛を感じていなければならないでしょうか．精神的苦痛は認められないでしょか．
(5) あなたの命はあなた自身のものですか，それとも家族と共有されているものですか．

参考文献

ASAI, A., OHNISHI, M., NAGATA, K., S., TANIDA, N, YAMAZAKI Y., 2001, Doctors' and Nurses' Attitudes Toward and Experiences of Voluntary Euthanasia: A survey on Members of the Japanese Association of Palliative Medicine, Journal of Medical Ethics, 27,324-330

朝日新聞, 2000年, 11月29日, 朝刊

KISSANE, D., STREET, A., NITSCHKE, P., 1998, Seven Deaths in Darwin: Case Studies Under the Rights of the Terminally Ill Act, Northern Territory, Australia. Lancet 352, 1097-102.

ヘルガ・クーゼ, 2000, ケアリング　看護婦・女性・倫理. 竹内徹, 竹内弥生監訳　メデイカ出版　大阪

MASS, P., J., V., D., WAL, G., V., D., HAVERKATE, I., GRAAFF, C., L., M., D., KESTER, J., G., C., ONWUTEAKA-PHILIPSEN, B., D., Heide, A., V., D., Bosman, J., M., Willems, D., L., 1996, Euthanasia, Physician-Assisted Suicide, and Other Medical Practices Involving the End of Life in the Netherlands, 1990-1995. New England Journal of Medicine, 335, 1699-1705.

山内友三郎, 1990, 相手の立場に立つ　ヘアの道徳哲学, 勁草書房, 13-18, 東京

GROUENEWOUD, J., H., HEIDE, D., A., ONWUTEAKA-PHILIPSEN, B., D., WILLEMS, D., K., MASS, V.,D., P., J., GERRIT, V., D., W., 2000, Clinical Problems with the Performance of Euthanasia and Physician-Assisted Suicide. New England Journal of Medicine, 342, 551-556.

MASS, P., J., V., D., DELDEN, J., J., M., V., PIJNENBORG, L., LOOMAN, C., W., N., 1991, Euthanasia and Other Medical Decisions Concerning the End of Life. Lancet, 338, 669-74.

STEINBERG, M.,A., NAIMAN, J., M., CARTWRIGHT, C., M., MACMOMALD, S., M., WILLIAMS, G., M., 1997, End-of-Life Decision-Making: Community and Medical Practitioners' Perspectives. Medical Journal of Australia, 166, 131-4.

廣松渉, 子安宣邦, 三島憲一, 宮本久雄, 佐々木力, 野家啓一, 末木文美士（編集）, 1998, 岩波哲学・思想辞典, 岩波書店, 東京, 242-243.

ＮＨＫ人体プロジェクト, 1996, 安楽死　生と死をみつめる, ＮＨＫ出版, 東京

コメント

　安楽死についての著者の主張は，基本的には許容されるが，わが国での合法化には慎重な姿勢が必要で，諸々のインフラが整備されなければならないということである．筆者も同意見である．現状は安楽死を合法化するに足る，医療に関わる十分な倫理的成熟が得られていないと考える．米国でも安楽死の合法化には広範な議論が展開されている．Emanuelらは米国の安楽死施行例について余り検討がないとして，355名の癌専門医にインタビューを行っている．この論文を参考に，ここでは安楽死を行う側の視点を考えてみたい．

　この研究では，安楽死を施行した53名の医師がインタビューに応じている．52.6%の医師はその行為を肯定的に評価しているが，23.7%は後悔していた．また39.5%は法的訴追を恐れていたとのことである．このように安楽死を施行した上で，そのことを後悔する人が1／4近くにものぼることは，わが国での安楽死を考えていく上でも大きな問題と思われる．

　著者も「医師に害を与えるか」という問題を論議しているが，確かに救命を第一義的な職業規範としている医師が安楽死を行う意味は極めて大きい．安楽死のために心理的外傷なり，負荷がかかり過ぎることについては十分な注意が必要である．逆に医師が安楽死を行うのに全く心理的負担を感じなくなることがあれば，それもある意味で医師の人間性への侵害なのかもしれない．

　また安楽死は行う医師個人の問題でもあるが，一方で看護婦等，他の医療者との関係も問題になるだろう．安楽死のタイミングは医療者間で意見が異なることも大いに考えられる．問題が大きいだけ，その食い違いも重大な亀裂を生じやすい．それもまた一つの医療者への「害」となりうるので，その点にも配慮や取り決めが必要であろう．いずれにせよ，人を死に至らしめることの意味は極めて深く，行為者側に対するケアは一方で大きな課題と考えられる．

大西基喜

*) Emanuel EJ et al. 1998 The Practice of Euthanasia and Physician-Assisted Suicide in the United States. JAMA 280:507-513

第4章　人工妊娠中絶と重度障害新生児に対する医療

浅井　篤

1　要旨

　人の誕生に関わる倫理的問題は数多い．中でも，人工妊娠中絶の是非と，重度の障害を持って生まれてきた新生児に対して，どのような治療を行うかは極めて大きな倫理的議論を引き起こしている．中絶は倫理的に許されるのか．胎児の性や疾患などによる選択的中絶は許される余地はあるのか．また，障害を持つ新生児はどのような医療を受けるのが適切なのか．そして，最終的な判断を胎児また新生児の親に任せてよいのか．胎児と新生児，親，そして第3者の利益と害，権利と義務を考慮に入れつつ，これらの問題を考える．

キーワード：女性の生殖権（reproductive rights），胎児要件，障害者差別，
　　　　　　代理判断，パーソン論

2　目的・背景

　人工妊娠中絶（以下，中絶）とは，受精から出生の間の期間に人工的に妊娠を中断し，胎児を死に至らしめることである．中絶に対する法制度は国によって様々である．女性の要請だけで妊娠12週以前の中絶を認める期間規定を採用している場合もあれば，わが国のように一定の条件を満たさなければ合法的に中絶が受けられないという適応規定を採用しているところもある（金城，1998，1-22）．ウォーレンの報告に拠れば，中絶を合法とするか違法とするかで世界は2分されている．中国，インド，その他のほとんどのアジア諸国は昔から認

> **世界の状況　デンマーク（Norup 1997, 439-449）**
>
> 1995年にデンマークで18〜44歳の一般市民1000人を対象に行われた意識調査では，社会的理由による中絶について，妊娠12週以前で95％の回答者が，妊娠21週で53％，24週で27％，26週で23％が許されるとした．また，胎児要因による妊娠16〜20週における中絶については，胎児がターナー症候群（比較的軽い障害を想定）の場合37％，多嚢胞腎（比較的軽い障害を想定）の場合29％，嚢胞線維症の場合82％（比較的重度の障害を想定），ダウン症候群（比較的重度の障害を想定）の場合78％が，中絶を行っても許されるとした．一方，自分自身がそのような障害を持つ胎児の親になったとしたら，それぞれ20％，14％，55％，50％のみが中絶するだろうと答えた．また，非常に重度の障害を持ち生後2年以内に死亡するとされるトリソミー13を持った胎児の場合，妊娠21週で90％，24週で75％，26週で71％の回答者が中絶が許されるとした．

められており，ヨーロッパ，北米，その他ほとんどの先進国でも合法である．一方，母体の生命が危険にならない限り中絶が許されない地域も世界に多数あるという（WARREN 1998, 127-134）．倫理的観点から言っても，胎児の生きる権利と女性の生殖の自由への権利が真っ向から対立している．また，胎児の持つ特性や疾患・障害などによる選択的中絶の是非は，第3者である，現在障害や疾患を抱えて生活している人々への影響も考慮に入れる必要があり，女性の生殖の自由に対する権利と胎児の生きる権利の対立の構図からだけでは十分な考察ができないと思われる．

　本章では中絶と共に出生直後の倫理的問題も取り扱う．なぜなら，出産を挟むものの，胎児要件による（胎児の疾患や障害を理由とした）選択的中絶と新生児が持つ疾患や障害による治療中止は，基本的には同じ理由で判断される問題だからである．もちろん，誕生は極めて重要な境界である．出生後，新生児は法的に成人と全く同じ権利を持つ社会の一員と見なされる．しかし，新生児や乳児に行われる医療の方針が，主にその両親や他の関係者—少なくとも本人ではない—によって決められるという点では胎児と同様と考えられる．近年，オーストラリアのベビーM事件や米国のベビー・ドウ事件などが報告されており，重度障害を持つ新生児の医療に関わる問題が社会的に大きな注目を集め

表1

・胎児はどのような存在か．
・胎児は生まれてくる権利を持つか．
・胎児は成人と同様の権利を有するか．
・女性の自己決定権は中絶を正当化するか．
・生きることは，そのものとしてよいことか．
・選択的中絶が容認される状況はあるのか．
・選択的中絶と障害新生児に対する救命治療についての判断は，胎児の親に完全に任せられて良いか．
・選択的中絶と障害新生児に対する救命治療中止・差し控えは障害を持つ人々に対する差別になるのか．
・自分の子の中絶や治療中止を行うとき，どの程度までの社会的影響（他者への害）を考慮すべきなのか．
・胎児や障害新生児の利益とは何なのか．

ている（後に詳述する）（シンガー，1998年，137-166）．そして，中絶の是非同様，そのような患児に対してどのような治療が行われるべきかについて，QOL（Quality of Life）重視の立場（または利益benefitsに基づいた議論），生命至上主義的な立場，そして，障害者差別反対の立場からそれぞれの議論が提示されている（RACHELS 1993, 1-14.）．

本章ではこれらの問題を一連の人の誕生に関わる問題として扱い，それぞれ関連するものとして論じる．そして，一般的な中絶の倫理性，胎児要件による選択的中絶の倫理的問題，障害を持つ新生児の医療のあり方について考える．

3　問題の整理

表1に一般的な中絶についての問題を5つ，選択的中絶の問題と障害を持つ新生児の救命治療に関わる問題を5つ挙げた．

4　倫理的考察

最初に胎児要件に拠らない中絶の是非について検討したい．つまり，「一般

的に中絶は倫理的に許容されるか」という問いである．中絶に反対する立場からは，胎児は我々同様人間であり，生きる権利を持つ，胎児はまだ人間ではないが我々同様の人間になる潜在性を持っている，中絶が容易に行われるならば，人命は貴重であるという考え方が損なわれる，などの主張が出されている．一方，中絶を擁護する立場からは，中絶禁止は女性の生殖に関する自己決定権を無視することになる，中絶する自由が保障されない場合女性や子供に深刻な害を与える，などの議論が行われている（WARREN 1998, 127-134）．以下，胎児の存在，女性の自由，幸福，生殖の自由，そして中絶の是非について考察する．

胎児とは何者か

まず，胎児とは何者なのか—胎児はどのような倫理的配慮を要求する存在なのか—という問題を考える必要がある．最も保守的なものは，「胎児は受精の瞬間から成人と全く変わりない人間」というものである．受精と共に人の命は始まる．精子のDNAが卵子に入って一つしか存在しない遺伝子型をもった受精卵ができ，成熟した人間に成長する．そして，受精の瞬間から発達は段階的で継続的である．人間が始まる点として他に同定できるポイントはない．だから，中絶は妊娠のいかなる時期においても倫理的に（法的にも）許されないという立場である．成人に対して行うことが許されない行為は胎児に対しても許さず，中絶は殺人と見なされる．一方，自由主義的（リベラル）な立場からは，「胎児は人間というより，人間の体の組織，たとえば虫垂のような身体の一部に近い．それゆえ，胎児は道徳的重要性をほとんど持たない，または，成人している人間と同じ重要性を持たない」と主張される．炎症を起こした虫垂を手術をして摘出しても，当然のことながら倫理的な問題にはならないだろう．さらに，この両者の中道を行く立場もあって，「胎児は発達段階によって異なった道徳的地位を持つ」という考え方も示されている．しかし，どのような胎児の特性が中絶を非とするか，いつそのような特性を持つかについて様々な見解がある（HURSTHOUSE 1987,65）．受精卵がひとつの個として確定した時（受精14日目），神経組織が発達し快・不快などを経験する能力を持った時（24週），母体外での生存可能性（20週〜22週）などが，その特性の候補として挙げられている（WARREN 1998, 127-134）．胎児の発達段階によって中絶の倫理的正当性

が変わるという立場からは，たとえば，「中絶は，胎児が痛みを感じるようになった妊娠24週以降は許されない，なぜなら，胎児に苦しみを与えるから」という主張が可能である．つまり，感覚を持った存在は倫理的な配慮が必要な存在になるという考え方である．

　他の立場としては，胎児は今は人間ではないが潜在的に人間である．したがって現在，人間として生きている存在と同等の倫理的配慮が必要であり，同様の権利を持つという考え方がある．また，中絶が，胎児が我々同様に持っている未来（future-like-ours）を奪うが故に間違っているとする立場もある．この考え方では，今現在の胎児の存在がたとえ単なる組織であっても，個人としての人格性がなくても，潜在性があろうとなかろうと関係がない．まず，「なぜ人を殺すべきでないのか」と問い，人からその未来を奪い取るからであるとする．そして，将来いろいろな人間関係を経験する未来や何かをやり遂げる未来を持つ存在として，胎児は我々成人と全く変わらないと論じ，それ故，中絶は成人を殺害するのと同様，倫理的に許容されないとする（MARQUIS 1989; 183-202）．この見解は，人生や命，そして未来に本質的な価値があるという立場，つまり，人生には本質的な価値があるから人々に選好される（いくつかの選択肢の中から好まれて選ばれる）のであって，その逆—人々がそれを選好するから価値が出る—ではないという考え方に基づいていると言えよう．

　一方，胎児は人間（種としての人間，ヒト，ホモ・サピエンス）であっても人格を持った人（person，パーソン）ではないという考え方（パーソン論）もある．この考え方では，人格を意識，理性，コミュニケーション能力，自己認識などを持つ存在と捉え，胎児は遺伝的には人間でも倫理的意味での人間ではない，つまり人ではないとする．極端にリベラルな立場からは，胎児は持続的な自己に対する概念を持っていないから，その自己を継続しようとする欲望を持っていない．ある存在は欲望を持って始めて利益を持つ．そして，利益（または利権）を持って始めて権利を持つ．したがって，生命に対する権利を持つためには，その存在は生命に対する欲望を持たなければならない．だから，胎児は生命に対する権利を持たないと主張されている（TOOLEY 1988, 94-110）．実際，胎児は，妊娠中期の後半かもう少し後半まで神経生理学的な構造と機能がないのは殆ど確実とされる．それまで胎児は自己意識も経験も思考も意識も

ない．結果的に早期の胎児はどのような苦痛も感じることができず，かつ，それが望む何も奪われることができない．人格と欲望と利益と権利を関連づける立場からは，人々は胎児の命に価値を見出すかもしれないが，胎児自身は自分の生命に価値を見出すことはできない．だから，彼らの生きる権利が我々のそれと匹敵するという議論は疑わしいと主張されている（WARREN1998, 127-134）．

女性の自由，幸福，生殖の自由について

中絶の自由を倫理的にも法的にも認められるべきだとする最も強力な主張は，女性には自分の身体をコントロールする権利があり，彼女の自由やプライバシーへの権利は胎児の生きる権利より優先される，というものである．トムソンはその画期的な中絶擁護の論文で，生きることが必要だからと言って，他者にそれを無条件に要求できるわけではない．ある存在（胎児）が生存するために他の存在（女性の身体）に依存する必要があるからといって，その事実が前者に後者に依存する権利を与えるわけではない．したがって，胎児の生きる権利が常に女性の自己の身体に対する自己決定権に優先されると主張するのは間違いである．母体が危険な状態になっている場合，レイプされた場合，不妊に失敗した場合など，母親が重大な決心をした上で胎児に自分の身体の利用を認めない時，中絶は許される．しかし，妊娠7ヶ月のときに海外旅行を楽しむのに不便だからという理由で中絶するのは許されないであろうという議論を行っている（THOMSON 1988, 82-93）．また，中絶への自由を妨げることは，女性の生命，健康，満足した人生に対する権利など，女性の他の多くの権利を侵害することになる．さらに，多くの人々は異性間性交渉を望むが女性が望まない妊娠を100％避けることはできないこと，近親相姦，強姦による妊娠があること，地域によっては避妊薬や他の避妊方法へのアクセスが経済的地理的に困難な場合があること，家族計画が立てられなくなり経済的に逼迫する可能性があること，などが中絶禁止反対の根拠として挙げられている（WARREN 1998, 127-134）．

中絶は倫理的に許されるか

さて，今まで紹介した中絶に対する賛否両論に対して，どのように考えるべきだろうか．たしかに，受精の瞬間から胎児の発達は連続的で，恣意的な一点

を人間が始まる点とすることはできない．しかし，受精したばかりの小さな細胞と我々が権利や倫理的配慮において同じ存在という議論にはならない．白と黒は灰色を中間として連続しているが我々はその両者を間違いなく区別できる．体外受精のためにシャーレにおかれた卵細胞と我々は同じだろうか．たしかにＤＮＡは同じかもしれない．しかし，遺伝子が同一だから全く同じ人であるとしたら一卵性双生児はそれぞれ独立した個人でありえなくなってしまう．一卵性双生児は，生きる環境や人間関係，経験によってそれぞれ独立した個人になるのではないだろうか．また，受精卵は成人の人になる潜在性も持っていよう．しかし，潜在性は単なる可能性に過ぎない．潜在性が現実になるには多くの運や努力が必要となる．生まれてくる誰もが一流スポーツ選手になる潜在性を持っている．しかし現実にはほとんどそうならないし，潜在性があるからといって多くのサッカー選手がペレやマラドーナのような人生を送る権利を要求できるわけではないだろう．さらに，たしかに受精卵や胎児はその存在がなんであれ，成人と同じ未来を持っていると言える．望まれている未来は大切である．そして，人から大切なものを奪うことは悪いことだ．しかし，受精卵や胎児は自分の未来を希望していない．なぜなら，希望や欲望を持つ能力がないからである．また，人生はそれ自身として良いものであり，良いものをある存在から奪うことはその存在が未来を望んでいる，いないに関わらず，間違っているという考え方もあろう．しかし，人生はそんなに良いものだろうか．もちろん，生まれたものは死にたくないし，生き続けたいと思うだろう．若いうちに病気で死ぬのは恐ろしい．つまり，もう死んでもいいと思えるまで生きることは死ぬより好ましい．しかし，生きている状態は初めから生まれなかったことよりも，本当に良いことだろうか．そして，受精卵や妊娠早期の胎児はまだ自覚的には生まれていない．

　受精卵や妊娠早期の胎児と，一般的な人とは何が決定的に違うのだろうか．最も基本的な点はおそらく快や不快などを感じる能力，経験をする能力であろう．これはカエルの受精卵とオタマジャクシ，オタマジャクシとカエルの違いを考えると容易にわかる．この３者とも同一のＤＮＡを持ち成長は連続している．しかし，カエルの受精卵とオタマジャクシの間にはオタマジャクシとカエルにはない決定的な差がある．それは快や不快などを感じる能力であり，経験

をする能力であり，意識である．一方，オタマジャクシとカエルは形の違いや手足の有無，生活する場所は異なるが，自分で感じ動き，恐れ満足するという点では変わらない．そして，ある存在の持つ倫理的判断において配慮すべき特性とは快・不快を経験する能力ではなかろうか．そのような能力は妊娠21週（わが国で法的に妊娠中絶が許される限界）まではないと現状では言われている．したがって，胎児が，いまだかつて意識を持ったこともなく，何も感じない，主観的には無と変わらない状態の存在であることが確実な時期には中絶は倫理的に許されよう．そして，妊娠中期後半や妊娠後期には未発達な意識を持つようになる．このような状態がオタマジャクシにあたる．これは早期中絶が後期中絶より倫理的に望ましい理由になる（WARREN 1998, 127-134）．胎児と成人では，パーソン論が主張するところの人格ももちろん異なっているが，人格性の定義は恣意的で一致を見ていない．また，人間社会においては，たとえ意識，理性，コミュニケーション能力，自己認識が発達していなくても，倫理的な重要性を持つ存在は幾らでもいる．たとえ，中等度以上の痴呆のために「自分は誰だ」という自己意識が欠如している人に，人格が完全でないから苦痛を与えても良いと言うことにはならないだろう．

　胎児と女性の関係から考えれば，胎児と女性は対等な関係ではない．胎児は女性の体に依存している．また上述のトムソンの議論を受け入れれば，女性の自分の身体に起こることを決定する自由権は尊重されなければならない．たとえ胎児が女性と同等の生存の権利を持っていたとしても，その2つが対立した場合には後者を優先するべきであろう．

選択的中絶や新生児の治療中止が容認される状況はあるのか：現状

　はじめに現状を見てみよう．1994年に発表された王立メルボルン小児病院からの報告では，調査期間に入院した1362名中の新生児（babies）のうち132名が死亡した．そのうち，23.5%が可能な限りの救命処置を受けたにもかかわらず死亡したが，残りの76.5%は延命治療が中止された結果の死亡だったという．治療中断の判断は，約半数の新生児で死が避けられないという医学的判断だった．しかし，17%の新生児の治療中止は生存できる可能性ではなく，患児と患児家族が持つことになると予想される将来のQOLを考慮して行われ，残り約4

割のケースの判断は診断・予後と将来のQOLの両方を勘案したものだったという (CAMBPEL 1994, 327-44). 日本の小児神経内科医に対して行われた調査では, 殆どの回答者が, 神経学的障害の有無に拘わらず基本的な医療はどの小児にも提供されるべきであると回答した. 約6割の回答者は, 精神機能が保たれている小児に対しては, 精神遅滞がある小児よりも積極的なリハビリテーションを行うべきだと回答した. 一方, 進行性変性性脳障害を持っている小児に対する心肺蘇生術について, 心肺停止時に蘇生の適応があると考えていたのは回答者の15%のみであった. 半数を超える回答者が患児のQOLを考慮にいれた医療決断をするべきだと答え, 医療上の意思決定において患者の精神機能やQOLが大きな役割を果たしていることが示唆された (Sakakihara 2000, 113-117.). 前述のデンマークにおける調査からも, 胎児要因による妊娠中絶の許容度は障害の重さに比例して大きくなることが示唆され, また, 「自分が障害のある子供を妊娠したときは出産するけれども, 他者が希望するときは中絶するのを許容する」という立場が認められた (Norup 1997, 439-449). また, わが国は, 胎児要件による中絶は法的に認められていない. このような状況を踏まえて, 胎児や新生児が罹患している疾病を理由に, 彼らを生かし続けることをやめるという行為の倫理性について考える.

受精卵を検査する着床前診断による妊娠取り止めや出生前診断後の中絶, そして, 誕生後の治療中止も時期と子供の状態は変わるものの, 基本的には胎児や新生児の医学的状態 (診断と予後), 彼らの両親や治療にあたる医療従事者の判断した現在と将来のQOL (他者によるQOL判断), そして, それらを勘案した上での両親の希望と医療従事者の判断が検討すべき事柄となる. 1989年オーストラリア, メルボルンで起きたベビーM事件では, 重度の二分脊椎症を持つ新生児に対して, どのような治療が行われるべきかが問題になった. 両親や担当医は患児の悲観的な予後に基づいて手術をせず緩和治療に徹する決定をしたが, これに対して「生きる権利協会」という中絶反対団体が訴えを起こした. この裁判では生命至上主義的な例外なき治療方針とQOLに基づく治療方針が対立したといっていい. また, 第3者から構成されているグループが, 家族という私的な生活に干渉することの是非が大きく問題になった (シンガー, 1998年, 137-166). 一方, 1982年の米国のベビー・ドウ事件では, すでに2人

の子供を持つ両親にダウン症の子供が生まれた．この子は食道気管瘻という手術によって根治できる奇形を有していた．両親と担当した産科医は，患児の将来のＱＯＬと患児を含めた家族全体の利益を考慮し手術をしないこと――これはこの子の死を意味した――を決定した．しかし，これに対して小児科医や病院が意見を異にし裁判となった．この事例では，医療従事者や両親が抱いているダウン症の子が将来持つであろう人生や能力に関する知識や考え方が，最新の十分な証拠に基づいていないことが指摘された．また，この事例では，患者を死ぬに任せたのは障害者差別だという批判が持ち上がった（PENCE, 2000年, 296-334）．

選択的中絶や新生児の治療中止が容認される状況についての考察

　このようにこの問題については様々な要因が交錯し，両親，医療従事者，障害児を育てている人々，成人している障害者など立場によって見方も変わってくる．残念ながら，我々は他者の人生を生きることはできない．我々はすべての人の人生について知ることはできない．障害のある子供を育てたことがない人々には，そのような子と暮らすことがどのようなものかなかなかわからない．障害のある子らと共に生きる家族からの情報や意見を参考にして想像するしかないであろう．一方，その逆も真であるかもしれない．また，利益や幸福についても，ある障害を持った新生児が将来，幸せに生きるかどうか，何が彼らの幸せになるのかを知ることは難しい．知能や社会的地位が高ければ高いほど幸福になるとはいえないし，社会が皆，エリートで占められなければ良い社会でないともいえない．ここで胎児と新生児が持つ障害や疾患を理由に，彼らを生かし続けることをやめるという行為の倫理性について幾つかの基本的な事項と疑問を確認しつつ考える．

　第一に，倫理的に恣意的な理由での差別は間違っている．「女性だから」，「肌の色が違うから」，「ホモセクシュアル」だからという理由で人を区別するのは恣意的な差別である．一方，航空機のパイロットになるのに一定の視力が要求されるのは，弱視者を不当に差別していることにはならないだろう．つまり，ある人の扱いを他の人々の扱いと変えるときに重要なのはその理由である．「胎児や新生児の障害や疾患を理由に生かし続けるのをやめる行為は差別であ

る」，「障害があるという理由で医学的治療を拒否されてはならない」という主張は基本的には正しい．非常に軽い障害を根拠に治療方針を変えるのは正当化されないだろう．一方，障害による児の苦痛が著しい場合や全く意識がない場合，または，近い将来に間違いなく死亡することが予想される場合，そのような明らかに児の利益に反する，または，利益にならない場合，胎児や新生児を生かし続けるのをやめるのは倫理的に正当化されるだろう．なぜなら，苦痛しかない人生は良いのもではないからである．患者の苦痛を引き伸ばすだけの医療は行うべきでない．可能な限り治療を施しても，生まれてくる子に耐え難い肉体的苦痛があることが予想されることが，選択的人工妊娠中絶の倫理的許容条件の1つと考えられる場合もある（蔵田，1998年，35-40）．

　第二に，両親が本当に自発的な判断を行うためには，その自発性を妨げるような社会的要因は取り除かなくてはならない．社会から不当な障害者差別は追放すべきであるし，福祉をより充実させるべきであろう．「障害児は不幸な子供」というような短絡的な意識は改革されなくてはならない（蔵田，1998年，35-40）．これが最優先に解決すべき現実的問題であろう．

　第三に，両親の自発的な希望は基本的には最も尊重されるべきだろう．生まれてくる，または生まれてきた子と一生を共にし，苦楽を共にし，すべての責任と義務を負うのは両親だからである．下された決定の影響を最も被るのももちろん両親である．重度の障害を持った子供が家族に生まれてきた結果，離婚や他の家族が情緒的問題を抱えることが少なくないという．一方，非常に愛情深い家族関係を形成する場合もある（CAMBPEL, 1994, 327-44）．基本的にはこのような問題は「私的な判断」になる．しかし，判断が困難だから判断の内容ではなく手続きの正当性のみを決定し，後はすべての判断を両親に丸投げにしてしまうという立場にも問題がある．たとえば，生まれた子供の性や顔つきが望んでいたものと違うから治療を中断したいと両親が言った場合，医療従事者や社会は生まれてきた子供の利益を守るために，両親の判断を拒否しなくてはならない場合があろう．筆者は，第6章の結合双生児の分離手術の是非に関する問題では，「介入が正当化される」という立場を取っている．

　一方，患児に中等度レベルの障害がある場合はもっとも判断が困難である．どのような状況でなら，たとえばどの程度障害が深刻であれば，他者による介

入が正当化されるのかは明らかでない．判断する人によって意見が異なるだろう．もちろん，治療の対象になっている患児（この場合は胎児や新生児）の利益が最優先されるべきである．しかし，患児の現在と将来のＱＯＬ（他者によるＱＯＬ判断）が，どれくらい低ければ，その子の利益にならないという理由で治療は中断されるべきか．この問いについての一律の基準や合意はない．また，健常人は慢性疾患や障害と共に生きる状態を実際以上にＱＯＬを低く見積もるとよく指摘される．また，障害を持つ子供と生きる両親の人生のＱＯＬを不当に低く予想する場合もあろう．このように他者によるＱＯＬ判断は難しい．しかし，障害児についてよく知っている人々が，基本的には我々同様幸福な生活を送る可能性が高いと判断するレベルの障害であれば治療を中止する理由はないであろう．国家や医療従事者の役目は，そのような情報を両親に提供することだろう．そして説得する．我々は他者の人生を生きることはできないが他者の経験から学ぶことはできる．しかし，可能な限りの事実を知ったうえで両親が判断することには，最終的には介入するべきでないと思われる．

「何らかの先天異常を持つ人がただでさえ少数であるのに，出生前診断の慣例化によってその数が少なくなり，それによってその疾患をケアする施設や医療従事者が減少していく可能性が高い．よって出生前診断の普及が障害者やその家族にとってある種の脅威を感じられても当然である」という議論がある（蔵田，1998年，35-40）．この議論は正しい．しかし，反対にひとりあたりに利用できる医療や社会資源が増えてよりよい生活が期待できることにならないだろうか．また，だから，障害を持つ人は増えた方が良いという結論になるだろうか．我々が個人として自分の行為についての判断をする時，いつもどれくらい広い範囲で自分の行為の影響を考えなくてはならないか，は大きな問題である．両親は自分の子の中絶や治療中止を行うとき，どの程度までの社会的影響（他者への害，この場合は，生きている障害者を差別する結果になる可能性）を考慮すべきなのか．その結果に対してどれほどの責任があるのだろうか．たとえば，両親が本当に自発的で，障害者を差別しようなどという他意も全くなく，障害を持つ子供と生きることがどういうことかを十分に理解した上で，完全に自分たちの子供のことだけに集中して自己決定を行い，その結果中絶や治療中止を選択するとしよう．そして，その結果，特定の病気や障害を持つ子供

の出産や生存が減ったとする．このような現象を，公益を名目とした国家による優生学でなく，「自発的な優生学」，「放任主義（レッセ・フェール）優生学」と呼ぶ（米本他，2000年）．各個人の自発的な十分な情報を得た上での判断の結果，最終的に特定の障害を持った人々の数が減り彼らへの社会的ケアのレベルが低下した場合，その責めを負うのはそれらの個人だろうか．そうではないだろう．障害を持つ人々のケアのレベルを維持するのは社会全体，わが国で言えば政府である．障害を持つ人々は政府が間違った政策を取らないよう，ひとりひとりが大切にされる社会が確立されるよう主張すべきであろう．一方，各個人は法律を守り税金を納め，不正を行わず嘘をつかず，他者に直接的な害を与えず，自分の子供や配偶者の人生に責任を持って生きている限り，倫理的に非難される理由はないと考える．したがって，諸事実を十分理解した上である特定の障害を持つ子供を持つことを希望していない両親に，その子とともに生きろと強制するべきではない．そのような権利を持つ者はいない．医療従事者のできることは最新の障害に関する事実を両親に提供すること，操作的にならないように医療者として自分が信じることを述べることに留まるのではなかろうか．

5　結語

人の誕生に関わる倫理的問題を解決するのは非常に困難である．胎児と新生児，親，そして第3者の利益と害，権利と義務を考慮に入れつつ，最も適切と考えられる見解を述べた．

読者の皆さん，考えてみてください

(1) 人の誕生に関わる倫理的問題において，誰の希望が最も尊重されるべきでしょうか．

(2) 中絶や新生児の治療中止の問題は私的な問題でしょうか．

(3) 自分の行為についての判断をする時，どれくらい広い範囲で自分

の行為の影響を考えなくてはならないでしょうか.
(4) どの程度, QOLが低ければ, 誕生や生存を中断する理由になるのでしょうか.
(5) 幸福に質の高低があるでしょうか.

参考文献

WARREN, M. A.,1998, Abortion. In A Companion of Bioethics (edited by Helga Kuhse Peter Singer), Oxford University Press, London, 127-134.
金城清子：生命誕生をめぐるバイオエシックス　日本評論社　1998　東京
PENCE, G., E., 1995, Classic Cases in Medical Ethics. 2nd edition, McGraw-Hill, Inc., 1995, New York, 296-334.
CAMBPEL,, N., 1994, When Care Cannot Cure: Medical Problems in Seriously Ill Babies. F.K. BELLER and R. F. WEIR (ed), The Beginning of Human Life, 327-44, Kluwer Academic Publishers.
RRACHELS, J., 1993, The Element of Moral Philosophy, second edition, McGraw-Hill, Inc., New York, 1-14.
シンガー, 1998, 樫則章訳　生と死の倫理学, 昭和堂, 京都, 137-166
ENGLISH, V., ROMANO-CRITCHELEY, G., SOMMERVILLE, A., GARDNER, J., MEDICAL ETHICS DEPARTMENT, BRITISH MEDICAL ASSOCIATION, 2001, Ethics Briefings, Journal of Medical Ethics, 27, 62-63.
石原明　法と生命倫理20講　日本評論社　1997　25-33　及び37-40
SAKAKIHARA, Y., 2000, Ethical Attitudes of Japanese Physicians Regarding Life-sustaining Treatment for Children with Severe Neurological Disability. Brain and Development, 22, 113-117.
THOMSON, J. J., 人工妊娠中絶の擁護（日本語訳）加藤尚武他編　バイオエシックスの基礎　欧米の生命倫理論　東海大学出版　1988　82-93　（オリジナル：A defense of abortion Philosophy and Public Affairs 1971; 1: 47-66)
MARQUIS, D., 1989, Why Abortion is Immoral. The Journal of Philosophy, 4: 183-202.
HURSTHOUSE, R., 1987, Beginning Lives, p65, Basial, Blackwell, Oxford.
TOOLEY, M., 1988, 胎児は人格を持つか, 加藤尚武他編　バイオエシックスの基礎　欧米の生命倫理論　東海大学出版　1988　94-110　（オリジナル：Abortion and infanticide. Philosophy and Public Affairs 1972; 2: 37-65)
米本昌平，松原洋子，橳島次郎，市野川容孝，2000, 優生学と人間社会, 講談社, 東京
蔵田伸雄，1998年，選択的人工妊娠中絶の倫理的許容条件, 生命倫理, 8, 35-40

NORUP, M., 1997, Attitudes Towards Abortion in the Danish Population, BIOETHICS, 11, 439-449.

コメント

　胎児が意識も感情も持たない時期に中絶することは許されるという著者の意見には，私も基本的に賛同する．その上でいくつか補足的な意見を述べたい．両親が「諸事実を十分理解した上である特定の障害を持つ子どもを持つことを希望しない」という場合，本当に「自発的な」選択であるのかは疑問が残る．社会的要因（不当な障害者差別など）を取り除いたとしても，家庭の中で，父親，母親，あるいは祖父母などの意見が一致するとは限らないし，その発言権も対等ではないからである．自分の体内で育ちつつある命に対する愛情を感じている母親でも，重い障害があるからと，家族全員に反対されたとき，「自発的な」選択をすることは大変難しい．

　また，生命の始まりにおける倫理的問題の難しさは，その時点での判断で問題が終わるのではなく，生むことを選択した場合はそこから問題が始まるところにある．生まれた子どもの幸福は，障害の有無や程度だけでなく，両親の資質や家庭の状況，社会的なサポート体制，それに予測不能の様々な要因によって変化するが，障害や乳児期の長期の入院，望まない出産などは虐待のリスクファクターとされている．著者の言うように，生きていることより初めから生まれなかったほうがよかったのではないか，と考えさせられる例はいくらもあろう．虐待には至らなくとも，生まれた子が家庭で親に育てられるものである限り，親が自分の妊娠を受け入れ，自分の意志で出産することが，子の幸福には（そして親の幸福にとっても）必要である．障害があっても幸福な子はたくさんいる．障害児を生んだことで豊かな人生を手に入れた母親も，障害児のおかげで人間として成長した健常児もたくさんいる．このような情報はもっと広められてよいと思うが，私も，親としての責任を負いきれないと判断した人が中絶を選択するのはやむを得ないと考える．

大西香代子

第5章 不可逆的昏睡状態と延命治療

浅井　篤

1　要旨

　自分や自分の家族，または自分の患者が，意識のない状態で生き続けることをどのように考えるか．昏睡状態にある患者に対してどのような医療を行うのが適切なのか．これらは常に我々を困惑させる問題である．そして，このような状態で生きる人への医療は，昏睡状態で生きることで誰にどのような利益がもたらされるのか，どのような医療行為が無益なのか，そもそも水分や栄養の補給は医療行為なのかなど，極めて根本的な問いを投げかける．本論では不可逆的昏睡状態と医療について考える．

キーワード：植物状態，延命治療，医学的無益性，生命の質，経管栄養

2　目的・背景

　不可逆的に意識を失ってしまった患者に対して，どのような医療が行われるべきなのか．この問題は，医療現場における大きな倫理的問題のひとつである．歴史的に見ても，このような状態にある患者の延命治療の中断を巡る議論が生命倫理学（バイオエシックス，bioethics）の発展に大きく寄与してきたのは間違いない．生命の質（Quality of Life, QOL），患者の利益，無益性，死の定義，治療とケアの区別，そして医療資源の適切な配分など多くの問題が考察され，今も議論は続いている．根幹には「私は，どのような状態の生命なら自分が生きるに値すると思うか」という生に関する根本的な問題がある．

意識清明で判断能力のある患者に対する延命治療の差し控えや中断（いわゆる治療拒否）は，基本的に患者の自己決定を軸に考えることができる．もちろん，患者の自律尊重の限界や理解しがたい理由での治療拒否，患者の拒否が十分な情報と理解に基づいているか，などの問題は持ち上がる．しかし，最終的には患者の自律を拠り所に判断を下すことができる．つまり，患者の自律・自己決定に，どのような状況でどの程度介入すべきかという判断となる．一方，昏睡状態患者への医療を考えるにあたっては，事前指示を除き（第1章参照），患者本人の判断を柱にして考えることができない．「今，この患者に何を行うべきか」と考える時，その患者の「今」の思いや希望を知ることはできない．したがって，人々の間で様々な考え方が提示される．

　1998年にわが国で行われた全国調査では，一般集団，医療従事者とも74-79％が持続的植物状態患者（ＰＶＳ（persistent vegetative state）患者）に対する延命医療に否定的な回答であった．その中止方法として「一切の治療を中止してもよい」という回答は一般集団では26％にみられたが，医療従事者では10％程度と少なかった（宮下その他　1999，391-401）．この調査に参加した医師たちの77％は，ＰＶＳ患者に対して，「生命の維持のための特別な治療以外は続ける」と回答している．この調査での一般集団についての結果は，1993年3月，無作為に選ばれた国民3000人を対象にして行われた調査結果とほぼ一致している（末期医療に関する国民の意識調査等検討会報告書）．後者はまた，自分がＰＶＳになった場合は治療中止を希望するが，自分の家族が同様の状態になった場合には延命を希望する人々がかなり居ることも示していた．筆者らが1999年に発表した結果からは，ＰＶＳ患者を日常的に診療している医師らの40％が，自分がＰＶＳ患者になったなら経管栄養を中断してもらいたいと考えていたことが明らかになった．一方，患者が以前からＰＶＳになったら死なせて欲しいと希望していることが明らかで，かつ，家族も治療中止を希望している場合，回答医師の17％が経管栄養を，71％が肺炎に対する抗生物質治療を，93％が呼吸不全に対する人工呼吸を中止すると考えていた．また，30％の回答医師が患者の家族から実際に経管栄養中止を要請されていた（ASAI, et al. 1999, 302-308）．

　これらのわが国の研究結果を「世界の現状」と比較すると，国内外の考え方

の差異が明らかとなる．さらに米国医師らに対する調査では，回答医師の89％が経管栄養中断は倫理的に問題ないと考え，65％は延命行為が中断されＰＶＳ患者の死が不可避な場合，患者の生体臓器を使用しても問題ないと答えた．自分がＰＶＳになったときに経管栄養を希望すると回答したのは10％であった（PAYNE, et al. 1996,104-110）．

　これらの様々な考え方にはそれぞれの根拠がある．そして，それぞれの判断は，より根本的な生命に関する価値観に基づいていると考えられる．本稿ではそれらを分類し，それぞれについて考えてみたい．ちなみに，英国からの2001年の報告では，今までに明らかになっているだけで約20名の永久的植物状態（permanent vegetative state）患者の経胃経管栄養が中止され，その結果死亡している（WADE 2001,352-4）．

　現在昏睡状態にあって，今後回復の見込みが極めて小さい，または皆無と予想される患者は今まで記してきた通り，持続的植物状態，遷延性植物状態，さらには永久的植物状態などと呼ばれ用語が統一されていない．また，医学的に言えば，このような患者の定義や回復の可能性の大きさについては議論が分かれている．診断法や意識レベルを測定する手法も確定していない．回復の可能性を含めた予後についてのデータも限られている．人によっては，積極的治療を行う理由が「昏睡状態からの回復の可能性」の場合もある．また，植物状態患者には意識があると考える人々も居る．回復の可能性は医療現場では非常に大きな問題と言うより，むしろ，最も重要な問題と言えるだろう．誰も「私の目の前のこの昏睡患者は絶対に昏睡から回復しない」とは断言できない．しかし，医療のどのような場面でも，絶対ということは言えないことも確かである．

　本章では倫理的な議論を優先して行うため，「不可逆的に昏睡状態にある患者に対してはどのような医療を提供するべきか」に議論を集中させたい．したがって，今後は一貫して，不可逆的昏睡状態患者という用語を用いる．また，以下の議論では成人患者を想定して考察する．筆者が想定する患者は，たとえば，英国のアンソニー・ブランドのような患者である．彼は，事故のため1989年（17歳）以来，3年以上昏睡状態にあった男性患者で，家族，主治医，関係者すべてが「彼を生かし続けることが，患者本人にとっても，あるいは患者以外の誰かにとって利益になると思えなかった」ため，人工的栄養補給の中止が

> **世界の現状　ベルギー，英国**
> (DIERICKX, et al. 1998, 481-489, GRUBBT, et al.1996, 30-40)
> 1990年代後半には，医師の遷延性植物状態患者の延命に関する意識調査がベルギーと英国で行われた．403名のベルギー医師を対象にした研究では，88％が遷延性植物状態患者の感染症や他の緊急事態に対する処置をしなくても良いと考え，56％が患者への水分，栄養補給を中断しても倫理的に許容されると回答した．また，40％の回答医師が患者の事前指示が決定的な影響力をもつと回答した．同様に，1027名の英国医師を対象にした研究では，90％の回答者が遷延性植物状態患者の感染症や他の緊急事態に対する処置をしなくても良いと考え，65％が患者への水分，栄養補給を中断しても倫理的に許容されると回答した．

試みられた（シンガー，1998）．または，度重なる脳梗塞のために昏睡状態になり，何年も寝たきりで肺炎を繰り返している70代の患者を想定している．

3　問題の整理

　不可逆的昏睡状態患者の医療を行うにあたって，特に重要と考えられる項目を表1に挙げる．この問題を考えるにあたっては死の定義について考える必要もある．診断，予後，意識などに関する重要問題もあるが，これらは主に医学的問題と考えられるのでここには含めない．しかし，筆者は1994年に米国で発表された診断や予後に関するデータを基本的に受け入れていることを付け加えておく．つまり，外傷（けが）によってであれ内科的原因によるものであれ，昏睡（植物）状態が1年以上持続した場合には意識の回復は見込めず，永久的（permanent）な昏睡状態が続くと判断できるというものである（THE MULTI-SOCIETY TASK FORCE ON PVS 1994, 1499-508）．

　昏睡からの回復の可能性が大きければ，治療中断は患者に大きな不利益を及ぼす．そして，「回復率はどのくらいか」ではなく，「どのくらいの回復の可能性なら延命治療を続けるべきか」という問いはひとつの独立した倫理的問題となる．しかし，その前に不可逆性昏睡状態患者という存在そのものに対する考察を行うことが重要だと考える．昏睡状態にある患者には基本的に可能な限り治療を行うべきだと考えるのであれば，回復の可能性という医学的問題は重要

表1

- 不可逆的昏睡状態になった患者の生命は，患者当人にとって価値があるものか．
- 不可逆的昏睡状態になった患者にとって何が利益か．
- Quality of Lifeが低い状態は，「生命の価値」が低い状態か．
- 不可逆的昏睡状態患者に医療を行なうことは無益か．
- もはや人格が存在しないと言う理由で，不可逆的昏睡状態患者の治療を行なわないことを正当化できるか．
- 不可逆的昏睡状態患者の経管栄養を中断することと，人工呼吸器を中断することに倫理的差はあるのか．
- 不可逆的昏睡状態患者の経管栄養を始めから差し控えることと，一旦開始して中断するのに倫理的差はあるのか．
- 不可逆的昏睡状態患者の延命治療に関する決断において，患者の家族の希望はどの程度重要か．
- 一旦，不可逆的昏睡状態患者の延命中止を認めたならば，将来，他者に害を与えることになるか．
- 脳死患者であることと不可逆的昏睡状態であることの，主観的違いは何か．

でなくなる．一方，我々が長年昏睡状態にある患者に積極的に治療をすべきでないと思うのであれば，回復の可能性が1％なのか10％なのかで判断が大きく変わるであろう．長期間昏睡状態で生きることを全く受け入れられない人は，たとえ回復の可能性が50％であっても治療中止を望むかもしれない．また，単なる回復可能性だけでなく，どのレベルまで意識状態が回復するかも大きな問題であろう．たとえば100％の割合で患者の意識状態が回復するとしても，そのレベルが重度痴呆状態と変わらないものであれば，人々は延命治療を希望しないかもしれない．しかし，これらについては問題提起に止める．

4　倫理的考察

不可逆的に昏睡状態で生きること

不可逆的昏睡患者に対する医療や態度は人それぞれで，その人の立場（自分か，第3者の患者か，家族か，そして医療従事者か）や文化的宗教的背景でも異なる．そして，その不一致の根底には，生命の神聖さ（sanctity of life）対 生命の質（quality of life, QOL），本質的価値（intrinsic value）対 手段（道

具的）的価値（instrumental value）の対立がある．

　生命の神聖さに基づく信念からは，「人の命は無条件に尊く，ある人の命が値打ちのあるものかどうかを他者が問うことは許されない」，「すべての人の命は平等に扱われなくてはならない」，そして「人が人を死なせてはならない」という3つの倫理的原則が導きだされる（奥野1998，129-142）．本来的価値は，言い換えれば，それ自身としての価値である．不可逆的昏睡患者の命は本質的価値を持つと考えることは，その生はそれ自身として重要であり，それが誰かにとって望ましいとか利益を与えるとかとは無関係であるとすることである．一方，物事の価値を道具的・手段的なものとして捉える場合，価値あるものとは誰かに重要で有用なものでなくてはならない．つまり，「私の命は私にとって望ましい時や私に利益を与える時，価値を持つ，そして，私の生きている生が私を苦しめる場合や何の意味も持たないときには価値はない」という考え方になる．

　いかなる生命も無条件にそれ自身として尊い（価値がある，重要だ）という考え方は非常に根本的なもので，ある意味では直観的なものだろう．「それ自体が尊い」と宣言することはそれ以上の考察や議論を拒絶する．そして，生命の神聖さに基づいた医療は延命至上主義的になる．なぜなら，すべての患者を平等に無条件に，何も問うことなく生かし続けなくてはならないからである．もちろん，大抵の場合，人は救命されることを希望するし，人命は最も尊重されるべきだ．しかし，患者が著しい改善不可能な苦痛に苦しんでいるときや，ある状態で生きたくないと心から考えているとき，彼または彼女自身の希望に反して延命し続けることはよい事だろうか．私の生命を維持するために私が苦しむのは奇妙なことだ．反対に，私の利益のために私の命は維持されるべきという方が適切ではないだろうか．もちろん，他者がある人の命が値打ちのあるものかどうかを問うのは許されない．しかし，その人がその人の生を本当に生きたいと思っているかどうかは聞くべきだろう．また，「それ自体が尊い」という考え方は，私が私にとって私の生が好ましくないと明確に自覚している場合でも，私の生が私にとって好ましい，または，私がどう考えるかに無関係に私にとって好ましいと考えるよう強要する．したがって，人命を尊重する立場からは「人命は，無条件にではなく，その生を生きている人が生きたいと望ん

でいる限り尊い」，そして，「その生を生きている人が自分の生に値打ちがあるかどうかを判断できる限り，それを他者が問うことは許されない」と考えるべきだろう．QOL判断という点から言えば，ある人が自分の生きる状態を主観的に判断できる限り，他者によるその人の生に関するQOLは受け入れられないということである．

　それでは，不可逆的昏睡状態患者にとって，ずっと昏睡状態で生きることは価値のあることだろうか．不可逆的昏睡状態になった患者にとって，生き続けることは利益になるのだろうか．（これらの問いは，患者自身にとっての価値や利益についてのものであり，他者や社会全体にとっての利益や価値についてのものではないことを明確にしておきたい．）先に触れたブラントの経管栄養中止に関する英国裁判では，患者にとって何が最善の利益になるかについて，意識が全くない場合や意識を回復する見込みが全くない場合には，生物学的な意味での生命の単なる継続は患者の利益にならないとの判断がなされ，栄養補給中止が認められた．そして，生命はその状態と無関係にそれ自体として，その生を生きる患者の利益になるという立場は否定された（シンガー，1998）．この主張は正しい．なぜなら，不可逆的昏睡状態患者は苦痛や不快を感じる能力がない，つまり，苦痛や不快を判断する主体が存在しないと考えられるからである．ある意味では，「自覚的には死んでいるに等しい（permanently comatose existence is subjectively indistinguishable from death）」と言えよう（GLOVER, 1977）．もちろん，ここで問題になっているような状態にある患者にとって，生き続けることが利益にならないと同様，生き続けることが不利益にもならないことも確かであろう．

　ここで，今現在，意識と判断能力，そして選好を持つ我々の考え方を検討する必要が出てくる．1990年代に行われた時期と対象と方法が異なる複数の調査では，日本国民の四人に一人が，不可逆的に昏睡状態になったら経管栄養を含めた一切の治療を中止してもらいたいと望んでいることが示唆されている．少なくともこれらの人々は，死ぬまで昏睡状態で生きることに価値を見出していないのではないだろうか．事前指示の章目（第一章）で詳しく述べたように，判断能力があるときに遺された希望は他者に害を与えない限り尊重されるべきだと考える．反対に昏睡状態でも生き続けたいと望む人の希望も同様に，他者

に害を与えない限り尊重されるべきだ．さらに，医療は誰かに何らかの利益を与える場合に行われるべきものであり，不利益を及ぼさないという理由は医療行為を行う十分な根拠にはなり得ないと考える．

「ある状態で生き続けることは，私にとって価値がない」という言明は，その状態にある生が客観的にまたは絶対的に価値がないということとは全く違う．「私にとって価値がない」という態度は，他の人にとっては価値があるかもしれないという態度である．他者の価値観を受け入れる，誰に対しても価値観を強要しない多元的価値観を尊重する姿勢と言える．反対に「それ自体としての価値」はあるものや生き方に客観的または絶対的価値があると主張することであり，一定の価値を不当に他者に強要することになろう．繰り返しになるが，不可逆的昏睡状態で生きることに価値を見出さない人々に延命を強要することは間違っている．さらに，価値の客観主義者が「昏睡状態で生きることには価値はない」と断じた場合には，昏睡状態で生きることを望んでいる人々まで死に追いやられることになろう．

医学的無益性と家族の希望

医学的無益性（medical futility）は，不可逆的に昏睡状態になった患者に対する医療における倫理的問題のひとつとして海外ではしばしば取り上げられる．医学的無益性は，患者に医学的利益を与えられない状況を指す．しかし，治療によって生理学的に効果が全く期待できない場合を除き，この無益性の概念は価値判断を含む．なぜなら，「何が利益か」は人それぞれの選好や価値観に依拠しているからである．治療に何を期待するのか，何を目標とするのか，治療の結果得られた生の状態をどのように判断するのか，などで何が利益か，つまり何が無益なのかが決定される．さらに，また誰の利益を勘案するのかでも考え方が変わる．患者だけの利益か，それとも患者の家族の利益を含めるのか．そして昏睡状態の場合はどうなのか（LO, 1995, 79-80）．

米国で次のようなケースがあった．87歳の女性が呼吸不全のため5カ月間人工呼吸を受けた後，心肺停止による無酸素脳症で不可逆的昏睡状態になった．患者が昏睡状態に陥ってから1カ月後，主治医たちは，患者に対する治療は患者の利益になっていないと判断し，人工呼吸中止を家族に提案した．しかし，

患者の夫は治療中止に同意せず,さらに6ヶ月間人工呼吸治療が継続された.医師らは裁判所に治療中止を訴え出たが退けられ,患者は昏睡状態に陥ってから14カ月間人工呼吸治療を受けた後亡くなった(LO, 1995, 79-80).この事例では,医療従事者は無益な治療を行うべきか否かが問題になった.この場合,人工呼吸は患者の呼吸不全を改善するという効果は間違いなくあった.一方,誰にどのような利益があったかは大きな問題である.今まで考察してきたように,本人のためには有益でも無益でもなかっただろう.しかし,明らかに妻の延命を希望する夫の利益にはなったと思われる.彼は妻の延命を希望しそれが実現したからである.ある日本人医師は「(不可逆的昏睡状態の)患者さんがそこにいることで何らかの意味を感じる人がいる限り,たとえ物のような状態でも灰に帰することと同じでない.家族の支えになるなら(延命を)続ける」(ASAI, 2001, 1 - 2)と述べている.医療が利益を提供する対象を個々の患者だけでなく,患者の家族の利益も含めると考えるなら,患者個人の利益に無関係というだけで治療行為が無益だとは言い切れないのではないだろうか.価値という観点から言えば,不可逆的な昏睡状態にある生命は,その生命を生きる当人にとっては価値がないものになっている.しかし,そのような状態にある患者を愛しく思う家族にとっては非常に重要で価値の高い存在であろう.そして,価値の高い存在を延命する医療は無益ではない.この意味で,生命の価値は,その生命が今,置かれている質に関わらず,それを誰かが希望するかどうかで決定される.人格がない生命に価値がないという考えは間違っている.その生命が誰かに望まれるときには価値があると言える.一方,事前指示で本人がそのような状態で生きることを望んでおらず家族も望んでいないとき,不可逆的昏睡状態患者の治療を行なわないことは正当化されよう.本人の希望ははっきりしないが家族が治療を希望していないときも同様だろう(ASAI 1999, 25-39).

　一方,限られた医療資源の問題は人々の希望充足に制限を課す場合がある.そのような事態は,利用できる医療資源が十分になく,利用者間で優先順位をつけなくてはならない時に起きる.仮にあなたが集中治療室(ICU)の当直医だった時に,二人の患者が同時に運び込まれたとしよう.ひとりは交通事故の被害者Aで重度の外傷と出血があり,集中治療が必要である.Aは重症だが意識は清明で強く生きたいと望んでいる.もう一人は不可逆的昏睡状態にある

患者Bである．Bは最近，誤嚥性肺炎に罹患した．抗生物質治療が行われたが効果がなく悪化の一途を辿り呼吸不全となって運び込まれた．集中治療が必要である．AとBは共に家族が付き添っており，両者の付き添いとも自分の家族の一員が生き残ることを強く希望している．さて，あなたはどうするべきだろうか．これまでの議論からICUに空きベッドが2つあれば，二人とも入院させるべきだろう．なぜなら，Aの場合と同様，Bに対する集中治療はBを愛する家族の希望を満足させることになり，Bの家族の利益となり決して無益な医療でないからだ．しかし，空きベットが1つしかない場合，AとB，どちらを優先させて入院させるべきだろうか．以下に，我々はまずAをICUに入院させるべきだという議論を述べる（ASAI, 1999, 25-39）．第一に，AもBも同様に価値ある存在である．なぜならAの家族もBの家族も同様に，それぞれの家族の一員（AとB）が生存することを希望しているからである．第二に，Aは自分が生き延びることを極めて強く望んでいる．この「死にたくない」，「助かりたい」という希望は人が抱く希望のなかでもっとも強力なものだろう．反対に自分が死んでいくという思いは最も恐ろしい苦痛である．またAは死亡することによって，持つことが出来たかもしれない将来や人間関係を失うことになる．したがって，救命されることでAが得られる利益は非常に大きい．第三に，不可逆的昏睡状態にあるBは，Aと異なり，生存に関わる深刻な利益や不利益を自覚していない．また，将来することもない．現実問題としてBの昏睡状態が100％不可逆的か否かは断言できない．しかし，その可能性は極めて小さい．さらに，Aの現に今ある利益とBが将来持つかもしれない利益を比較した場合，Aの利益，Aの生きたいという選好が優先されるべきだろう．第四に，生命の尊厳に基づいた倫理は，今，我々が考えているような状況を解決できない．そして，ただ手を拱いているだけでは二人とも死亡してしまうだろう．

延命治療について

不可逆的昏睡状態患者に対する延命治療は，多くの困難な倫理的問題を含んでいる．中でも，人工的な水分と栄養の補給（Artificial nutrition and hydration, ANH，多くの場合は経管栄養）の意義と，治療の差し控えと中断の差異の有無は重大である．たとえば，筆者らが1999年に発表した結果からは，PVS患

者を日常的に診療している医師の6％のみが，患者の事前指示は不明だが家族が延命中止を希望しているときＡＮＨを中止すると答えている．一方，同じ状況で56％の回答者が肺炎治療のための抗生物質，95％が呼吸不全改善のための人工呼吸器の使用を差し控えると回答している（ASAI, 1999, 302-308）．この結果は，治療にあたる医師が，ＡＮＨ（今後は経管栄養を代表させる）と抗生物質と人工呼吸の間に何らかの重要な差異を認めていることを示唆している．

　一般に，このような態度は，「延命治療を通常（ordinary）のものと通常でない（extraordinary）ものとに区別し，後者の差し控え・中断は許されるが前者は許されない」という信念に要約することができる．しかし，不可逆的状態患者の経管栄養は決して中止すべきではないが，人工呼吸器は取り外してよいという主張は倫理的に正当化されるだろうか．おそらくこの主張は直感的には受け入れられても，よく考えると多くの問題点が明らかになる．まず，何が通常または基本的な治療行為で何が通常でないかを，何を根拠に決めるのかはっきりしない．費用だろうか，稀少性だろうか，使用頻度だろうか，それとも患者への侵襲性だろうか．ＡＮＨの中でも高カロリーの経静脈栄養はどちらに入るのだろうか．通常・非通常の区別は作為的にならざるを得ない．よく使われるから通常であれば，その定義は疾患の発生頻度と罹患率で決定されてしまう．また，誰が決めるのだろうか．外科医にとっては開腹手術は通常医療だが内科にとってはそうではない．最も重要なことは，治療行為や手段の意義はそれらの必要性と患者にもたらす利益に応じて考えられなければならないということである．たとえば，人工透析は高価で稀少で侵襲的な手技で，一般的に「通常でない」医療行為と考えられるかもしれない．しかし，慢性腎不全患者にとっては必要欠くべからざるものであり，通常でないからすべきでないという議論は成り立たない．一方，いくら通常の医療行為でも不要な場合はある．たとえば，重度脳性麻痺による四肢麻痺で生涯ずっと寝たきり状態にある28歳の女性が，「このような身体的状態で精神的負担を負ったまま生き続けたくない．このまま死んでしまいたい」と経管栄養を拒否した時，彼女にとって経管栄養は明らかに不要なものだった（PENCE, 1995, 41-47）．

　もう一つのよく聞かれる議論は，不可逆的状態患者の経管栄養は医療行為ではなく，基本的なケアだから決して中止すべきではないというものである．し

かし有害な，または利益にならないケアは存在しないのだろうか，または，望まれないケアというものはないだろうか．もちろん，医療においてはケアの精神の実施は，おそらく99％の状況で重要である．しかし，ケアはケアだから無条件に良い，ケアはそれ自体として正しいとするのは短絡的である．また，治療行為とケアはどのように区別するのか明確でない．水分と食べ物は経管栄養で与えられた場合はケアで中心静脈栄養では治療行為なのだろうか．さらに生きるのに不可欠だから水分と栄養は基本というならば，酸素も血液の循環も排尿・排便機能もすべて基本的である．この意味では人工呼吸器，体外循環，人工透析，そして腸瘻形成もすべて基本的なものとなろう．したがって，基本的なケアだから経管栄養だけはやめられないという議論は成立しない．通常で基本的なケアの価値は，その必要性とそれがもたらす利益で判断されるべきだろう．

　もう一つ，ある延命治療を初めから差し控えることと一旦開始して中断するのに倫理的差はあるだろうか．一般には，延命の差し控えは受け入れられても中断は受け入れられないという議論がある．延命治療中断は時に消極的安楽死と呼ばれることもある．延命治療の差し控えと中断には感情的には大きな違いがある．なぜなら，差し控えは「何もしないこと（無作為）」であり，その結果に直接的な責任はないが，すでに開始されていた治療行為を途中で中止するのは「手を下す（作為）」ことであり，自分の行為の結果には直接的な責任があると考えられるからだ．しかし，この区別は倫理的な重要性を持たない．まず，医療は行ってみなければ利益があるか否か，わからないことも多い．中断が許されないのであれば無益な治療を継続せざるを得ないだろう．また，一旦始めた延命治療は決して中断できないとすると，中断する必要性が出てくることを恐れて，患者の利益になる可能性のある治療まで差し控える事態も起ころう．昏睡状態患者に対する経管栄養について考えてみれば，経管栄養中断を恐れて初めからこれを開始しないのは，患者の不利益になる．なぜなら，昏睡状態に陥った患者が不可逆的に昏睡状態になるのか否かは，経管栄養が必要になった時点では判断できないからである．一定期間たってはじめて不可逆性が確実性の高いものになり，延命が患者の利益になるかどうか問われる．はじめから経管栄養が行われなければ，患者の中には回復の機会を失うものも出てくる

可能性がある．さらに，「1週間だけ人工透析を行って，それで状況が改善しなければ中断してほしい」という患者のリビング・ウィル上の指示は無視されることになろう．また，延命治療の継続期間と中断に対する倫理的な問題の大きさは比例するのだろうか．1年継続されたものは中断できないが，1ヶ月しか行っていないものは中断しても良いという主張もありそうだ．しかし，これも感情的心理的問題であり，必要性がなくなり患者の利益にならないなら，それが差し控えという方法を取ろうと中断をいう形になろうと行われるべきではないだろう．

5　結語

今までの議論をまとめてみると次のようになる．1）不可逆的昏睡状態で生き続けたくない人は少なからず存在する．そのような人々の事前指示は尊重されるべきだ．2）生命の尊厳性に基づく倫理は「客観的」価値を個人に押し付け，延命治療の適切な実施を損なう．価値は個人の希望や選好に基づいて決められるべきだ．3）不可逆的昏睡状態で生きる当人はその生を生きることで利益や不利益を被ることはない．したがって，当人にとってその状態で生きることは価値あることでも，ないことでもない．4）しかし，患者の家族が患者の生存を望む時，その生に価値が付与され延命治療は無益ではないと考えられる．5）一方，家族の希望が制限される状況も存在し得る．6）経管栄養は医療行為の一つで，患者や家族が希望しないときには，治療のどの時点でも中断し得る．

最後に，不可逆的昏睡状態患者の延命中止が他者被害に繋がるかを考える．たとえば，不可逆的昏睡状態患者の経管栄養中断を許せば，次は軽度意識低下患者，そして，精神遅滞者，最後は意識清明で立派に暮らす障害を持つ人々まで死に追いやられるという議論である．この危惧は，不可逆的昏睡状態患者の延命中止が客観的な生命の価値と社会全体の公益という観点から考えられている場合は正当なものである．「社会の公益のために価値の低い存在はいない方が良い」という考え方は恐ろしい．しかし，延命が患者本人の利益になるのか，家族の希望を満足させるのかに判断の基準を置き，多様な価値観を受け入れる

立場からこの問題を考えるならば，不可逆的昏睡状態患者の延命中止が滑りやすい坂を転がり落ちることはないのではないだろうか．

読者の皆さん，考えてみてください

(1) あなたは不可逆的昏睡状態患者で生き続けたいですか．
(2) 昏睡状態で生きている人は，その生からどのような利益を受けているでしょうか．
(3) 本人も家族も延命を希望していないとき，不可逆的昏睡状態患者の延命は誰のためなのでしょうか．
(4) 医療行為が無益になるのは，どのようなときでしょうか．
(5) 倫理的には正しくても感情的に受け入れにくいことはないでしょうか．

参考文献

DIERICKX, K., SCHOTSMANS, P., GRUBB, A., WALSH, P., LAMBE, N., 1998, Belgian Doctors' Attitudes on the Mannegament of Patients in Persistent Vegetative State （PVS）: Ethical and Regulatory Aspects, Acta Neurochirurgica, 140, 481-489.

GRUBB, A., WALSH, P., LAMBE N., MURRELLS, T., ROBINSON, S., 1996, Survey of British Clinicians' Views on Management of Patients in Persistent Vegetative State, Lancet, 348, 30-40.

PAYNE, K., TAYLOR R., M., STOCKING, C., SACHS, G., A., 1996, Physicians' Attitudes about the Care of Patients in the Persistent Vegetative State: A National Survey, Annals of Internal Medicine, 125, 104-110.

THE MULTI-SOCIETY TASK FORCE ON PVS, 1994, Medical Aspect of The Persistent Vegetative State, New England Journal of Medicine, 330, 1499-508, 1572-1579.

ASAI, A., MAEKAWA, M., AKIGUCHI, I., FUKUI, T., MIURA, Y., TANABE, N., FUKUHARA, S., 1999, Survey of Japanese Physicians' Attitudes Towards the Care of Adults Patients in Persistent Vegetative States, Journal of Medical Ethics, 25, 302-8.

ASAI A., 1999, Should a patient in a persistent vegetative state live, Monash

Bioethics Review, 18, 25-39.
ASAI, A., 2001, Some Fundamental Questions about Human Life: Ethical Comments of Japanese Physicians in Terms of the Appropriate Care of Patients in Persistent Vegetative State, Eubios Journal of Asian and International Bioethics, , 11, 66-67.
末期医療に関する国民の意識調査等検討会報告書，平成5年8月4日
Glover, J., Causing death and saving lives. Penguin Books 1977, London.
ピーター　シンガー著／樫則章訳：「生と死の倫理――伝統的倫理の崩壊」1998年，京都
WADE, D., T., 2001, Ethical Issues in Diagnosis and Management of Patient in the Permanent Vegetative Stage. British Medical Journal, 322, 352-4.
奥野満里子，1998，生命の神聖さと生命の質――概念の説明　加藤尚武，加茂直樹編　生命倫理学を学ぶ人のために　世界思想社，京都，129－142.
LO, B., 1995, Resolving Ethical Dilemmas: A Guide for Clinicians. Williams and Wilkins, Baltimore, 1995, 79-80.
PENCE, G., 1995, Classic Cases in Medical Ethics. 2nd edition, McGraw-Hill, Inc., New York, 41-47.

コメント

　不可逆的昏睡状態患者にどのような医療を行なうかは，実に大きな問題である．例えば無益性の議論があるが，著者は患者が益・無益とは無関係の世界にいて，家族にとって益であればそれはそれで益なのだと説く．これは説得的であり，基本的に同意する．しかし，一方でどのように論理的な考えで武装してみても，このような人の治療を続けるのも，中断するのも，また差し控えるのも切ないものである．コメンテーターという比較的自由な立場を利用して，敢えてその部分に焦点を当ててみたい．

　不可逆的昏睡状態患者は「苦痛や不快を感じる能力がない…生き続けることが利益にも不利益にもならない」と著者は言う．確かにそうだろう．そうだとしても，今この私が，そのような状態で生き続けたいかと問われれば，「否」と言うだろう．アンケートに「経管栄養を中断してもらいたい」と答えた40％の医師も恐らく同様であろう．いわば未来の（感情のない）状態について，今の感情を基に判断して答えている．しかし，「事前指示」自体がそのような応答で成り立っているとも言える．そこで，家族はどうかと言うと，患者の病前と今の状態を共に生き続けているために，更にその共感的な思いが強い．その感情は死を超えてまでも続くかもしれない．海底に沈んでいた遺体に「冷たかったでしょう」と呼びかける感情，また周囲でそれを聞く人々の悲しみの感情はそのような例でもある．家族は現在の不可逆的昏睡状態という「辛い」状態を続けさせるのはしのびないと思い，一方で最終的な死を受け入れることも辛く，引き裂かれた感情に苛まれるのである．医療者も自身の感情，本人・家族の思いを自然に汲み取り，合理的であろうとする感情との狭間にあって，苦しみ，或いは時に反発する．しかし，このような共感者としての家族の選択───どんな選択かは家族のナラティブの中で決定される───に対しては，それがどのような選択であっても医療者は十分な敬意を抱いて対応すべきである．畢竟，どちらかを選択するのがケアではなく，病前・病後の時間の流れの中で培われた本人・家族の感情に配慮して接することが，結局はケアに繋がるのである．

大西基喜

第6章　結合双生児の分離手術

浅井　篤

1　要旨

　医療倫理の歴史に，著しく解決困難な倫理的ジレンマを我々に投げかけるケースが新たに現れた．ここで検討する事例は，生と死に関わる倫理的問題のほとんどを包含していると言っても過言ではない．我々はこの結合新生児に対する分離手術の是非を考えることで，自分が倫理的にどのような見地に立つ人間か知ることができるだろう．結果を重んじる結果主義者（consequentalist）なのか，殺すことを絶対的に禁ずる義務論者なのか，それとも，判断不可能な倫理的ジレンマとして判断を停止するか．誕生と終末期に関わる倫理的ジレンマの最後の問題として，以下のケースを共に考えていただきたい．

キーワード：生命の尊厳，二重結果の法則，代理判断，生命の質，宗教的信念

2　ケース

　2000年8月，英国のある病院で結合双生児が生まれた．二人の女児はマリーとジョディと名付けられた．マリーとジョディは下腹部で結合していた．マリーの心肺機能は非常にダメージを受けていて，彼女の生存はジョディの心肺機能に依存していた．二人が分離されたならマリーは生きていけない．マリーの脳は非常に基本的な機能しか持っていなかった（only primitive function）．高次脳機能を司る脳皮質は未発達で中枢神経系に奇形も認められた．一方，ジョディの脳の働きは正常と判断され，他の機能も年齢相当であった．また，マリ

ーは75％の確率で治療が非常に難しい水頭症になると予測された．今の結合状態が続けばマリーの脳組織は低酸素血症のため更に障害を受け，ジョディの脳にも障害が起きるだろう．

　二人はジョディの大動脈を共有していた．ジョディの肺で酸素化された血液がジョディの心臓の働きによってマリーに送られていた．そのため，ジョディの心肺には過大な負担がかかっていた．専門家の見解によれば，ジョディの心肺機能は３〜６ヶ月以内に機能不全を起こし，その結果，二人の女児は共に死亡すると考えられた．

　このような状況で，この結合双生児の主治医たちはマリーとジョディの分離手術を二児の両親に提案した．マリーは死ぬことになるがジョディには助かる望みがある．ジョディが手術によって死亡する危険は５〜６％と見積もられた．しかし，両親は分離手術でマリーの死ぬ結果になるのなら，手術には同意できないと答えた．両親は，二児は等しく大切で生きる権利を同じように持っている，一人が死ぬようなことを選択するのは神の意志ではない，たとえ一人を助けるためとしても他方を殺すことに同意することは出来ない，と語った．彼らは敬虔なローマ・カトリック信者で，神がマリーとジョディの運命を決めるのだという信念を持っていた．ジョディは分離手術で死亡するかもしれない．さらに，たとえ手術が成功しても，ジョディは多大なケアと何回にも及ぶ形成手術を必要とするだろう．両親はそのようなジョディの面倒を見る自信がなかった（ENGLISH, et al. 2001, 62-63, London, 2001, 48-52.）．

　主治医はどうすべきだろうか．いろいろな立場が可能かも知れない．しかし，ベッドサイドでの判断は２つに１つしかない．両親の意見を受け入れ，結合双生児をそのまま保存的に治療するか，または，裁判所に訴え出て両親の許可無く手術を実施する法的許可をとるかのどちらかである．

3　賛否両論の紹介

　ここでは，今までに論じられた議論を参考にしつつ可能な見解をまとめる（GILLON 2001, 3-4, LONDON 2001, 49-50, KNOWLES 2001, 48-52）．

分離手術に反対する見解

(1) 無条件に殺人は間違っている．そして分離手術によってマリーは殺される．したがって，分離手術は行われてはならない．また，誰かを助けるために人が殺されるようなことは認めてはならない．なぜなら，誰もが等しく生きる権利を持つからだ．そして，マリーとジョディの生きる権利は等しい．何人もマリーから生きる権利を奪うべきではない．死ぬに任せることと直接手を下して殺すことは倫理的に大きな違いが有る．手術をしなければ二人とも死ぬことになるが，一人を殺すことは二人を死ぬに任せるより悪い．たとえ，結果として一人が助かっても，行為それ自体として殺すことは死ぬに任せることよりも悪いことなのだ．

(2) 二人はともに独立した存在ではなく，ひとつしかない心肺や大動脈はどちらのものでもない．解剖学的に心肺がジョディの体の中に位置しているのは倫理的には重要なことではない．したがって「人為的」に分離してはならない．

(3) たとえ手術を拒否し二人が死んだとしても，それは，二人のどちらも選ばない，または両親の希望を尊重することが意図されているだけである．一方，二人の死は予見されているに過ぎない．そして，我々は意図したことには責任があるが，予見したに過ぎないことには責任はないのだ（二重結果の原則）．

(4) マリーを殺してジョディを救命するのは障害者差別である．マリーのＱＯＬや中枢神経機能が低下していてもマリーは差別されてはならない．

(5) 分離手術容認は今後の安楽死容認に繋がる．

(6) 最終的な決定は両親に任されるべきだ．彼らこそが下された決断と生きてゆかなければならないのだから．自分たちの子供の命に関わる最終決定を下す権限があるのは両親であって，医師でも裁判所でも社会でもない．たとえジョディが助かったとしても，家族はどのような気持ちで彼女に接するのか？このような問題は私的問題である．

(7) 両親の宗教的信念は尊重されるべきだ．

(8) ジョディは本当に手術をして生き残れるのか．これからの人生も苦痛に満

ちているのではないか．
(9) 医師の半年以内でジョディの心肺機能が崩壊するという判断は間違いで，結合したままで何年も生きるかもしれない．

分離手術に賛成する見解
① 医療の目的はまず人命救助である．結果として，二人とも死ぬ行為よりもひとりは助かる方法を選ぶべきである．二重結果の原則は欺瞞的である．
② マリーとジョディは対等ではない．マリーはジョディに依存して生きている．そして，マリーがジョディの生命を脅かしている．極言すれば，マリーがジョディを殺そうとしているとも言うことができる．ジョディには自分の命を守る権利がある．したがって，分離手術はジョディの利益を守るために正当化される．
③ マリーは初めから独立しては生きられないように定められていた．マリーはジョディから生きる時間を借りていたに過ぎない．
④ マリーはいずれにせよあと数ヶ月しか生きられない．そして，彼女にとってあと数ヶ月延命されることは意味がない．分離手術は無益な延命治療の中断であり許される．
⑤ ジョディの利益を守るためには，両親の決定が覆されても許される．親の宗教的信念に基づく信念も子供に害を与えるときには尊重されるべきではない．

4　倫理的考察

　上記の賛否両論を見てもわかるように議論の主たる論点は，1）殺すことは無条件に間違っているか，それとも許される状況があるか，2）ふたりの双生児は対等な関係にあるか，対等な生きる権利を持つか，3）このような判断は私的な判断で両親が決定権を持つか，それとも第三者の介入が正当化される状況なのか，という三つであろう．

　この倫理的ジレンマをどのように考えるかは，判断する人が結果を重視して行為の正当性を決定する結果主義者なのか，結果に関わらず間違っていること

は間違っているとの立場をとる義務論者かで，出発点から違ってくる．後者にしてみれば，殺人は無条件に許されない，そして，分離手術はマリーを殺す，したがって，間違っている，ピリオドとなる．そして，それ以上の考察は必要ない．一方，結果によって積極的直接的に人を死なせるという行為も認められるとの立場を取れば，分離手術をすればひとり助かり，保存的治療をすれば両方とも死ぬ結果になるので，手術実施を支持することになろう．筆者は結果主義的立場に立って考え，いろいろ困惑しつつも分離手術を支持する見解を持っている．したがって，以下に分離手術反対の見解の問題点を指摘しつつ，分離手術支持の議論を述べたい．

　最初に，結果に関係なく無条件に正しい，または結果に関係なく無条件に間違っていることはない．結果としてより多くの利益が得られる行為が正しいと考えられる．この事例で最も重要な判断はマリーとジョディを死なせるか（両方を見殺しにするか），ジョディだけでも救命するかである．生命は極めて大切なものだ．したがって，行為の積極性・消極性に関係なく，2つの生命が失われる行為より1つだけが失われる行為の方が倫理的に好ましい．また，世俗的な立場から考えるため両親の信念が宗教的非宗教的にかかわらず，その信念の尊重が結果的に誰かに害を与えるのなら制限されるべきだ．さらに，医療従事者は，自発的に医療にたずさわっている限り一人でも多くの生命を助ける義務がある．なぜなら，それが医療の基本的目的だからである．

　このケースで重要なことは，一人を助けることができるという事実である．もちろん，できるからと言って，「Aという新生児を救命するためにBという他の新生児を殺す」という行為は間違っている．なぜなら，AもBも等しく不当に殺されない権利を持っているからだ．しかし，このケースのマリーとジョディの関係は全く対等でない．前者は後者に依存しなければ生きていけない．マリーは，必要だからと言ってジョディに生かしてもらう権利はない．とりわけ，マリーの依存によってジョディが死ぬことになるときにはそうである．マリーは生きる権利を持っている．しかし，マリーの生きる権利はマリーがジョディを殺す権利を導かない．マリーとジョディの扱い方に差をつけるのは不当な差別ではなく，正当な区別だと言えよう．反対に，マリーの脳機能障害に関係なく，マリーとジョディが医学的に（心肺系の位置や予後）対等な状態であれば，

どちらかを選ぶことは困難であるし，そもそも手術は試みられないだろう．また，マリーとジョディはそれぞれ独立した中枢神経系を持っている．単に身体が結合しているからといって二人がひとつの存在ということはできない．

　人は自分が意図した行為に対しては責任があるが，単に予見した行為に対しては責任がない（二重結果原則）という考え方がある．この事例では，「両親の希望を尊重する」，「二人のうちどちらも選ばない」，「手術という危険を避ける」，「苦痛緩和に徹する」などが保存的治療を選ぶ意図となろう．そして，二人の死は予見されたに過ぎないと主張されることになる．しかし，意図と予見の区別はそれを行う本人にしかわからない．いくらでも嘘がつける．また，私が車を運転していて，10秒前から車の進路に人が立っているのを知っているとしよう．そして，私は車を減速させずその人を轢いたとする．この時私が，「自分は車を止めないことを意図しただけで，人を轢くことは予見したに過ぎない」と主張したとしよう．このような主張は受け入れられるだろうか．受け入れる人はいないだろう．もちろん，二重結果原則を受け入れても分離手術支持は可能である．「分離手術はジョディの救命を意図していて，マリーの死は単に予見されたに過ぎない」と主張することができる．しかし，二重結果の原則は放棄すべきである．そして，ジョディを救命するための分離手術でマリーを殺すことになる．しかし，その行為は不当な殺人ではないとはっきり述べるべきであろう．

　マリーとジョディの主治医の判断を，不確実と退けることも可能である．しかし，医療に100％確実なことはない．複数のエキスパートたちが最大限の努力をして想定した予後を受け入れるしかない．したがって，「結合したままで何年も生きる」，「ジョディも死ぬかもしれない」という理由は手術を退ける理由にはならない．また，たとえ不確実であっても，保存的治療を続けて二人が死亡する可能性と分離手術によってジョディが危険に陥る可能性を同じ土俵で比較すべきだ．

　マリーを殺してジョディを救命するのは障害者差別であるという主張も，二人の存在のあり方が対等でない関係を無視している．マリーの障害がジョディのそれより重いために，マリーがジョディの犠牲になるのではない．反対にジョディは，マリーと結合しているという障害があるために生存のための手術を

拒否される，正当な生きる権利を奪われると考えるべきで，これこそ障害ゆえの差別になろう．また，二人の高次脳機能が全く同じ場合でも，二人の間に医学的な不平等（マリーのジョディへの依存，マリーがジョディの死の原因になる）がある限り分離手術は検討されるべきであろう．

「分離手術容認は安楽死容認に繋がる．なぜならマリーを殺すことになるからだ」という主張もある．しかし安楽死は安楽死だから間違っているわけではない．安楽死が不当に，つまり，正当な理由なく行われるときに非難されるべきなのである．我々は様々な種類の安楽死について個別に考えなくてはならない．少なくとも本書で議論されている自発的積極的安楽死とこのケースの判断は無関係だと考えられる．

今までの議論は分離手術の是非そのものについて考えた．ここでは，「最終的な決定は両親に任されるべきだ．彼らこそが下された決断と生きてゆかなければならないのだから．自分たちの子供の命に関わる最終決定を下す権限があるのは両親であって，医師でも裁判所でも社会でもない」という手術反対論を考える必要がある．両親の私的な判断が無条件に受け入れられるのであれば，本ケースのような倫理的ジレンマは内容ではなく，誰が最終的に決めるのかという手続きのみを問うことになる．自分は手術を支持するが両親の決定には介入しないという立場を取る人もいるだろう（両親の判断に介入できるほど，自分の判断に確信を持てない場合もあろう）．しかし，それで良いのだろうか．もちろん，重度障害新生児の治療方針の決定についての議論でも述べたように，自分の子供に対する医療を決めるという行為は，基本的には私的なものだ（第4章）．しかし，医療従事者や社会は，両親の判断が問題なく受け入れられるものか，非常に判断が困難で両親に任せるべきものか，それとも，両親の判断が子供にとって害になるもので介入が正当化されるものかを判断するべきだろう．この事例は，医療従事者や裁判所，社会が生まれてきた子供の利益を守るために，両親の判断に介入することが正当化される事態ではないだろうか．前述したようにジョディは守るべき利益——手術を拒否されて殺されることを避ける権利——を持つ．子供は両親に依存しなければ生きていけないが別個体である．子供と両親の利益は基本的には不可分だが，両親は子供の利益を最優先して守る義務を持つ．

最後に，両親の希望に反して分離手術が行われた場合のジョディと両親への影響を考える必要がある．たとえジョディが助かったとしても，この両親はどんな気持ちで彼女に接し育てていくのだろうか．医学的社会的バックアップができても，両親の「この子のせいでマリーは死んだ」という思いは解消されないだろう．また，自分たちが神の導きに背いたという気持ちは，両親の今後の信仰生活に多大な影響を及ぼすに違いない．「二人のどちらも選べない」という両親の気持ちは非常に理解できる．その選択を強要された両親の心の傷は極めて大きいだろう．そして，これらの両親が持つことになる心理的情緒的問題がジョディの人生に深刻な影響を与えると考えられる．このような状況で選択は2つにひとつである．両親とジョディの将来の関係を危惧してジョディとマリーと共に死なせるか，将来起き得る困難な状況にも関わらずジョディを救命するか．筆者は後者を選ぶ．誰の人生も完全ではないし，完璧な親は存在しない．親の子供に対する愛情が100%純粋とは限らない．したがって，ジョディと両親との関係に対する不安がジョディを見殺しにするという判断を導いてはならない．どうしても両親がジョディとうまくやっていけないのであれば，他の養育者を探すべきだろう．子供が不幸になりそうだからという理由で生まれた子供が死ななければならない社会は受け入れ難い．

5　結語：事の顚末

　結合双生児の主治医たちは裁判所に，両親の同意なしで分離手術を行う許可を求めた．裁判所は両親の反対を退け，医師たちに手術施行の許可を与えた．2000年11月に手術が実行され，ジョディは無事生き残り，マリーは死亡した．2001年6月現在，ジョディは医師を驚かすほど成長し，近い将来両親の故郷に帰ることができるだろうと伝えられている（千葉，2001，5）．

参考文献

朝日新聞　2000年9月24日
ENGLISH, V., ROMANO-CRITCHLEY, G., SOMMERVILLE, A., GARDNER, J.,

2001, Ethics Briefing, Medical Ethics Department, British Medical Association, Journal of Medical Ethics 27, 62-63

GILLON, G., 2001, Imposed Separation of Conjoined Twins-Moral Hubris by the English Courts, Journal of Medical Ethics 27, 3-4.

KNOWLES, L., P., 2001, Hubris in the Court, The Maltese Conjoined Twins, Hasting Center Report January-February, 48-52.

LONDON, A., J., 2001, A Separate Peace, The Maltese Conjoined Twins, Hasting Center Report January-February, 49-50.

LONDON, A., J., 2001, ,The Maltese Conjoined Twins, Hasting Center Report January-February, 48-49.

千葉華月, 2001年, シャム双生児分離手術事件判決――誰が何に基づいて判断するべきか, 日本生命倫理学会ニューズレター, 6月15日, No 20, 5

コメント１

　医療は個人の内でまたは個人の間で，何かを捨てて何かを救うという選択に，それも未来の不確実性に向けて賭けることを強いるのである．そしてこれは当事者にとっても医療者にとってもしばしば痛みや悲しみを伴い，人々を決断し難い局面に導く．医療が進歩すればそれを免れるのではなくて，進歩の故に常に新しい不確実性が生じているのである．そして，この特殊な事例でもまた蓋然性に賭けなければならないのであるが，その最も起こりそうな蓋然性に従う限り，筆者もまた大いに迷いつつも，著者と同様にジョディの救済という方針に与するものである．理由はつまるところ，害は少ないほど良いということと，養育者と社会的に認知された者であっても，その人が被養育者に最善の利益に反する行為を行なうことは許容されない，と考えるからである．

　ただ，次の２点に特に注意しておきたい．移植医療において，一人を助けるために一人の生を奪うという考えは，実質的にも形式上も最も忌避されようとしてきたのであり，この余りにも重大な決断は，二人が身体的・生命的共有が不可分の故の極めて例外的事項と考えられるべきであり，一般化される倫理的決断にすべきでないということである．また，「残された」もののケアを常に考えることが重要である．恐らく，両親は，敢えて推測すれば，宗教的信念からマリーを死なせることを決して選択できなかったとはいえ，ジョディだけでも助けたいという気持ちを持っていた事は十分想像される．強権が両親の自分達には選択不能の選択肢を強いる事で，選択から逃れられ，またジョディを救える安寧が得られ，ジョディの養育を十分行なえるものと推察される．ただしこれもまた，せいぜい蓋然性の内での事柄である．このパターナリスティックな推測の当否は別として，仮に両親とジョディがどのような関係になろうと，この両者のケアを可能な限り提供することが重要に思われる．

大西基喜

コメント2

　ジュディス・トムソンの「人工妊娠中絶の擁護」(1971) という論文を思い出した (加藤尚武・飯田亘之編, 1988, バイオエシックスの基礎――欧米の「生命倫理」論, 82-93). ある朝, 目覚めたら高名なバイオリニストと背中合わせに繋がれていた. 重篤な腎臓病をもつ彼を延命させるためには, あなたと血液循環を共にさせるしか方法がなかったのだ. もしも循環回路を断てば, 彼は死ぬ. あなたは彼の生存権を尊重するために, この処置に同意する道徳的責務をもつか, という問いかけでこの論文は始まる.
　さて, ジョディ&マリーのケースは, 子宮外妊娠の場合とも似た面をもっている. 子宮外妊娠の約25％の例では妊卵は比較的狭細な卵管に着床し, そうした場合には卵管破裂, 出血性ショックを起こし, 母体の生命を危険にさらす. つまり妊卵の生存が妊婦に依存しつつ同時にその生命を脅かすからである (ただし妊婦はたいてい判断能力を有しており, ジョディとはこの点でちがう). そしてカトリック教会など一部の宗教団体を除けば, 母体保護のための手術を容認する立場が大勢だろう. そうした判断の根拠は何か, というと, それはジョディ&マリーのケースでのそれと通底しているのではないか, と考える. そして, 分離手術によってマリーの命が短縮されてしまうこともやむをえないという思いを懐く. けれども, やむをえなさと正しさとは同義だろうか.
　また, 結果主義の立場に立つと述べる執筆者が, 最後のところで親の子への義務と代理決定権の制限についてふれていることに注目しておきたい.「ジョディの面倒を見る自信」がないという両親の意見を, 親であるという理由で絶対視することに反対する執筆者の見解には賛意を表したい. ただし両親の意向を封じて分離手術施行を許可する判決が下されるのだとしたら, 社会ないし国家はジョディの養育に関して相応の責務を負うべきだろう. そしてたとえば里親制度がこれから活性化することを期待する. しかしところで,「両親は子供の利益を最優先して守る義務を持つ」という考えを, 執筆者は結果主義ないし功利主義から導いたのだろうか.

服部健司

Ⅴ　医療現場を取り巻く問題

第1章　医療資源の配分について

浅井　篤

1　要旨

　有限な資源を分配するのは常に困難が伴う．しかし，無限に資源がない限り何らかの方法で配分することは避けられない．医療資源の公正な配分の問題も例外ではない．今まで，どのような医療資源の配分法が公正なのかについて，多くの議論が行われている．そして，日常臨床から政策決定の領域まで，様々なレベルで当事者が自覚する，しないにかかわらず医療資源の配分は行われている．ここでは，どのような配分方法がより倫理的に適切かを考える．

キーワード：公正さ，正義，配分，医療を受ける権利，脳死臓器移植

2　目的・背景

　高度先進医療が可能になり多くの人命が救われる一方で，人口は高齢化し医療費は高騰を続け，わが国の医療保険制度も見直しが行われつつある．中でも限りある医療資源をいかに適切に利用・配分するかがますます大きな問題になっている．医療資源には，国家が使用できる医療のための資金や医療保険から施設（ICUや入院ベッドなど）や医療機器（人工呼吸器や人工透析器など），医療スタッフの数や個々人の医療スタッフの時間や労働レベル，そして臓器なども含まれる．

　医療資源の配分について検討する場合，一般にMacro-allocation（国家，行政レベル）とMicro-allocation（個々の患者や医師のレベル）の2つの領域に分け

て論じられることが多い．前者では「脳死臓器移植の医療費は医療保険でカバーされるべきか」や「特定の医療へのアクセスに年齢制限を設けるか」などが，後者では「使用可能な生命維持装置が一つしかなく，その治療が必要な患者が同時に2人いる場合，どちらの患者を選択するか」や「一人への多臓器移植か，複数の単臓器移植か」などの問題が検討課題になる．

　臨床現場で働く医療従事者が医療資源の配分の問題について，問題意識をもって考えることは重要である．なぜなら，様々なレベルで医療資源の配分は行われており，その方法は何らかの基準に基づいて行われているからである．また，医療従事者自身も知らず知らずのうちに配分を行っている．たとえば，40度以上の発熱があり頻脈・低血圧状態になっている患者が運び込まれた場合，医師や看護婦は一般予約外来を一時中断してその患者の診療に駆けつけるだろう．医療従事者として当然と考えられる行動だが，この行動の背後には，患者の医療に対する必要性が順番や予約という時間についての約束よりも優先されるという判断がある．これも一種の医療資源の配分であり，「誰が待つべきか」が判断されていると言えよう．一方，インフルエンザの流行期で同じような患者が何人もほぼ同時に受診した場合，どのように対処するかは個々の医療従事者で異なるかもしれない．どのような薬が保険でカバーされるのか，どのような予防注射が公費で行われるかも，何らかの配分基準が使用されて決められている．たとえば発病率が10万人にひとりのウイルス感染症に対する予防注射と，発病率が100人にひとりの予防注射はどちらが公的に採用されるだろうか．ここでは費用あたりの効果が勘案される．

　本章では，どのような医療資源配分の仕方が倫理的に適切か，つまり公正・公平（fairまたはjust）かを考える．古くから多くの生命倫理学者や哲学者によって，公正（倫理学分野ではしばしば正義と言われる）とは何かが議論されている．そして医療資源の公正な，正義に適った配分法もいくつも検討されているが決定的な結論は出ていない．有限な資源を分配するのは常に困難が伴う．なぜなら，どのように分けたにしろ割り当てを十分得ることができない，または全く得られない個人やグループが出てくるからである．本章で公正な配分のあり方に十分な議論を尽くすことはできないかもしれないが，どのような問題があり，それらをどのように考えることができるかを示したい．また，脳死臓

> **世界の現状　アメリカ**
> (Society of Critical Care Medicine Ethics Committee, 1994, 358-362.)
> 600名の救急医療スタッフに対して，患者に集中治療を提供するか否かを判断する基準について質問をした．12%の回答者は年齢を集中治療を制限する際の基準にすべきだと考えていた．多くの回答者にとって，患者の主観的QOL，回復可能性，慢性疾患の状態は集中治療を提供するかどうかを決める重要な要因であった．患者の社会的価値，精神疾患の前歴，費用効果分析，社会への負担は，ほとんど重要な基準ではなかった．40%以上の回答者が遷延性植物状態患者や転移性癌患者が集中治療を必要とした場合，集中治療を提供すると回答した．

器移植の問題にも簡単に言及する．

3　問題の整理

表1に医療資源の公正な配分に関わる幾つかの倫理的問題を挙げる．非常に原理的な問題から実際的な臨床現場の問題まで様々な問題がある．そして，これらはすべて重要な問題である．

4　倫理的考察

ここではまず，個々の患者や医師のレベルでのMicro-allocationの問題を考え，次に担当患者と見知らぬ潜在的患者の間での優先順位の問題，医療政策レベルでのMacro-allocationの方法，そして，最後に臓器配分に特化した問題について考える．

公正なMicro-allocationの基準について

倫理的に言えば，医療資源は公正に配分されるべきであるということが出発点となる．そして，一般に物事を公正・公平に保つべきとする正義の原則は，各人に正当な取り分を与えることを要求する．しかし，各人の正当な医療の配分割り当てとは何を基準にして判定されるのだろうか．「同じ状態にある人々

表1

・いったい公平さとはなにか．
・個々の医療従事者レベルで医療資源の配分を行ってよいか．
・年齢をひとつの基準として医療資源の配分を考慮してよいか．
・どのような患者因子で医療資源の配分を行うべきか．
・医療の効用の大きさはどのように医療資源配分に反映されるべきか．
・国家は公的な医療保険制度を持つべきか．
・商業ベースの個人医療保険はあった方がよいか．
・個人は医療を受ける権利を持つか．
・最低限の医療は，どのように定義されるか．
・臓器はどのように配分されるべきか．

は同じように扱い，異なる状態にある人々は，その違いが倫理的に重要（morally relevant）であれば，それに応じて扱う」という規範はどのような配分結果を正当と見なすだろうか．さらにどのような違いが倫理的に重要でないといえるのだろうか．ここではまず，公正さとは何かについて，いろいろな考え方を一般的な臨床現場の事例を使って検討する．その上で，個々の医療従事者レベルで医療資源の配分を行ってよいかを考察する．これから検討する，公正さを保つための配分基準の幾つかは，患者を目の前にした医療従事者にとっては全く考慮の対象にすらならない，一顧だにされないものもあろう．しかし，特定の基準が医療現場では如何に無用なものかを示すためにあえて検討する．また，現場の差し迫った場面では無関係な基準が，後述するMacro-allocationレベルでは違った重要性を持ってくるかもしれない．

　例を挙げよう．医師がある病院で当直していて，重症の喘息発作を起こしている患者が二人同時に救急外来に運び込まれたとしよう．二人とも入院治療が必要そうである．しかし，運悪く空きベッドは有料個室ひとつしかない．どちらの患者を入院させるべきか．入院させられなかった患者は救急車を呼んで他院に搬送しなければならない．治療が遅れ症状がもっと悪化するかもしれない．少なくとも次の1〜7の配分基準が考えられる．ここでは医師が自分の利益になるように患者を選ぶという選択肢は含まれない．たとえば，一方が院長の親戚だったからといってその患者を入院させることは自己利益に関することであり，少なくとも本書が扱っている倫理的問題ではない．

1「患者の社会的価値や功労に応じて」優先順位を決める医師がいた場合，二人の患者の職業や社会的地位を調べて，その医師が定義するところの「社会的重要性」が高い患者を優先的に入院させるだろう．医師によっては子供がたくさんいる母親を優先するかもしれないし，他方，他の医師は会社の重役を選ぶかもしれない．

　2「患者の購買能力に応じて」優先順を決める場合は，入院費を十分支払える患者が選ばれるだろう．有料個室の料金が払えない患者は他の病院に回されることになる．

　3「すべてを平等に分ける」ことを公平と考える医師はどうするだろうか．ベッドはひとつしかないないので，このような場合は平等にすることはできるだろうか．個室は物理的に二人で利用できるかもしれないが，医療スタッフその他のケアはあとひとりで手一杯であり，現実的に無理な基準となる可能性は高い．

　4「くじ引きの勝ち負けに応じて」患者の優先順を決める医師はいるだろうか．その場合は患者たちに引かせるか，医師が自分なりにコインを投げて決めることになるのだろう．

　5「待ち時間の長さに応じて（先着順で）」患者の優先順を決めるのは，通常の場合極めて一般的な方法である．この方法で行くと受付時間が一分でも早いほうが入院できることになる．

　6「患者の医学的必要性の大きさに応じて」どちらの患者を入院させるかを決める医師は，呼吸回数や酸素飽和度，チアノーゼなどの医学的指標から重症度と緊急度を判定し，より入院の必要性が高い患者を優先的に入院させるだろう．

　7「治療効果の大きさに応じて」入院の優先順位を決める場合は，どちらが治療に大きく反応するかによって優先順位が決められよう．若年で低容量の吸入ステロイド治療のみを受けていて今回初めて急性増悪した患者と，高齢で基礎に陳旧性肺結核と慢性肺疾患があり内服ステロイドがすでに使用されているにも関わらず喘息発作が重症化した患者を比べた場合，おそらく前者の方が改善の度合いが大きいであろう．このような場合，前者が入院し後者は他院を探して転送されることになろう．

どの基準が入院の優先順位を決めるにあたって最も適切だろうか．医療従事者にとって無意味なものもあるし，使用不可能なものもある．また，他の基準と比較した場合，重要性の点で配分の指標としては退けられるものもあろう．上記の基準を考えるにあたっては，まず，「我々は何のために医療をやっているのか」から考えなくてはならない．医療には様々な目的がある．しかし，他にも重要な目標はあるが最優先されるものは患者の病気を治療することであり，可能な限り速やかに苦痛を取り除くことだろう．そして，これが現場の医療従事者の最も優れた専門技能でもある．一方，「我々は何ができないか」も考えなくてはならない．第一線の医療現場で忙しく働く医療従事者にとって，個々の患者診療を超えた社会全体の福利を十分判断することは容易ではない．長期的展望にたって何が社会全体のためになるかを判断するためには，大量の情報と詳細な分析，そして，学際的集団による長期にわたる討議が必要だろう．つまり，個人のレベルでは，どのような現場の選択が社会全体の福利に繋がるか知ることはできないし，実際に個々の選択がどのような影響を持つのかも予測できない可能性が極めて高い．また，現場の個々の医療従事者がそのようなことを行うことは，社会からも期待されていないと思われる．さらに価値観は，人様々で何に価値があるかを結論付けるのは困難である．人生や社会にとって価値あるものは，ひとつではなく幾つもあるだろう．したがって，何が社会的に価値があるかは安易に論じられるべきではない．十分な配慮のない社会的価値の判断は，職業，性別，人種，性的志向，収入などによる差別に繋がることを忘れてはならないだろう．もちろん，個人としての感情的な好き嫌いを持つのは避けられない．しかし，医療者としての役割を果たす場合には，個人的な偏見は捨てなければならない．

　さて，上記の議論を踏まえて，1〜7について検討したい．

　1の個人の社会的価値や功労に応じて優先順位を決める方法は，たった今述べた通り，乱用の恐れ，差別の危険性，価値観の多義性などから臨床現場では使用不可能かつ使用禁止である．

　2の経済的能力による選別も倫理的に許されない．医療の一義的な目的は，少なくともお金を稼ぐことではない．もちろん収入がなければ医療施設が成り立っていかないので経済的配慮は不可欠だが，それは正当な医療活動から得ら

れたものでなければならないだろう．もっと重要なことは，経済的に恵まれているという理由で軽症患者を重症患者に優先して入院させるという行為は，医療の目的に照らせば正当化の余地のない行為ということである．

3の平等配分は，全く誰に対しても同じ分だけ割り当てを配分することになる．しかし，ベッドは一つしかなく分割できない．また，医療スタッフも重症患者が2名同時に入院すれば，高い質のケアを2名の入院患者を含めた全入院患者に提供できない結果になろう．救急来院患者が同時に3名，4名になった場合を想定すれば，平等分配の不可能性は明らかになる．また，必要度に差がある状況で全く同じ治療を同じ優先順位で提供するのは合理的でない．

4の抽選は基本的にはフェアな方法だろう．もし，2人の患者の状態が重症度，待ち時間などすべての点で同じであれば，くじによる選択は正当化される余地がある．しかし，重症度，待ち時間などに少しでも差があればそれらがまず優先されるべきだろう．たとえば，くじによって，重症度が低い患者が優先的に入院した場合，それは正しいだろうか．否である．医療を行うという立場からすれば，自ずと重症者を，つまり必要に応じて，優先するということになる．

5の待ち時間の長さに応じても4の抽選と同様な意味で重要である．しかし，患者の医療の必要性と比較すれば，その重要性は劣ると考えられる．重症患者に先を越されて予約再診患者が結果として受ける害・苦痛と，重症喘息患者が順番を待たされたことによって生じる害・苦痛を比較しなければならない．前者は予定より30分から1時間待たされて不快になるだろう．一方，後者が経験するのは深刻な呼吸困難と死の恐怖であり，最悪の場合は実際に生命が危険に曝されることになる．両者の結果の深刻さを比較すれば，患者の必要度が優先されるべきことがわかる．

今まで，6の「患者の医学的必要性の大きさ」に応じて優先順位を決める方法に比較すれば，他の多くの基準が重要性の点で劣ることを見てきた．それでは，治療の必要性と治療効果の大きさとどちらが優先されるべきだろうか．ここではまず治療の効果について必要性と関連づけて整理したい．

・第一に，効果のない治療的介入には医学的適応はなく行うべきでない．いくら治療を必要としていても医学的に改善しようのない状態や医学的に利益を受

ける可能性が極めて小さい状態がある．また，患者が目指している目的を実現することができない医療介入も無益で行うべきでない．
・第二に，治療効果はしばしば予測が困難なことがあり，特に個々の事例における効果予測は困難が伴う．
・第三に，2つ以上の異なる効果の大きさをどのように比較したら良いかわからない場合がある．放置しておけば死亡してしまう状態をなんとかベッド上で生活できるまでにする治療と，ベッド上生活を何の障害も無く就労可能な状態にまで改善させる治療と，どちらの方が治療の効果が大きいのだろうか．効果の算出法によっては後者の効果幅が大きく計算され，その結果，前者が死ぬことになる可能性も出てくる．
・第四に，医学的に治療の必要性が同一で治療効果が異なる場合，治療効果が大きいという理由で待ち時間を無視して良いだろうか．もし無視してよい状況があるならば，効果の差がどの程度なら許されるのか．同じことが治療の効果とくじについてもいえる．
・第五に，どの程度の効果と効果可能性がある治療手段を医学的適応があると言うのだろうか．二人の患者の治療効果見込みが，共に一般的に医学的適応があるとされる範囲内なら，効果の差で優先順位を決めるのは問題ではないだろうか．成功率がそれぞれ70％と80％の時，この10％の差は有意だろうか．一方，5％と15％での10％の差はどうだろうか，前者はあまりにも成功率が低く医学的適応がなく，後者にはあるということになるのだろうか．

このように見ていくと，確実性や救命性，現場での治療効果の不可知性から考えて，医学的必要性の大きさを基準として配分するのが最も適切—少なくとも最も恣意性が少なく，純粋に医学的—だという結論に達する．したがって，個々の医療従事者によるMicro-allocationが必要な場合は，治療に対する医学的適応がある患者が二人以上いる場合には，第一に必要性，第二に待ち時間の長さを基準にして行われるべきだと考えられる．それ以外はあまりに不確実で恣意的であり不当な差別などを導きかねないので考慮されるべきでない．もちろん，いくら救命のために治療が必要でも，いかなる観点からも治療効果が全く見込めない患者は優先されるべきではないだろう．しかし，医学的適応がある治療の効果の大きさや確率の高さはさらに考えられなければならない．

目前の患者とその他大勢の患者の優先順位について

　医療の基本的な目的は患者の病気を治療することであり，可能な限り速やかに苦痛を取り除くこと，また，一医療従事者の立場ではどのような選択が社会全体の福利に繋がるかを知ることは困難だと述べた．しかし，ある医療現場の医療行為がかなり高い確率でその他大勢の見知らぬ患者や潜在的患者に影響を及ぼすことがわかった場合，どうするべきだろうか．たとえば，出血を止める手立ての無い患者Aが極めて大量の血液製剤を使用しており，その地域で入手できる同一タイプの血液が，あと10単位しかなくなってしまったとわかった場合，担当医はどうすべきだろうか（LO, 1995, 273-280）．この地域ではほぼ確実に輸血が必要な患者が毎日出現し，最低でも10単位確保しておくことが必要である．これ以上Aが輸血を続けると，他の患者に必要な血液が確保できない状況になるのはほぼ確実である．このような状況ではAに輸血を続けることは，他の患者に害を及ぼすことになる．他の患者に極めて高い可能性で不利益を引き起こす状況では，「目の前の患者に対して最善を尽くす」という原則も再考されなければならない．たとえば他の病院にBという患者が入院しAと同じような状態で輸血が必要になったとする．必要性も治療効果の大きさも同様である．残りの10単位の血液に対する輸血請求の順番は同時である．このような場合，Aの主治医は，Aは自分の担当患者だからという理由だけで残り10単位を要求できるだろうか．

　ここで「救済の法則（A rule of rescue）」に言及する必要がある．この法則は，等しく援助に値し，同じように危険に曝されていても患者が多くいる時，不特定多数の人々よりも，仲間意識の対象となっている特定の個人のほうを優先的に救おうとする社会的傾向を指す（ペンス 2001, 148-177）．この法則に従った場合，Aの主治医は10単位の輸血を行い，その他大勢の見知らぬ患者の一人Bは血液が間に合わず生命の危機に瀕することになる．同様にBの主治医にしてみればAが見知らぬ患者となる．しかし，自分の患者に対する診療を不特定多数の患者のために制限するのは医療従事者にとって極めて困難なことだろう．一旦医師患者関係が形成された場合，その患者に対する責任は潜在的患者に対するそれよりも大きいとも言えよう．したがって「もうあなたの取り分は

終わりました」と言えないと思われる．またそれを言うことができるとして，どれだけの分量を使ったら取り分を使い切ったことになるかも決められないし，決めたとしても恣意的になってしまうだろう．一方，輸血を要求された輸血センターのスタッフの立場からすれば，どのような判断が最も適切と映るだろうか．近い将来に新たな血液の補充がない限り，おそらく，2～3単位ずつAとBに回して，あとはさらなる緊急輸血用にとって置くのではないだろうか．輸血センタースタッフの見地は，救済の法則に影響されない立場であり，より公正無私な配慮から，それぞれの必要を部分的にしろ満たすべく配分を行うのではなかろうか．このように考えていくと，いったん問題が入院の優先順位や誰が先に診察を受けるべきかという問題のレベルを超えると，たちまち医療現場の見地では解決できない問題になるようである．

公正なMacro-allocationの基準について

医療現場を離れた政策レベルの医療資源配分の問題を検討してみる．医療現場での患者の優先順位についての議論では患者はすでに医療にアクセスしていた．つまり医療を受ける基本的な権利があることを前提に，医療現場の中での配分に関する議論が行われていた．一方，個々の患者の診療の範囲を超えて政策レベルで社会全体の福利のための公正な医療資源配分を考える場合，医療へのアクセスの問題や費用と効果の問題，医療の恩恵を受けることができる人の数の問題などについての考察が必要になり，より複雑な倫理的問題を含むことになる．

医療現場レベルの配分問題は行ってよいか否かという問いがまず前提となったが，マクロレベルの問題は，配分しなくてはならない，何らかの方法で分配せざるを得ない問題と言えよう．たとえば，患者が1万人いて必要な生命維持装置が8000台しかない場合，もしさらに2000台を作る資金が枯渇しているならば，それを使うことができる患者を8000名選択するしかない．「年齢をひとつの基準として医療資源の配分を考慮してよいか」，「国家は公的な医療保険制度を持つべきか」，「商業ベースの個人医療保険はあった方がよいか」，「個人は医療を受ける権利を持つか」，「最低限の医療はどのように定義されるか」などが主要な問題となろう．

一般に医療資源の配分法を考えるにあたって利用される倫理理論には，主に自由至上主義，平等自由主義，功利主義の３つがある．自由至上主義は，権利を自由権（不干渉への権利）と社会権（援助を受ける権利）に分け，契約によらない権利は自由権のみであるとする．したがって，教育を受ける権利や医療を受ける権利は否定される．たとえば，医師は診療契約を結んでいない患者に対して診療義務はない．医療を含めた社会資源は，ただ配分されるために存在しているものではなく，すべて誰かの所有物である．したがって，個人の購買能力にしたがって医療にアクセスするのが公正ということになり，公的医療補助などは認められない（ウルフ，1994年，16-18）．平等自由主義では，助けを必要としている人を助けないことはその人の自由を制限していることになると考える．したがって，医療福祉などの社会正義が重要な「個人の自由の条件」となる．自由権と社会権の両者の自由を基本的権利として捉える．つまり，平等自由主義では，公平な医療とは誰もが必要に応じて受けられる医療である．様々な医療のニーズの間で優先順位をつける場合には，不利益を被っている人に十分配慮すべきで，誰もが社会で個人的自由を保障されるレベルの基本的な医療に必要に応じてアクセスできなければならないとする（CAMPBELL 1997, 182-194）．ここでは，公正な医療とは人々を等しく自由にする医療である．

　結果として最大多数の最大幸福を実現する行為を正しいとする功利主義には様々なタイプがあるが，ここではHareの二層功利主義を挙げる．判断のレベルを直観的思考のレベルと批判的思考のレベルとに分け，直観的思考のレベルは一般倫理原則，つまり一見して自明の（したがって絶対的ではない）倫理原則（個人の権利や自由の尊重，人々の平等実現，個人的関係の重要視など）を使用し判断する．一方，医療資源の配分などの諸原則が相互に葛藤を引き起こす場合には批判的思考を行う．このレベルでは社会全体の幸福（関係者全員の持つ選好充足の最大化）を勘案した非常に高いレベルから行為の効用を検討し，直観的思考で用いられる一見自明な原則の中で最善の原則を選ぶことになる（山内 1990, 97-195）．二層功利主義の立場からどのような配分方法が指示されるかは論者によって異なるかもしれない．ここでは「病気になることに対する不安が大きな社会は良い社会か」，「少数が医療を独占する社会は適切か」，「経済力があっても，それでより良い医療を受けられないのは良いことか」などが

考慮されるだろう．そして，多数を助けるために少数を犠牲にする医療は退けられ，経済的により困っている人を助けようとするだろう（より必要の大きな人を助けたほうが結果として効用が大きくなる）．最終的には権利や正義，平等の問題を直観レベルに位置付けることで，個人の必要に応じた医療に対する平等な権利は基本的なもので守るべきであると結論されるだろう．さらに，極端に不平等にならない範囲で（不平等は嫉妬心を生む．嫉妬心は当人に心理的に有害であるばかりでなく，他人に不利益をもたらそうとする傾向をもち，社会全体にとって有害である），プライベートな医療システムも並存させる可能性もある．しかし権利や自由そのものを絶対視するわけではないので，究極的には，出来るだけ多くの人の選好が最大限満足される方針をとるだろう．その場合ひとつの方法として，ある治療法によって得られる個人の生存年数にQOLを掛けその積の社会全体の総和を求めて，それが最大化する方法（Quality-adjusted life year）も利用されるかもしれない（新保卓郎その他，2000年，520-522）．

　いずれの理論を背景にするにしろ，個々の論者が異なった配給方法を指示する可能性は高いが，その違いを明らかにするために具体例をとって考えてみよう．たとえば，限られた予算で公費早期胃癌スクリーニングの検診を行うとする．選択肢は2つある．安価な検査Aを地域住人全員に行い100名の死亡を予防するか，または，高価な検査Bを全地域住人の半分に提供し110名の死亡を予防するか，のどちらかである．自由至上主義では公費での医療サービスを初めから否定する．平等自由主義では，たとえ効率が悪くてもより平等なAを選択するだろう．二層功利主義ではどうだろうか．いくらBの方が優れていても，その恩恵に浴する可能性が住人の半分では問題であり，かつ，検査を受ける人々を選ぶ過程でさらに問題が起きるため（これは公的検査である）Aを選択するのではないだろうか．しかし，Bが200名の死亡を予防できる場合はどうか，明らかでない．ちなみに3つの立場とも個人的な健康保険の存在を否定するものではなく，自費の人間ドック的な癌検診を薦めると考えられる．

　冒頭でも述べているように，どのように医療資源を配分するかは，非常に解決するのが難しい問題ですっきりした答えがでない領域である．出来るだけ平等に出来るだけ効率の良い医療を出来るだけ多くの人々に提供し，結果として出来るだけ多くの人々が幸福になれるのが理想である．しかし，ある疫病によ

って1万人の人が同時に死に瀕しており，彼らを救うことができると考えられる特効薬が8000人分しかない場合，どのように分けたらよいだろうか．というより，より正確に8000人をどのように選択すべきだろうか．この場合，患者の医学的必要性の大きさは皆同じであり待ち時間も同じで，8000人分の薬を1万人に分けた場合，効果が不十分となり全員死ぬ．どのように選ぶか．患者の社会的価値や功労に応じてか（しかし，個々の人の価値は決められない），患者の購買能力に応じてか（生まれつき障害があり収入の高い職に就けなかった人の差別にならないか），治療効果の大きさに応じてか（しかし，治療効果の差がどの程度なら倫理的に重要な差異なのか），その薬のある医療機関にたどり着いた先着順か（しかし，たまたま近くにいたという理由で選ばれて良いか），それとも，くじ引きの勝ち負けに応じてか（しかし，そのようなことを準備している時間はないのでは）．本当に結論は出るのだろうか．

脳死臓器移植における配分問題：問題提示

臓器移植のための臓器は常に不足している．したがって，脳死と判定された患者から摘出した臓器を誰に移植するかは，典型的な稀少医療資源配分の問題となる．レシピエント（臓器移植を受ける人）をどのように選択するかが常に問われることになる．具体的な配分方法としては，移植を受けることで最も利益（効果）を得る（移植後最長の生存が期待される）人を選ぶ，待ち時間が長い人に高い優先順位を与える，医学的必要性（重症度と緊急度）が最も高い人を選ぶ，などが考えられる．これらの選択基準の利点と問題点は上記で述べてきた通りである．また，臓器移植にかかる費用を公的医療保険でカバーするのか，私的保険で行うのか，または完全な保険外医療とするのかも，他の稀少医療資源配分に共通する問題だろう．一般的に，レシピエントの選択は公的機関である臓器配分ネットワークのような組織が，細かい点の差はあるにしても必要性と効率と待ち時間を考慮して行うことが多いと考えられる．臓器は善意の贈り物（gift）として扱われ，臓器売買は認められていない一方，脳死臓器移植に特徴的な問題も幾つかある（LO 1995, 273-280）．紙幅の関係で問題のみ列挙するが，

① 脳死患者から摘出された臓器は公共物なのか，それとも，ドナー（臓器

提供者）本人，またはドナーの家族がレシピエントを指定しても良いのか．個人によるレシピエント選択が認められた場合，どのような問題が起きるか．
② 2回目の臓器移植を受ける患者の優先順位はどうするべきか，まだ一回も移植を受けていない人を優先すべきなのか．
③ 自国の脳死患者の臓器を，他の国から来た人々に提供してよいか．
④ アルコール中毒による末期肝疾患者への肝移植に対する優先順位は，他の原因に拠って肝不全になった患者よりも低くするべきか．アルコール中毒者は自分自身で原因を作っているから臓器を受ける権利はないのか．

などである．その他にも，

⑤ 政府が強制的に脳死患者の全臓器を医療資源とするのは許されるか．この方策は明らかに移植可能な臓器を増やすが，そのような社会は良い社会だろうか．
⑥ 脳死患者がドナーカードで脳死臓器移植を希望しているが，ドナーの家族が臓器摘出に反対するときにはどうすべきか．患者の自己決定尊重は重要だが，家族の反対を押し切って無理やり臓器摘出をすることが倫理的に許されるか．（もちろん，この問題は日本には当てはまらない問題だろう）
⑦ 臓器移植についての同意はドナーカードによる積極的な同意が必要か，それとも明確に臓器提供を拒否しない限り，同意したとみなして脳死状態で臓器を摘出してよいか．

さらに死の定義そのものについての問題も残っている．

⑧ 現行の脳死の定義は受け入れられるか．
⑨ 脳死患者からの臓器摘出数を増やすために死の定義を変えて良いか．現在，広く用いられている脳死の定義は，そもそも患者本人，その家族と医療施設が蒙る負担の軽減，医療資源の有効利用，そして移植臓器の入手を容易にするために，死は再定義された（Harvard Committee, 1968）．現在，高次脳死（遷延性植物状態）を死の定義にすべきだと主張する論者が現れている．

なども考える価値がある問題だろう．

生体臓器移植については，
- ⑩ 臓器売買は許されるべきか．
- ⑪ どのような臓器なら生存しているドナーから摘出してよいか，肝臓（再生する）や腎と肺（2つありひとつでも生存可能）は可能だが，もしドナーが自分の子供に自分の心臓を移植してほしいと希望したらどのように対応すべきなのか．
- ⑫ 健康な人に対して臓器摘出術を行うにあたって，リスクの大きさがどの程度なら許容されるのか．
- ⑬ 生存しているドナーは臓器摘出に関して，本当に自発的な同意を与えることができるか．

などの問題に直面する．

　以上，どの問いをとっても十分な考察が必要な問題だと考えられる．最後に，ひとつ思考実験のための例をあげる．ふたりの患者が心臓移植を待っているとする．ふたりとも移植の必要性，予想される利益，そして待ち時間も同一だとしよう．ある日，脳死患者が現れて，ふたりのどちらにも移植可能な心臓が入手された．ここで，ひとりは若い頃からドナーカードを持っていて，自分が脳死状態になったら可能な限り自分の臓器を必要な人に提供したいと述べてきた．一方，もう一人は脳死状態判定も脳死状態になった時の臓器提供も拒否していた．患者自身の臓器提供の意思は，臓器移植を受ける権利になんらかの影響を及ぼすだろうか．脳死臓器提供を拒否する人，またはドナーカードを持たないことで結果的に拒否している人々は，そもそも，自分に移植臓器が必要になったときでも移植手術を拒否するのだろうか．

5　結語

　残念ながら，今回の考察では結論は呈示できなかったが，多くの問題点を指摘した．医療資源配分の問題はこれからますます大きくなっていくだろう．社会的議論が必要である．

> **読者の皆さん，考えてみてください**
>
> (1) ひとは医療を受ける権利を持つでしょうか．
> (2) 経済的に余裕がある国民は，より良い医療を受けて当然でしょうか．
> (3) 稀少な医療資源を使用する場合には，年齢制限を設けても良いでしょうか．
> (4) 最低限の医療は，どのように定義されるでしょうか．
> (5) 脳死患者から摘出された臓器は誰のものでしょうか．

参考文献

The Society of Critical Care Medicine Ethics Committee, Attitudes of Critical Care Medicine Professionals Concerning Distribution of Intensive Care Resources, 1994, Critical Care medicine , 22:, 358-362.

LO, B., 1995, Resolving Ethical Dilemmas: A Guide for Clinicians. Williams and Wilkins, Baltimore, 273-280.

LO, B., 1995, Resolving Ethical Dilemmas: A Guide for Clinicians. Williams and Wilkins, Baltimore, 343-352.

RIDLEY, A., 1998, BEGINNING BIOETICS, ST. MARTIN'S PRESS, NEW YORK, 256-265.

CAMPBEL,A., CHARLEDWORTH, M., GILLETT, G., JONES, G., 1997, Medical Ethics 2nd edition Oxford University Press Auckland 182-194.

グレゴリー・ペンス，2001年，医療倫理2，宮坂道夫，長岡成夫訳，みすず書房，東京，148-177.

ジョナサン・ウルフ，ノージック――所有，正義，最小国家，森村進，森村たまき訳，1994，勁草書房，東京 16-18.

橋本英樹，1998，医療技術・保健政策の経済的評価の理論的背景に関する文献的考察 医療と社会，8：53-65.

谷本光男，1998，医療資源の配分の倫理 生命倫理学を学ぶ人のために 加藤尚武，加茂直樹編 世界思想社，京都 176-187.

UBEL, P., A., DeKAY, M., L., BARON, J., Asch, D., A., 1996, Cost-Effectiveness in a Setting of Budget Constraints. Is It Equitable? New England Journal of Medicine, 334, 1174-7.

山内友三郎，1990，相手の立場に立つ――ヘアの道徳哲学，勁草書房，97－195，東

京.
新保卓郎, 浅井篤, 永田志津子, 大西基喜, 福井次矢, 2000, 医療従事者のための医療倫理学入門 第6回:医療経済と医療倫理, 病院, 59, 520-522.
Report of the Ad Hoc Committee of the Harvard Medical School to Examine the Definition of Brain Death, 1966, A Definition of Irreversible Coma. Journal of American Medical Association, 205: 85-88.

コメント

　ミクロの資源配分について，著者は様々な配分規準を提示して，最終的に「医学的必要性の大きさ」という規準が，限られた医療資源の分配にまずもって必要だという結論を導き出している．筆者にはこれは妥当と思えるし，医療資源の配分が問題になる状況では，ある程度現実に行なわれているように見える．例えば，大規模災害の際のトリアージを考えてみよう．大規模災害時はできるだけ多くの人の救助がはかられるが，それは一方では全員を同時に救えない状況下での資源配分の問題でもある．被災者は重症度に応じて個々人に4色のタグが付けられ，そのタグに従って救援活動が行なわれる．わが国では，例えば赤は最優先治療が必要な最重症の人であり，黒は死亡者か蘇生が既に不可能な人である．勿論，運・不運，錯誤は不可避であるとしても，トリアージではまさに「医学的必要の大きさ」の順に医療資源の活用がはかられている事になる．

　ある意味でシンプルな上記の状況に比べて，個々の関係や交渉が入りこむ，もっとミクロな医療現場では，公平を期す上での困難さが生じやすい．著者は「待ち時間」を考慮していて，これも必要なことであろう．ただ一律に判断できないことも多い．例えば，夜間救急を事実上，自院の「通院患者」に限定している，一見公平を欠く病院もある．しかし，その場合でも，当該病院のみでは公平さを保てないが，よりマクロに，地域でのその病院の位置付けやそこでの資源活用等のバランス，同地域内の他の救急専門病院の存在，等々を勘案すれば許容されるかもしれない．更にマクロなレベルでは，著者も述べているように，もっと難しい問題に直面する．公平さと有益性を一定の経済的制約の中で折り合わせなければならない状況で，それらを調整し得る高次の倫理的規範や理論的枠組みは存在しないようにみえる．ただし，マクロな医療資源の問題を個々のミクロな医療現場で眼前の患者に対して考慮するのは基本的に望ましくない．医師はすすんで医療資源のゲートキーパーになるべきとは思えない．

　　　　　　　　　　　　　　　　　　　　　　　　　　　　大西基喜

第2章　ヒトに対する医学研究における倫理

浅井　篤

1　要旨

　医学の進歩にはヒトに対する医学研究が必要である．しかし，今までに繰り返し倫理的に問題がある人体実験が行われてきたのは事実である．医学の進歩のためという理由で不正な研究手続きが正当化されてきた．そして，非倫理的な研究は単に歴史の中の話ではなく今現在も続いている恐れがある．研究とは何か，研究にはどのような権利と義務が関係するのかを考えつつ，倫理的に適切な研究のあり方を考える．

　キーワード：医学研究，インフォームド・コンセント，歴史，ヘルシンキ宣言，文化相対主義

2　目的・背景

　ヒト（種としての人間）に対する医学研究における倫理（研究倫理）の目的はたったひとつであるといって良い．それは，非倫理的な医学研究をなくすこと，つまり，研究参加者や最終的には社会全体に害を及ぼす研究をなくすことである．研究参加者に多大な被害を与えた研究は，現在明らかになっているものだけでも枚挙に暇がない（浅井他，2001年，907-909）．ナチスの人体実験や日本軍の731部隊が行った残虐行為（1936年～1945年の間に推定2～3千人の無実の人々が日本人医師たちによる細菌兵器の開発実験のために殺害された（常石1995））だけではない．1990年代になってすら倫理的に問題がある研究

はなくなっていない．たとえば米国では，症状悪化の予測因子を見出す目的で病状が安定している精神分裂病患者に対してプラシーボ単独投与，または無投薬で年余にわたって経過観察を行った研究も行われていた．この研究では，有効な治療薬があるにもかかわらずプラシーボを単独で用いたこと，同意書の不備（研究目的や研究参加による病状悪化の危険性が大きいことが明示されていない，研究と治療行為がはっきり区別されていない），患者の同意能力，研究の利益と害の比較考量（病状悪化の危険 対 不必要な長期投与による遅発性ジスキネジア発症予防）などが議論の的になった（Appelbaum, et al. 1998, 601-613）．一方，わが国では今までに行われた非倫理的研究に関してはほとんど研究されておらず，実態が掴めていない現状である．

　倫理的に問題がある医学研究の歴史を踏まえて，ヘルシンキ宣言（2000年10月改訂）をはじめ多くの倫理ガイドラインが制定された．一般に研究倫理は人への尊重（respect to person），無害（nonmaleficence），有益さ（beneficence），正義（justice）を柱としている（BARNBAUM, et al. 2001, 1-14）．それらの原則をもとに「対象者の秘密とプライバシーを厳格に守ること」，「完全に自発性が保証された状況でインフォームド・コンセント（IC）を取ること」，「予想される利益が危険性よりも大きいこと」，「研究対象者が研究結果から高い可能性で利益を得られること」，「新しい実験的手法や薬物については，現行のベストの方法や治療と比較すること」，「研究の利益と負担が一定の個人や集団に偏らないようにすること」などの具体的な規則が導き出されている（浅井他，2001，印刷中）．また，研究倫理委員会（research ethics committee）や機関内審議委員会（institutional research boards）の活用も一般化した．しかし，ガイドラインを制定しても倫理委員会を設置しても，さらには法的に禁止事項を定めても十分に非倫理的な研究を防ぐことができるとは言い切れない．

　最近，次のような事例が明らかになった．ある研究グループが切除された大腸の一部を患者に無断で十数人分採取して遺伝子を解析，正規の手続きを踏んで文書によるICを得て採取されたものと合わせて，解析結果を学会で発表したという．そして，倫理審査委員会には，サンプル採取にあたって全患者から文書によるICを得たとする虚偽の報告書を提出し審査をパスしていた．そして，「研究が遅れてしまう」というのが無断採取分を除かずに解析・発表した理由

> **世界の現状：デンマーク**（Madsen 1999, 571-579）
>
> コペンハーゲンで一般市民約500名と外来患者約200名を対象にして行われた調査では，回答者の一般市民の約3分の1，外来患者の約半数が自分自身や自分の家族や知人の臨床研究参加に積極的だった．全回答者の8割が「新薬を利用する」ことを研究参加同意の重要な理由と挙げた．同時にほぼ同じ割合の回答者が「将来の患者を助ける」ことも重要な研究参加動機と回答した．しかし，研究参加を「道徳的義務（moral obligations）」と見なしている回答者は全体の3分の1だった．さらに，過去に研究に参加した人々が研究結果のfeedbackがなかったために，それ以後の研究参加に対して消極的になったという結果も明らかにされた．

だと報じられた（朝日新聞，平成13年）．

　このような事例の存在を考えると，末端で研究を実際に行う人々が研究対象者に決して不利益や不快感を与えてはならないと自覚し，ひとつひとつの手順を慎重に踏むことが最も重要だということがわかる．研究者が故意に虚偽の報告をしたら，どのような取り決めも無力であり無駄となる．医学研究者の徳性が最低であっても対象者に決して害や辱しめが及ばない法規制・ガイドライン・研究方法は，残念ながら存在しない．倫理的に問題がある研究を防止するためには，研究実施に関わる人々が一度立ち止まって「どのような研究手続きが最も適切か」，「今，自分が行おうとしている行為が正しいことか」，「私にはそのようなことをする正当な権利があるのか」を自ら考える必要がある．ヘルシンキ宣言などの倫理ガイドラインに精通することは極めて重要である．しかし，そこに書かれているのは結論だけである．「なぜか」を自分で考えて納得することで，ガイドラインで言及されていない状況にも対応できるようになるのではないだろうか．また，真に理解されていない知識が人を動機付ける見込みは薄い．本章では研究倫理を考えるために必要な基本的事項を整理する．本稿では疫学研究や動物に対する研究の倫理については論じない．また，年齢や疾患のために判断能力を失っている人々を対象にする研究の問題についても紙幅の関係上論じない．

表1　医学研究における倫理的な問い

・医学研究とは何か．
・医学研究は必要か．
・医学研究者は医学研究に対する権利を持つか．
・研究対象者に害さえなければ何をしても良いか．
・どのような研究でなら研究対象者からインフォームド・コンセントを取得する義務が免除され得るか．
・医学研究における基本的規範は普遍的か．
・プラシーボ（偽薬）使用はどのような状況で許されるか．
・非倫理的な研究から得られた成果は利用しても良いか．
・患者は実験薬へのアクセス権を持つか．
・患者が自発的に同意するならば，リスクの大きさに関わりなく臨床実験を行っても良いか．

3　問題の整理

表にヒトに対する医学研究に関わる倫理的問題を挙げる．ここで取り上げたもの以外にも重要な問題は多数あるが，最も基本的と考えられる事項を10項目選んでみた．

4　倫理的考察

研究はある特定の事柄についての普遍的な知識を得るための体系的な試みである（BARNBAUM, et al. 2001, 1-14）．これに沿って言えば，ヒトに対する医学研究は，ヒトが罹患する疾患の原因や機序，診断法・治療法について一般化できる知識を得るための活動と言うことができよう．そして，基礎研究や臨床治験，疫学研究などを含む医学研究の究極的な目的は，将来の患者に利益をもたらすことである．基本的に研究対象者や参加者を助けるためのものではない．もちろん，参加者の難治性疾患が実験薬の効果で改善することもあるかもしれないが，その薬が患者に対して好ましい効果を発揮するか否かがわからないからこそ研究が行われる．患者の利益になることがすでにわかっている医療行為は研究の対象にはならないし，されるべきではない．先行研究である程度効果

があると予想されている実験薬でも，実際に大勢の患者に長期投与された場合，どのような副作用，不利益があるかはわからない．一方，一般的な診療行為はその診療行為の対象になっている患者に利益をもたらすことを一義的な目的としている．このような日常診療との違いを認識しつつ，医学研究の本質に関わる考察を行いたい．

医学研究の必要性と医学研究に対する権利

　ヒトに対する医学研究は必要だろうか．この問いに答えるために基本的な事実をおさえていきたい．それは，過去の医学研究や医療活動，そして試行錯誤があってはじめて現在の医療があるということである．医学研究は医学の発展に貢献し，人々の健康を促進し長寿に寄与してきた．知らないうちにインシュリンや抗生物質がこの世に現れたわけではないし，人工透析器や人工呼吸器が突然完成したわけでもない．今後，一切の研究が行われなくなれば医学・医療のレベルは現状のままで止まる．そして，これ以上の医学の進歩がなければ，いま現在，不治の病は不治のままである．一方，ヒトを対象とした研究が積極的に行われれば，HIV感染症や癌，遺伝子疾患など現行の医療レベルでは治癒させることができない多くの人々を救い，より多くの人々を不幸から救うことができよう．そして，子が幼くして親を失ったり親が子を失ってしまう可能性を減らすことができる．したがって，社会全体が今よりも良くなるためには医学研究が必要である．そして，少しでもこの世の不幸を減らすことができる医学の進歩は非常に好ましいことである．おそらく，すべての医療従事者は医学の発展を望むであろう．

　では，医学研究の必要性の大きさと結果の好ましさは，医学研究者に研究を何よりも最優先させる権利——優越的権利——を与えるだろうか．研究者が患者や一般市民を好きなように利用して研究しても，研究の重要性がその行為を正当化するだろうか．たとえば，将来，Aという疾患を発症した100万人の患者を助けるために，現在Aに罹患して通常治療を受けている患者1000名に対して，当人たちに無断で非常に危険な実験を行っても許されるだろうか．答えは否である．その理由は幾つかある．

　第一に，個人は正当な理由なく危険にさらされない権利，他者に害を与えな

い限り個人が自分のプライバシーを守り自由に選択して生きていける権利，そして，不当に利用されない権利を持つからである．これらは自律への権利，人格の尊重という言葉に要約されるだろう．ひとりひとりの人生が尊重される社会は価値ある存在である．一方，これらの最低限の権利や自由が保障されない社会は恐ろしい社会になるだろう．個々人が容易に他者や社会のために利用される社会で人は幸福になれない．いくら医学が進歩するからといっても，知らないうちに実験薬を飲まされているのではないかと常に疑っていなければならない，または，実際に飲まされて害を受けてしまう社会，手術室で知らないうちに肝臓の一部を取られてしまうような社会に生きることは極めて不幸なことである．したがってそのような社会は許容できない．第二に，研究者も患者も含めて，誰も医学の進歩に対する権利を持っていないからである．そして，医学の進歩を強く希望することと権利として主張することは全く別である．現在生きている人間も将来生まれてくる子孫も，医学の進歩を当然の権利としてそれを誰かに負わせることはできない．義務を負わされる立場にたって，その義務を受け入れられる人は皆無であろう．また，進歩は前もって予定を立てられるものではなく，意図した結果として引き起こせるものではない．もちろん，医学の進歩は非常に望ましい．しかし，社会はその構成員に研究参加を要請することはできても強制することはできない（ヨナス　1970，1－31）．世界の誰もが医学の進歩はもう必要ないと考えれば，医学研究に存在価値はないのである．つまり，医学を進歩させるという決断はひとつの改善主義的な選択であり，他に選択肢のない絶対的なものではない．したがって，医学研究への参加は個人の倫理的義務ではなく，それに対応する医学研究者の優越的な権利も存在しない．第三に，研究のデザインや手続き，実施内容の許容性は，研究者の自分の一番大切な人（たとえば自分の幼い子供）が含まれると仮定しても受け入れられるものか，という観点から判断される必要がある．なぜなら立場によらない判断の普遍性は倫理的考察の基本だからである．社会のために大きな意義があるとはいえ，自分の子供が知らないうちに命の危険に曝される事態を受け入れられる研究者はいないであろう．

　第四に，今の日本ではすべての人は医療を受ける権利が保障されている．そして，この場合の医療とは患者個人の利益のために行われる通常の標準医療の

ことである．実験的医療のことではない．Aという疾患に対する標準的な診療行為を受ける権利は，正当な理由なしに奪われてはならない．

　最後に，相互性（reciprocity）について考える必要がある．ひとりの医学研究者がある患者に「今，あなたが恩恵を受けている医療は，過去に多くの人々が医学研究に参加して医学を発展させてきたおかげである．したがって，あなたも将来の患者のために医学研究に参加する義務がある」と言ったとしよう．この主張は正当だろうか．これも正当化される議論ではないだろう．なぜなら，あなたは今現在の医療を自分から選択したわけではない．たまたま体の調子が悪くなって医療機関に受診したら，「今日のレベルの医療」が偶然そこにあったのである．あなたはそれに対して何の影響力も持ってこなかったし，今も持っていない．何も関与してこなかったものにどのような権利や義務も持ちようがない．あなたは過去の人々の営みに感謝するかもしれないし，それに応ずるために医学研究に積極的に自発的協力をしようと考えるかもしれない．それは非常に良いことであるが義務ではない．賞賛されるべきことだが，それをしないからといって非難されるべきことでもない．誰も医学研究に対象者として参加しなくなれば，医学研究，特に臨床研究は実施不可能になる．そして医学の進歩が止まる．しかし，だからといって誰かが非難されることではない．それは不幸なことだが何ら不正なことではない．一方，あなたは一般市民として医療保険料を払っており国が保障する医療を受ける資格がある．あなたが医療に求めているのはあなたの資格の範囲である．また，医学研究に関しても税金という形で貢献している．また，過去の医学研究のすべてが人々の自発的な協力で行われたかどうかは極めて疑問である．研究に参加していたことすらも知らされなかった患者も多かったのではないだろうか．「過去の人々が強制的に研究に参加させられたおかげで今の医療がある．したがって，あなたも将来のために嫌でも参加しなくてはならない」という主張は受け入れられない．反対に過去の参加者が皆自分からすすんで参加したのであれば，あなたは誰かがすすんで行ったことに対して何ら責任や義務を感じることもないであろう．さらに今ある過去よりも進歩した現在の医療レベルは，意図されたものなのか，単なる偶発的な結果なのかも判然としない．

医学研究におけるインフォームド・コンセントの意義

　このように考えると，研究者の権利も研究対象者・参加者の義務も両者が研究について何らかの約束を交わさない限り存在しないということになる．研究者が研究参加を依頼し，研究対象者がそれに自発的に応じてはじめて，なんらかの権利と義務が生じ得る．そして，研究対象者が本当に自発的に研究への参加を約束するためには，事前の十分なICが欠かせない．ヘルシンキ宣言にあるように，「ヒトを対象とする研究はすべて，それぞれの被験予定者に対して，目的，方法，資金源，起こり得る利害の衝突，研究者の関連組織との関わり，研究に参加することにより期待される利益及び起こり得る危険並びに必然的に伴う不快な状態について十分な説明がなされなければならない．対象者はいつでも報復なしに，この研究への参加を取りやめ，または参加の同意を撤回する権利を有することを知らされなければならない．」（ヘルシンキ宣言　2000，22項）ここまでをまとめると，ヒトを対象とした医学研究は重要ではあるが，その事実は医学研究者にどのような優越的な権利も与えない．医療を受ける人々が医学研究に協力することは賞賛すべき行為だが義務ではない．そして，正当な手続き（IC）を踏んだ研究についての約束に基づかない限り，医学研究者はどのような権利も持たない．

　「研究対象者に害さえなければ何をしても良いか」，「どのような研究でなら研究対象者からICを取得する義務が免除されるか」という問いも，このように考えると容易に答えがでる．基本的にICが免除されて良い研究はない．なぜなら，ヒトに対する研究活動は，通常の医療の手段の範疇に入らないからである（ヨナス1970，1-31）．患者は通常，自分の状態を良くするために医療機関を訪れる．科学のために貢献するためではない．何も知らない人を予想もしていない行為の対象にすることは，害のあるなしに関わらず不正行為である．もちろんIC取得が極めて困難な研究もあろう．ほとんど不可能な場合もあるかもしれない．そのような場合は，ICなしでどのように研究を正当化するかを考えるのでなく，そのような研究をしてもよいのか否かを考えるべきであろう．

　自発性についても十分配慮すべきである．「担当医に頼まれたため」「主治医に協力したい」がしばしば動機として挙げられる（ELLIS, et al. 1994, 528-31., 新

保その他 1994, 529-535)．これらには「信頼しているから安心して研究に参加できる」，「信頼に応えたい」という自発的な意思や希望と，断わったら，今までに築き上げられた関係が壊れるという不安，患者は医師の意見に従うべきだという考え方，そして，拒否したら自分が不利益を被るかもしれないという危惧，が共存している可能性がある．ここにはなかなかノーと言えない患者の弱い立場が反映されている．このように，医師への信頼や医師との関係は研究参加を促す一方，「医師との人間関係の円滑化」を維持したいという希望が非自発的な，時には反自発的な研究参加を促す可能性がある．したがって，研究参加を対象患者に依頼する折には，その依頼が操作的にならないよう細心の注意が必要である．研究参加の拒否が患者と医師の関係を断じて妨げるべきでない（ヘルシンキ宣言2000, 31条）．

研究倫理の普遍性と相対性

医学研究における基本的な規範は普遍的か地域的かという問題も，近年大きくなってきた．これは，研究倫理における倫理普遍主義と倫理相対主義の対立と表現することができる．特に抗HIV薬やHIVワクチンなどの研究が多くの発展途上国で行われるようになり，異なった文化圏における研究倫理のあり方が議論されている．なかでもICを研究対象者からどのように取るかが中心的問題になっている．たとえば，ある国では共同体主義的な伝統的文化が優勢で，何事につけても共同体の長が決断を下しているとしよう．個人，自己決定，人権といった概念は存在せず，ICという手続きを聞いたこともない人々が大部分の社会である．このような社会でヒトに対する医学研究をする場合，個々人からICを取るべきだろうか．議論は真二つに分かれており，個人からの自発的同意に固執するのは非現実的であり「西洋倫理の帝国主義」だという批判もある一方，研究に参加し害を受けるのは個人であり，研究参加は誰からも強要されてはならない．共同体の長の承諾はICではないという立場もある（浅井その他 2001, 印刷中）．

文化相対主義に対しては，しかし，多くの反論が可能である．第一に，いくら，個人，自己決定，人権といった概念は存在しないといっても，人間は現に個体として存在しており各々異なった感情や好み，道徳観を持っていて，それ

ぞれが日々自分で多くの選択を行っている．「私は私」，「自分で好きなように決めたい」，「そんなことはされたくない」，「できるだけ幸せに生きたい」などの思いは，それぞれに対応する抽象概念や単語がなくても誰でも持っている．ちなみに日本でも明治時代に入るまで個人や権利という言葉は存在しなかった．また，文化によってはひとりひとりを大切にしなくて良い，または，外部の人間がそのような文化で何かするときには，その文化圏の責任者が良いといえば，人々に何をしてもかまわないと考えられるだろうか．日本では殺人は重罪だが，「異教徒は拷問して殺しても良い」という文化では，我々は人を苦しめて殺しても良いのだろうか．文化に関係なく拷問や殺人は悪いことである．さらに，個人からICを取ること自体の意義ではなく，個人からICを取った場合と取らない場合，どちらが研究参加者にとって満足が大きいかを考えればよい．個人からのICなしに無断で人々を研究に参加させた場合，もし事前にそれを知っていたら参加を断わったであろうという人々——少ないかもしれないが——は，非常に不満を持つであろう．研究に参加して実験薬を試してみるか，やめておくかを決める機会が，それを判断する能力があるかどうかに関わらず，失われてしまうのである．したがって，文化は多様でもひとりひとりを大切にして害を与えないことは普遍的な倫理的要請であろう．

　文字を十分読めない人々や医学的な事柄を理解できない人々から，十分なICを取ることは困難である．しかし，研究実施の容易さや研究者の利益を優先し，「どうしたらICなしで済ませられるか」ではなく，出発点に戻って「ICが取れないような状況で研究をして良いのか」と問うべきだと繰り返しておく．ヒトを対象にした医学研究を行うにあたっては，個人からの自発的同意は世界中どこでも必須である．研究倫理に二重基準を持ちこんではならない．

5　結語

　最後に，医学研究を十分に，かつ，倫理的に行うにはどうしたら良いだろうかを考える．第一に，医学を進歩させるためには医学研究が必要だという認識を社会全体に広め，一般の人々の研究参加への自発的な動機を高める必要があろう．医学研究がなければ，現在の医学もなかったしこれからの発展も期待で

きないことを，医療を受ける人々に認識してもらうことは重要だ．そして，研究参加は基本的には将来の患者のためであるが，参加者に将来利益になる可能性があること，参加者の子孫の利益につながることを理解してもらうことが大切である．第二に，研究手順の透明性，十分な情報開示と対象者の理解を助ける説明に基づいたICが重要である．最も重要だと言って良い．第三に，非倫理的研究を防ぐために最も重要なのは研究の現場で働く医療従事者の行為であり態度であり，医学研究における倫理を含んだ医療倫理学教育の徹底が必要である．そして，医学研究に携わる者は社会の構成員には医学や科学を発展させる義務はなく，医学研究者は医学の進歩に対する優越的な権利はないことをしっかり理解すべきだろう．社会貢献は重要で賞賛されるべき行為であるが強要されてはならない．

残念ながら，紙幅の関係で多くの問題についてここでは考察できなかった．これを機に各自考えていただければ幸いである．

読者の皆さん，考えてみてください

(1) 研究への参加は一般市民の道徳的義務でしょうか．
(2) 資金が限られている場合，医学研究への投資と貧しい人々への医療の充実のどちらが優先されるべきでしょうか．
(3) 医学研究者は個人医療記録に自由にアクセスする権利を持つでしょうか．
(4) もしあなたが自分の子供を研究に参加させるとしたら，無作為割付プラシーボ使用二重盲検臨床研究と新薬同士の比較試験，どちらへ参加させますか．
(5) ナチスの行った人体実験の結果を，現在の医療に利用しても良いでしょうか．

参考文献

浅井篤,大西基喜,福井次矢,人を対象とした医学研究に関する倫理的問題,2001,病院,60,907-909.

朝日新聞,平成13年3月28日　朝刊.

APPELBAUM, P., S.,Drug-Free Research in Schizophrenia: An Overview of the Controversy and KATZ J.,The UCLA Schizophrenia Relapse Study. In Ethical Issues in Modern Medicine 5ed., ARRAS, J., D., STEINBOCK, B., (editors). Mayfield Publishing Company, Mountain View, California 1998, 601-613.

ELLIS, P., M., BUTOW, P., N., 1998, Focus Group Interviews Examining Attitudes to Randomized Trilas Among Breast Cancer Patients and the General Community, Australia and New Zealand Journal of Public Health, 22, 528-31.

常石敬一:七三一部隊・生物兵器犯罪の真実　講談社現代新書　1995年　東京.

BARNBAUM, D., R., BYRON, M., 2001, Research Ethics, Prentice Hall, New Jersey, 1, 1-14.

WORLD MEDICAL ASSOCIATION, ヘルシンキ宣言（2000年10月改訂）日本医師会ホームページhttp://www.med.or.jp/

新保卓郎,亀田和夫,朴載源,川戸正文,伊藤澄信,奥田誠,青木誠,高橋隆一,1994,ＧＣＰに忠実に従った臨床治験参加依頼に対する患者の反応,臨床薬理、25, 529－535.

ハンス・ヨナス:人体実験についての哲学的考察,　バイオエシックスの基礎　加藤尚武,飯田恒之編,東海大学出版会,東京,193－204,1988　（原著Hans Jonas 1970, Philosophical Reflections on experimenting with Human Subjects, In Experimentation with human subjects, 1-31, Paul A. Freund, NY, George Braziller.)

MADSEN, S., HOLM, S., RIIS., P., 1999, Ethical Aspects of Clinical Trials: the Attitudes of the Public and Out-patients, 245, 571-579.

WOLFE, S., M 1997, Unethical Trials of Interventions to Reduce Perinatal Transmission of the HIV in Developing Countries New England Journal of Medicine, 337, 853-855.

コメント

　医学研究においては，参加者が直接の利益を得ることは期待できない（場合が多い）ため，参加者には何の義務もなく，参加を断ることにも何ら負い目を感じる必要はない，そして，研究は，参加者に犠牲をお願いするだけの価値のある（将来の利益の大きい）研究でなければ行うべきでない，という著者の論は説得力があり，私も賛同する．しかし，研究を行う医療者がすべてこのように参加者を尊重してくれるならよいのだが，なかなかそうはできないのが実情だろう．専門家の感覚は知らないうちに，一般の常識から遊離してしまいがちである．やはり，お目付け役として，倫理委員会のシステムを確立していくことが必要だろう．倫理委員会の設置・運営に関しては，まだ手探り状態のところも多く，専門外や外部の人を入れるという形を整えていても，同じ大学の医学部でない他学部の教授が「専門外」，「外部」として参加する場合もあり，研究される側の思いにどれだけ添えているのか疑問である．研究の推進を前提とした検討にしないために，半数は女性委員にするとか，陪審員のように専門家でない一般の人を入れるなど，倫理委員会のあり方を問わなければならない．研究の公正さを保証する（筈の）倫理委員会を免罪符にしてはならないと思う．

　次に，参加者の社会の役に立ちたいとの思いに応え，さまざまな不安を納得がいくまで話せる専門家の存在である．主治医は信頼関係ができているだろうが，時間的な余裕がないだけでなく，著者も指摘しているように，だからこそ自発的な参加という点で問題となる．欧米では，医学研究におけるインフォームド・コンセントをはじめ，患者との頻繁な接触やさまざまな役割を果たすクリニカル・リサーチ・コーディネーター（リサーチ・ナース）が活躍している．患者にとって身近な，医師以外の専門職の導入が必要であると思う．

　　　　　　　　　　　　　　　　　　　　　　　　　　　　大西香代子

第3章　遺伝と遺伝子の倫理

大西基喜

1　要旨

　遺伝子に関する研究は近年加速度的に進んでおり，そこから得られる知見も膨大なものになりつつある．その知識を医療に応用する道は輝かしく開けていく観を呈する一方で，倫理的に問題になる事例も多く生じている．診断学に関わる問題，またそれが治療に先行することによる問題，治療に関わる問題は数多い．優生学等の遺伝に関わる問題も衣を替えて蒸し返されている．何が「異常」で，何を治療しなければならないのかなど，医療の根幹に関わる問題も生じるだろう．今後何ができるようになるのかはまだ十分見えて来ないが，現在でもまた将来においても，できることの持つ人類・個人に対する意味を考えていかなければならない．

キーワード：遺伝子操作，遺伝子診断，遺伝病，遺伝子治療，クローン

2　目的・背景

　遺伝に関する医療は全体として，診断学が先行して発展してきており，大多数の「正常」に相対するものとしての少数の遺伝的「異常」を「治療」する道はほとんど閉ざされていた．それ故そこには「異常」＝「障害」への差別という倫理的問題が生じる一方で，遺伝に関する生殖上の決断は個人的レベルにおいても，国の政策的レベルにおいても優生学と密接に結びつく重い倫理的問題を提起してきた．近年分子生物学に裏打ちされた現代医学（biomedicine）は

めざましく発展してきており，遺伝子レベルで「正常」「異常」が次々と解明されて来ている．判明していることはいまだ少なく，遺伝病にしても病の最終的発現形態を十分説明できるものはない．しかし一方で，その射程範囲は遺伝病に留まらず，それをはるかに超える多様な病気との関連が解明されつつある．それによって，「治療」の曙光が見える一方で，医療上の決断は更に複雑化し，倫理的問題も入り組んできたようにみえる．

　なお，遺伝子診断と遺伝子治療は別個な領域であり，対象とする疾患・異常等，それらの射程範囲が現在では重ならない場合も多い．例えば遺伝子診断が行なわれても，治療への応用の際には，それをもとに開発された経口薬や注射薬になるかもしれない．また遺伝子治療も対象が遺伝病以外にも広がり，疾患の遺伝子的構造的知識とは概ね関わりなく，治療手技としての遺伝子操作の利用であったりする．ここでは両者を取り上げて，遺伝子に関わる問題を全体として概観してみたい．

3　問題の整理

　遺伝・遺伝子医学は医学の一分野で，そこでは研究から臨床までを包含する．従って，その臨床倫理も基本的には医学・医療全体に関わるものと概ね重なる．ここではできるだけ固有の研究方法とその知見の倫理的意義，その応用に関わる倫理的事項を取り上げ，考案する．

4　倫理的考察

遺伝医学に関する基本的倫理原則とガイドライン

　遺伝医学に関しても，基本的な倫理原則については一般的な医療におけるそれと変わることはない．ただ，対象が通常の医療に比べて，より家族や社会を意識したものになる．それ故一般的な倫理原則としては，個人・家族への仁恵，無危害，十分な情報と自律的選択の提供，個人的ならびに社会的正義（公平）への配慮が挙げられる．WHO（1998）もその国際的指針「遺伝医学と遺伝サービスにおける倫理的諸問題に関して提案された国際的ガイドライン」の中で，

表1　WHOの遺伝医学と遺伝サービスにおける倫理的ガイドラインで挙げられた原則

1. 公的財源は，それを最も必要としている人へ，公正に配分する（正義）
2. 遺伝に関する全てのことがらに関する選択の自由を認める．生殖医療にあっては女性が重要な決定権を行使すべきである（自律性）
3. テストや治療を含む遺伝サービスへの参加は自由意思による；国，社会，医師による強制力を排除する（自律性）
4. 人のもつ多様性，及び少人数意見を尊重する（自律性，無危害）
5. 知識の有無に拘わりなく，人々のもつ基本的知性を尊重する（自律性）
6. 一般大衆，医師，医療関係者，教師，聖職者，その他の宗教関係者を対象とした遺伝医学の教育（仁恵）
7. 患者の会や親の会があるなら，密接な連絡をとり協力する（自律性）
8. 職場，保険，または学校での，遺伝情報に基づいた不公正な差別，優遇措置の防止（無危害）
9. 他の職種の人々と相互関係を保持し，協力体制を確立する．可能なら，個人および家族をそのチームの正式構成員になれるように援助する（仁恵，自律性）
10. 個人を尊敬するような，非差別用語の使用（自律性）
11. 時に応じて，適切な措置を講ずる，または治療を続行する（仁恵，無危害）
12. 医学的適用外の検査，措置は行なわない（無危害）
13. 検査方法を含めて，サービスの制度管理を進める（無危害）

遺伝的知識の適用はそうした一般的倫理を踏まえて行われなければならないと述べている．

　WHOに限らず日本製も含めて，あまたのガイドラインが次々と発表されている．それは逆に，それだけ倫理的な危機感を反映したものと考えられる．WHOのガイドラインによれば，遺伝サービスに対する倫理原則の応用として表1に掲げた諸項目が挙げられる．これらは実際どの項目についても，現実に侵害され，問題となりやすい事態が容易に想定される．個別の論議でも述べるが，例えば，遺伝子検査では女性の自己決定権が侵害されやすい状況が生じうる（項目2）し，医学的適応が問題となる検査も多い（項目12）という次第である．遺伝子関連産業ではサービスが大きなビジネスに結びつきやすく，そのコントロールが重要となる．また誤った知識を前提とした宗教的議論も多く，正確な知識の普及が重要である．しかし，原則からこうした議論を導いたとしても，それでもなお問題となることも多いし，さらには後述するように倫理原則その

ものを適応しにくい，乃至できない問題もありうる．この絶えず進展する新しい遺伝子学的領域に関わる倫理的問題を網羅することは無論できないが，いくつか代表的と思われるものを取り上げて論じてみたい．なお現在，連日のように遺伝子関連の情報がメディアによって報道されており，各議題の冒頭にそうした記事を例として引用しておく．

遺伝（子）診断

2001年8月25日朝日新聞

くも膜下出血に関連する遺伝子が突き止められたとのことである．日本の94カ所の医療機関が協力して，くも膜下出血を起こしたか，検査で脳動脈瘤が見つかった179人の患者の遺伝情報を解析した結果，関連遺伝子が第7染色体にあり，特にエラスチン（血管の強度を保つたんぱく質の一種）を作る遺伝子との関連が深かった．遺伝子部分のDNAの個人差を調べると，DNAの型によっては一般の人よりも約4.4倍動脈瘤ができやすくなっていた．将来，遺伝子診断によって病気のリスクを判定できる可能性が出てきた…

遺伝子診断はこの記事にあるように，従来遺伝病とされてきたものを大きく超えて，様々な疾患，癌や糖尿病などの生活習慣病の診断にも確実に入り込んできている．その結果遺伝子診断がごく一部の人の問題ではなく，きわめて多くの人に関わる問題となりつつある．そうした多くの病気の原因遺伝子を探ることで，新たな治療法をみつけ，また上記の記事例にもあるように個々人の病気や薬剤感受性までも遺伝子の差異から判別し，個々人に合わせた治療を提供する医療（テーラーメード治療）をも視野に入れている．もちろん，こうした万人への医療はビッグ・ビジネスと結びつくはずである．

従来からの遺伝病診断ないし現代の遺伝子診断とに関連する倫理的問題を見てみよう．まず，原因遺伝子の診断が治療に比べてはるかに先行するため，治療法のない診断となることが多いということである．従って検査をすることの意義，陽性と判明したときの対処など事前に検討しておかなければならないことが多く，とりわけ若年死ないし重症化する疾患の場合は大きな問題となる．従って通常の医学的検査と比べて，検査の意義を予め十分知ること，及び検査後の対処がとりわけ重要となる．その意味で事前・事後のカウンセリングが必

須である．そして十分な情報を知らされた上で，何ら心理的強制のない状況での検査同意が必要なのは言うまでもないだろう．また，遺伝情報の検査は個々人に行なわれるが，その情報の意味は個人を超えて，家族・（現在または将来の）配偶者にも大きく関係する．配偶者に関係するのは本人との間に生まれる子どもへの遺伝が問題になるからである．例えば遺伝病が陽性との診断が得られた時，関わりある血縁者への告知の問題が生じるが，その時そもそも血縁者に対して，その人の「知る権利」ないし「知らされないでいる権利」をどう提示するべきだろうか．そのような権利を事後に「提示」するだけで，すでに何等かの情報を伝えることになる．一方で受検者に対する守秘義務をどう考えるべきかという問題が生じる．このような個々人が（さらには医療者も）ジレンマに陥りやすい事柄も，すべて検査の事前カウンセングの対象事項になるし，事前にできるだけジレンマを回避しておく努力が必要である．こうした前提を十二分に吟味した上でなければ，安易に行なってはならない．

　また癌や生活習慣病など，多くの遺伝子が関係する多因子病を遺伝子検査する場合，環境要因もあり，どこまで行っても個人への適応（発症予測など）は確率的なものである．その結果の心理的影響，即ち科学的粉飾を施された予言的効果或いは恐怖をあおる効果の危険性がついて回るだろう．実際，このような多因子病の検査は，商業的にも宣伝されており，そのような心理的影響を利用したものも見受けられる．そして遺伝子検査が広まり，また解明事項が多くなるほど，個人情報の管理・利用についての問題が重大となる．その情報が差別，雇用や保険で不利益につながらないかという問題もある．逆に個人が病気の発症を事前に知った場合はそれを明らかにしないで生命保険等に入ることも問題となるだろう．このような，遺伝子診断に伴う種々の問題点は今後も進歩に応じて，常に生じることが予想される．

　出生前診断は遺伝子診断の極めて大きな問題の一つである．中絶にまつわる問題は本書の人工妊娠中絶一般を扱った論考に譲るが，ここでの関連する問題のみ述べておく．出生前検査は広く言えば超音波検査など一般的なものも入るが，羊水検査や受精卵診断，更には胎児への直接的アプローチなど，より確実性を求めて次第に精緻になり，安全性は一方でまさにトレードオフとして低下する診断法が開発されてきた．これらの眼目はできるだけ早期にまた確実に先

天的異常を診断することにある．安全性を犠牲にしても早期診断を目指すのは基本的にそれへの対処が妊娠中絶を意識したものだからである．このような中絶に関してどのような議論があるかはⅣ部第4章を参照されたい．

遺伝子治療

2001年8月12日サンデー・テレグラフ

2001年4月10日，サンディエゴの大学で医学史上最初のアルツハイマー病の遺伝子治療手術が行なわれたと発表された．神経組織から取った神経成長因子（NGF）の遺伝子を組み込んだ皮膚細胞を培養して，患者の脳内に注入することで行われた．安全性の治験ではあるが，治療的効果，すなわち脳細胞を防御，あるいは修復，また短期の記憶障害のような徴候をいくらか軽減するかもしれないとされている…

　遺伝子治療は患者の細胞に遺伝子を導入することにより病気を治療する方法である．1989年米国で始めて行なわれた．これまでADA欠損症への遺伝子治療は有効と認められているが，現在は殆どが実験的なものである．大きく分けて2種類あり，ADA欠損症の場合のように遺伝子の欠陥で発症する病気に対して，問題の遺伝子を通常の遺伝子と入れかえたり，補うことでその病気を治療する方法と，対象が個別の遺伝子病ではなく，例えば悪性腫瘍，循環器疾患の場合などで，免疫等生体の本来持っている機能を全身的／局所的に高めるために遺伝子を導入する治療法がある．ほとんどの場合何らかのベクター（ウイルス等，遺伝子の運び屋）を用いて細胞に目的遺伝子を導入し，患者にその細胞を移植する．

　遺伝子治療も様々な倫理的問題を抱えている．例えば冒頭の記事を読んで読者もいろいろ疑問点が湧くに違いない．採取されたNGFの人に対する安全は十分確立されているのか．ウイルスなどのベクターを用いて細胞に組み込むことの安全性はどうか．元は自分の細胞とは云え，皮膚細胞それも変化させたものを脳に入れて大丈夫なのか．そもそもこの痴呆の患者への情報提供はどの程度か，インフォームド・コンセントはどのように取られているのか．また，これが本当にアルツハイマー病の治療になるのか，更に老人性痴呆でも将来治療の可能性はあるのか，などなど．

確かに安全性の問題はこの種の治療法ではつきまとう問題である．先を争うように多くの疾患で遺伝子治療が試みられているが，実験的でどれも安全性の確立はなされていない．個人への長期的影響も不明である．わが国では1994年の旧厚生省の「遺伝子治療臨床研究に関する指針」で，対象疾患として「致死性の遺伝性疾患，がん，後天性免疫不全症候群その他の生命を脅かす疾患又は閉塞性血栓血管炎その他の身体の機能を著しく損なう疾患であること」と規定されているが，研究的には第2世代の遺伝子治療として，生活習慣病，骨そしょう症など極めて頻度の高い疾患も視野に入れられている（香川靖雄　2000）．規制はともかくとして，そう遠くない将来，必ずしも重症でない疾患，あるいは肥満などのリスク因子が対象に入ってくるであろうし，さらにはもはや治療とは呼べない，通常の能力を高める遺伝子改変が商業ベースで登場する可能性もあるだろう．疾患の範囲を定める，子孫の改変につながる生殖細胞の遺伝子改変はとりあえず禁止しておく等，モラトリアム的対処はされているが，外国での利用など医療のグローバリゼーションも考慮すれば，実際の試みが先行し，倫理的議論が後手に回る状況も十分考えられる．次節ではそのような，ある意味で治療を越えた，従って医療の枠組みでは収まりきらない遺伝子操作の問題点に触れる．そのような遺伝子工学も種々の形で医療の場にもたらされ，次第に医師患者間の医療に反映する状況になっていくものと考えられるからである．

遺伝子医療の広がる対象に関わる問題

2001年8月28日日本経済新聞
「人間に長寿遺伝子」米ハーバード大学の研究者が米国の長寿家族のゲノムを照合し，4番染色体に長寿を可能にする遺伝子が存在することを突きとめた．今後遺伝子の分離に成功すれば老化や寿命の解明につながると期待されるという…

古来権力者は，老化を防ぐ，不死を手に入れる，あるいは自らを思うように改造するといった狂わしい願望に身を委ね，夥しい努力の痕跡を歴史に残してきた．今まさに生体のミクロの科学により，夢が現実となるかも知れないほのかな入り口が見えようとしている．機能的にも構造的にもヒトを作り上げている主要因子としてのタンパク質をコードする遺伝子の全容，ひいては全タンパ

> **世界の現状**
>
> 他の研究国でのクローンやES細胞研究の法的規制について見てみよう．米国ではひとクローン研究が2001年8月から全面的に禁止されており，英独仏伊加の諸国もひとのクローンを禁止している．しかしヒト胚研究は態度が分かれており，ドイツでは禁止しているが，英国のように許可制で認めているところもある．日本ではヒトのES細胞を使った研究は条件付で認めている．例えば信州大学医学部は2001年9月，ヒトのES細胞を使った研究を文部科学省に申請すると発表している．

ク質の機能，膨大な相互作用，それらを解明する糸口がほんの僅かながら，かいま見えるからである．そして人間はそれを操作する技術を身につけるべく勤しんでいる．何ができるようになり，何が倫理的問題となるのかは今のところ判然としない．例えば，老化に対する「治療」が可能になった時，どのような問題が起こるであろうか．施療者や受療者は困らないであろうし，インフォームド・コンセントも十分かもしれない．周囲の人々や社会に倫理的困難が生じるのであろうか．その是非については少なくとも，医師患者関係の枠組みで捉えることはできない．そのような問題を考えるモデルの一つとして，現実に議論が沸騰しているクローンに関する問題を眺めてみよう．

> **2001年8月5日サンデー・タイムズ**
> クローン人間計画を公表しているイタリア人不妊治療医が，200組の不妊症カップルを対象に2001年11月から計画に着手すると報じた．計画では，無精子症の男性の体細胞から核を取り出し，女性の卵子に移植してクローン胚をつくり，男性と遺伝的に同一のクローン人間を誕生させるとしている．この医師は20人の専門家チームをつくり，無料で200人の女性にクローン胚を移植する準備を進めている…

クローン人間は一部では影武者作りなど誤った捉え方もあったようだが，基本的に新しい人間の誕生であることは言うまでもないだろう．クローン技術は実際には様々に応用されているが，ここで取り上げるのはクローン人間または組織・臓器の供給源としてのクローニングである．

日本では人間のクローンについては，「ヒトに関するクローン技術等の規制

表2 人のクローニングに対する批判と支持の論点

批判
・乱用されやすい
・個性・自律・自己性等々への権利侵害となる
・遺伝的個性への権利侵害となる
・優生学的選別を可能にする
・人間を手段として利用する
・クローンは安寧特に心理的安寧が得がたい
・安全性への懸念：奇形，悪性腫瘍，短命等の危険が増大する

支持
・一般的自由の正当化
・reproductionにおける選択の自由
・科学的探究の自由
・無限性の感覚の獲得
・優生学的選別
・社会的有用性(重要な人々のクローン)
・不妊の治療
・愛する縁者の代替者
・胚の「保険」
・人の細胞・組織の利用源
・遺伝病予防のクローン

に関する法律」が2001年6月から施行され，禁止されている．そこではクローン人間づくりは人間の尊厳などを危うくする反社会的行為とされている．クローン人間についてはどのような倫理的問題があるのだろうか．人間のクローニングに対する批判，支持をSavulescuに従って表2にまとめた．ここでのクローニングは人間の無性生殖によるコピー作りに留まらない．組織，器官のクローンは現在の技術では困難であるが，それも将来実現可能なものとして対象としている．表の批判を見る限り，現在，安全性の面からは極めて問題があり，この点は十分に批判の対象となる．生じる人間の身体的・心理的・社会的安寧は最も重要な項目に違いない．しかし，それ以外の批判は，倫理的に説得的とは言い難いように見える．人間の手段化は確かに問題であろう．クローン組織の売買など商業ベースに行われる事態は憂慮されるし，規制は必要であろう．し

かし移植医療（これ自体も問題を有しているが）でも基本的に同様の手段化はすでに現実のものとなっており，それに比べて著しく問題ありとするには無理がある．他の批判も決定的なものは存在しないように見える．人のクローニングに潜む何とも云えない嫌悪感についての考察から，その嫌悪の根底にあるものを文化的・社会的・心理的に研究し，そこから理論構築することを推奨している倫理学者もいる（高橋隆雄　1999）．このような議論の生じる事自体が既成の倫理概念を用いて人間のクローニングへの批判を組み立てる困難さを表している．ヒトの無性生殖への感覚は恐らく人によって異なり，その倫理的解決は困難に見える．

　人間はヒト以外の動植物の種の「改良」を交配の手法によって，絶え間なく繰り返してきた．犬はペットとしての価値を高めるため，また食用のほ乳類はより美味しい肉を少しでも多く生み出すようにと．またクローニングも羊の「ドリー」に始まり，議論はあってもさほどの規制もなくいわば順調に行われてきている．前述の如く人間の生殖細胞の遺伝子治療やクローニングへの（安全性以外の）抵抗があるとすれば，それはあたかも人間は最後の「自然」であり，それを現在侵そうとしている，その禁断の行為への抵抗のようにも見える．それは丁度，オリンピック観で歴史的に展開されてきた議論に似ている．「自然」なスポーツとしての「アマチュア」を守りきれず，現在は反ドーピングを「自然」の最後の防波堤とするべく，薬物使用といたちごっこを展開している．この「自然」なスポーツ観の死守は恐らく一種，クローン人間への態度と類似した「倫理的規範」なのかもしれない．もしさらに運動能力を高める手段として遺伝子改変までが視野に入り，それが薬物以上の問題になってくれば，それはまさに単なる比喩ではなくなり，共通した人間観の問題となることだろう．それはともかく，上述の記事の突出したクローン人間作り宣言は世界を戸惑せるには十分であったが，安全性以外の基準から行為を止めさせる論理は得られていない．むしろその倫理構築の存否・あり様をも含めて，医療の場で，実験が行われているとも言えるだろう．それに応えるに，オープンな議論に基づいた，社会・文化が許容できる規範作りが必要であろう．

　ただ，いくつか留意点を記しておきたい．人間のクローニングといっても，胚以降の過程は全く通常通りだから，それは出産を含め，一人のひとが生まれ

育つ事そのものに他ならない．そこでその赤子を得るのにクローニングを選択した何らかの目的があるはずである．記事でのクローニングの目的は不妊症の治療の一環として行われる予定とされている．この場合の出発点はまさに医療における問題であり，そこで必要なのは基本的にケアやカウンセリングである．記事の時点での安全性が全く保証されない「療法」を選ぶ以前のケアが十分であったのか，他のより安全で納得のいく方法がなかったのか，その上でインフォームド・コンセントが得られているのか，等々多くの疑問が残る．仮に処置を受ける人が同意しても，このような安全性のレベルのもとでは，生まれた人の生が危険にさらされていて，研究者と療法を受ける者はともに非倫理的との誹りを免れない．いずれにせよ，この場合に限らず，こうした方法を選ぶに至る以前の医療が重要であろう．しかし，それでもなお現状のまま推移すると，人のクローンがどこかで否応なく生誕する日がやがては来るかも知れない．その時点で重要なのは，あまりにも当然のことであるが，クローニングを適応して生まれてくる人が全く差別なく，それが烙印とならずに，人として通常の生を送れるような社会でなければならないと言うことである．好奇の目があるうちは守秘の徹底も必要であろうし，その人の不利益の生じないよう法の整備もすべきである．

遺伝子医療の倫理的諸問題

　新しい技術が新しいヒトの治療・改造の可能性を開き，一面ではそれが倫理的に困難な問題に結びついていく状況が生じている．前述したように生理的現象と考えられる「老化」に対し，部分的にでも根本的「治療」が出来るようになれば，医療とはなにか，ということが根源的に問われる．その他今まで，ある程度例示的に述べてきた問題をいくつかの点にまとめて提起しておこう．ただし，これらは遺伝子操作というより，常に進展する現代医学全体に通じる問題と言えるかもしれない．

《人間の尊厳をどこにおくか》
　この問題は様々な手技に伴うものと，得られる結果の応用に関わるものとがある．遺伝子操作が最終的に人間への応用を目指す限り，必然的にヒト胚，ES

細胞等を実験的に扱おうとする．このようにヒト生殖細胞に由来する対象への操作は，どの時点から「ひと」かというパーソン論の問題と繋がるし，また将来的に組織・臓器のクローニングなど人間の一部分をどう考えるかも論点となるだろう．結果として得られる人間への応用についても，例えば老化のコントロールや身体能力改善，クローン人間など，今まで考えられなかったヒトへの操作・改変結果は，人間というものをどう捉えるのかが問われることになる．人の尊厳に関わる議論は他の章でも様々に展開されているのでここでは述べない．ただ，恐らくこの点での価値観は全体として一致することは難しいように思える．社会がとりあえずのモラトリアムを多用しながら，徐々に解決していく他ないのかもしれない．

《個人と社会》

　診断にせよ，治療にせよ個人が他者との関わりで判断しなければならないことは多い．前述したように診断では血縁者との関係で倫理的問題が生じうる．治療でもやはり同様の問題が起こるだろうし，また世代を越える治療もいつの日か問題となりうるだろう．更に社会との関係でも問題が生じる．例えば，前記価値観の違いと重なるが，クローン人間はある人にとっては不妊治療の光明にみえるかも知れないが，別な人にとっては唾棄すべき存在かもしれない．リプロダクティブ・ヘルスの問題も大きい．折り合いのつかない極端な価値の違いは宗教的差異も含めて社会的な不安要因となる．また，遺伝子治療が現実的になり，対象が通常の「治療」を越えて広がれば，医療経済や健康保険上の問題も生じるだろう．治療の享受について格差が今以上に広がる可能性もある．社会階層間，先進国／途上国間の格差等で治療内容が大きく変わることも考えられ，社会正義の問題が提起されよう．

《絶えざる実験》

　ヒューマンゲノムなどある程度，人体の構造が分子的に解明されて来ると，逆にいまだ解明されていないことの多さも際だってくる．ミクロ的世界と人体の構造・機能のマクロをつなぐ全過程は基本的に知見が僅かで，ブラックボックスの部分が殆どである．これは安全性と深く関わる問題となる．技術応用が

個体全体として，また時間的経過でどのような連鎖や別な反応があるかは通常明確でない．これらを十分知るまでには相当な知識の蓄積を必要とする．従って，どのような技術もある程度実験的とならざるをえないのであるが，その予測や蓋然性についてどの程度まで提供できるかが大きな問題となる．

《医療の高度化による説明の困難さ》
　知識・技術が高度になって行くにつれ，受療者の理解は困難にならざるをえない．先述のアルツハイマー病の患者への治療は，仮に痴呆が全くなくても，それを説明されて，その内容，意義，不利益など十分に分かる人は少ないのではないだろうか．上述の如く，実験的手法が多くなるほど，インフォームド・コンセントの手続きが確実に行われる必要があるはずだが，その点ではむしろ大きな懸念がある．研究者間の競争も商業的競争も激しいことが，負に傾く要因となりうる．インフォームド・コンセントに問題が生じやすい状況では，監視機構もそれだけ必要になるが，その人的・経済的資源等に不安がある．こうした点は研究者だけの問題でなく，システムとして考慮していかなければならない問題である．

5　結語

　遺伝子医療は現代医学が目指してきた，病気の原因を知り，その上で根治療法を行う，という究極的目標に向けて，大きな進展を予感させるものではある．これまでにない抜本的な治療の可能性を秘めており，その意義は測り知れない．だが常に実験的に生成される新しい医療は，医師や患者，あるいは社会に難しい選択を絶えず強いるものと思われる．そこでは後手に回っても，改めて原則に基づいた医療倫理の適用を一つずつ確認していく作業が必要になるだろう．しかし他方，上述したように，例えば「老化」を制御する遺伝子（群）の解明と，人間への何らかの技術的応用など，病気と正常の境の不分明な，あるいは病気とはいえない問題を対象として，医療をはるかに超えた領域でさまざまな可能性が求められていくだろう．そこでは「正常」「異常」とは何か，医療とは何を提供するものか，人間の欲求にどこまで応えていくのか，どこまで，何

を商品化して良いのか，という広範な問題を含む「倫理」が問われていくに違いない．

読者の皆さん，考えてみてください

(1) もし，遺伝子を調べることで何らかの癌の可能性が確率的に分かると言われたらあなたはその検査を受けますか．受ける／受けない理由は何でしょう．

(2) 老化の諸徴（皮膚のたるみ，脱毛，物忘れ…等）の個々に薬物治療があると言われたら，あなたはすべて／選択的に受けますか，それとも受けませんか．

(3) 高血圧／脳卒中の人が極めて多い家系に対して，それを遺伝的に改善する安全な遺伝子治療ができる場合は，そうしても良いと考えますか．

(4) 不妊治療としてのクローン人間造りは許容しますか．可／不可の理由は何でしょう．

参考文献

WORLD HEALTH ORGANIZATION HUMAN GENETICS PROGRAMME: PROPOSED INTERNATIONAL GUIDELINES ON ETHICAL ISSUES IN MEDICAL GENETICS AND GENETIC SERVICES （遺伝医学と遺伝サービスにおける倫理的諸問題に関して提案された国際的ガイドライン） 1998.

Savulescu: Should we clone human beings? Cloning as a source of tissue for transplantation. Journal of Medical Ethics, 25:105-107, 1999.

Collins FS, Mansoura MK: The human genome project. Cancer91:221-5,2001

高橋隆雄（編）：遺伝子の時代の倫理．九州大学出版会，福岡　1999.

香川靖雄：遺伝子医療の発展．最新医学，55:7-13,2000.

米本昌平，松原洋子，橳島次郎，市野川容孝：優生学と人間社会．講談社，東京 2000.

Clark WR: The New Healers: Promise and Problems of Molecular Medicine in the Twenty-first Century. Oxford University Press, New York 1997　（邦訳　岡田益吉：遺伝子医療の時代．共立出版，東京　1999.

厚生省（旧）　「遺伝子治療臨床研究に関する指針」　1994.

コメント

　個人の持つ遺伝子情報，個々の患者の遺伝子疾患についての診断や予後は，検査を受けた本人だけの問題に留まらない．著者が言うように，遺伝子医療における判断は「診断にせよ，治療にせよ個人が他者との関わりで判断しなければならないことは多い」と考えられる．

　ひとつ例を考えてみよう．ある患者が事前・事後のカウンセリングを十分受け，真に自発的な判断に基づいて検査は受けたが，その結果の開示は希望しないと決心したとしよう．そして，検査をした主治医は，その患者が近い将来発症する重大で生命に関わる疾患に罹患していること，血縁者も同一疾患に罹患している可能性が極めて高いこと，かつ，その疾患に対して現状では有効な治療法がないとする．つまり，患者とその家族に致死的症状が現れるのを知っているのは主治医だけで，患者本人は知ることを希望せず（したがってその事実を知らず），かつ，患者の血縁者は情報開示に関するどのような希望も持ちようがない状況である．もしあなたが主治医だったらどうすべきだと考えるだろうか．

　私にも直ちに明解な答えは出せない．しかし，この例のような状況では，患者の血縁者は最早「患者の血縁者」と見なされるのではなく，おそらく「もう一人の患者」と認識されるべきではないだろうか．我々はある人の疾患と生命の危機を知ったことで，医療従事者としての責任を持つことになると考える．そして，その「もう一人の患者」に対して何らかの働きかけ―この場合はケアになろう―をする義務を持つ．したがって，それが具体的にどのような行為になるかははっきり言えないが，何らかの行動が期待される．少なくとも，「検査を受けた本人が開示を希望しないから」という理由での医療従事者の不作為は許容されないと考える．遺伝子医療の出現は，従来の医師患者関係の枠組み，特に個と個の関係で完結してしまう英語圏風の思考様式に則った議論の不十分さを際立たせる．

浅井　篤

第4章　倫理委員会の機能：その役割と責任性

赤林　朗

1　要旨

　日本の医学系大学や一般病院に倫理委員会が設置されはじめたのは，1980年前後のことである．それから約20年が経て，現在はマスメディアなどで「○○大学の倫理委員会が承認」という記事がしばしば見られることから，「倫理委員会」は一般にも馴染みのある用語になってきている．日本で「倫理委員会」とは，医学研究や医療における諸問題の倫理的側面について検討する委員会組織の総称として用いられている．しかし倫理委員会の機能，即ち，どのような役割を持ちどのような責任をおっているのか，などについて十分な議論がつくされているとはいえない．本稿では倫理委員会の発展の経緯を概観し，実践的な活動の紹介とともに今後の展望などについて考察する．

キーワード：倫理委員会，施設内倫理審査委員会，病院倫理委員会，研究倫理，IRB

2　目的・背景

　いわゆる「倫理委員会」組織には世界的に見ていくつかの形態がある．先ず，Encyclopedia of Bioethics（『生命倫理百科事典』）の解説を参考にしながら整理してみたい（文献1）．

倫理委員会の発祥，歴史的経緯

1）REC（research ethics committee）とIRB（institutional review board）

RECとIRBはともに医学研究（特にヒトを対象とした研究の倫理的側面）の審査を行う委員会の総称として用いられている．直訳すれば，研究倫理委員会，施設内審査委員会，となるであろう．研究の委員会審査が初めて言及された国際的文書は1975年のヘルシンキ宣言（東京改訂）といわれている．アメリカにおいては1950年代初め頃より議論がされはじめ，1974年のNational Research ActでIRBという名称がつけられ，政府から資金援助を受けている研究施設に法的に設置が義務づけられた．従って，IRBはアメリカにおいて造られた用語とみなすことができる（詳しくは，文献1，p 2268）．他の国ではresearch ethics committee（REC）と呼ばれることもある．以下，アメリカにおける発展の経緯，議論について概観する．

IRBの主な役割は，①その施設で行われるヒトを対象とした研究において，被験者（研究参加者）の権利と福利を保証することであり，②インフォームド・コンセント，リスクと利益の評価などを検討することなどである．

委員構成は，生物・医学系研究者のみでなく，生物・医学以外の専門委員（法律や倫理など）を加えること，施設に属さない委員（しばしばcommunity representativeと言われる）を加えること，性別の偏りのないこと，などが求められている．また，その研究に利害が関与する者は委員から除外されるべきであるとされている．しかし，各施設が独自に委員を選出することや，施設が政府の規制を独自に解釈をする，ということは問題になる可能性がある．また，開業している医師などの研究計画を審査するために，noninstitutional review boards（NRBs）という「施設に属さない審査機関」も設置されてきたという．IRBに対する批判としては，初期に科学者側からは「研究の創造性や進歩を妨げる」「行動学や社会医学系の研究に審査は必要ない」との意見が多かった．さらにIRBは，①研究の利益を高く評価する傾向がありリスクを適切に評価できない，②委員に専門家が多いので新たな知識を得ることに価値をおく結果，研究認可の方向性に偏ってしまう，などがある．実際，研究計画の拒否率は

1％以下との報告もある．しかし，研究計画書改訂の段階で取り下げたりする場合も多いことから，拒否率自体はIRBの質を評価する適切な指標ではないとする反論もある．IRB活動の客観的な評価は難しい．しかし，IRBが存在することで研究者がより注意深くなり，それゆえに有効性はあるとの見方もある．

またIRBは研究計画を「承認するかしないか」を決定する義務があるのか，も論点となっている．そのような義務があると主張する者は，様々な倫理綱領では研究計画が科学的によいものであることを求めているし，被験者へのリスクや利益を評価するためには研究計画自体が適切かどうかを判断しなければならない，という．一方，承認を与えることに反対する者は，IRBはニュールンベルグ綱領で言うところの"humanitarian importance of the problem to be solved"を検討することは可能であるが，研究方法や結果の妥当性などの専門的内容について判断を行う能力はなく，そのような専門的判断は，NIHのような研究資金提供機関などが行うべきである，と論じる．

2) IEC (institutional ethics committee) と HEC (hospital ethics committee)

さて，RECとは別に，医療現場で生じる様々な倫理的諸問題を検討するため，一般病院などに設置されるもう一つのカテゴリーに属する倫理委員会がある．hospital ethics committee (HEC) は「病院内倫理委員会」などと訳されているが，病院に限定せず広くinstitutional ethics committees (IECs) ともよばれる．

再びアメリカの経緯を概観する（文献2）．Karen Teelが1975年に，個々の症例に助言を与えるシステムとして倫理委員会というアイデアに言及して以来，Quinlanの事例（1976年）を経て，1982年のBaby Doe（ダウン症）の事例で障害を持つ新生児の治療差し控えや中止について検討するinfant care review committeeの設置が提言された．これがIECsの原型である．そして1983年，大統領委員会が，倫理的問題が生じたケースの審査と問題解決のためにHECを各病院に設置することを奨励する報告書をまとめた．それ以後，1982年には約1％の病院にしか設置されていなかった倫理委員会が，1987年には約60％にまで増加し，ナーシング・ホームやホスピスにまで設置されるにいたったという．設置の場が病院であるためHECという名称が定着した．委員構成は様々である

が，概ねRECと同様に学際的という点で類似している．

　IECsの役割は，①患者ケアの倫理的側面について病院スタッフに対する教育，②病院のガイドラインの作成，③症例の倫理コンサルテーション活動（倫理的に判断が困難な症例について，倫理委員会が相談・助言を行う活動）などがあげられる．このうち③倫理コンサルテーションについては，様々な議論がなされてきた．まず，委員会或いはその下部組織が果たして各症例の倫理的問題に相談にのるに足る十分な能力と権威を持つものであるのか．経験の豊富なメンバーが多数いることはまれである．また困難な倫理的問題に助言する際に，妥協や病院の方針，専門家同士の競争心，順応主義（conformism）などに影響される可能性はないか．倫理委員会の介入により医師の権威を制限し信頼関係を損なうことにならないか．さらに誰がコンサルテーションにアクセスすることができるのか，カルテにコンサルテーション内容を記載することは適切か，この活動は民事・刑事ともに法的な責任があり訴訟の対象になりうるのか，など様々な問題がある．アメリカではまだ社会的な実験段階であるとの認識であるが，何らかの形で議論の場を提供している点は評価できるとも考えられているようである．

日本における倫理委員会

　それでは日本の倫理委員会はどのように発展してきたのであろうか．2001年の時点で日本における倫理委員会組織は，①1985年の旧厚生省のGCP（Good Clinical Practice）によって治験が行われる施設に設置が勧告された「治験審査委員会」と，②大学医学部・医科大学や一般病院に設置されている，いわゆる「倫理委員会」の二種類に大別される．「治験審査委員会」は行政の指導・監視下にあるが，後者の「倫理委員会」は，各施設で自主的に設置・運営されている．「倫理委員会」は1982年に徳島大学で設置されて以来，1990年前半には全国80の全ての大学医学部・医科大学に設置されるにいたった．また，一般病院（特に大規模な病院）においても1990年代に設置数が急増した．1995年〜1996年にかけて大学医学部・医科大学，一般病院を対象に全国調査が行われた（文献3）．その調査では，これらの委員会は，医学研究の倫理的側面の審査，特定の医療行為や研究について各施設のガイドライン設定などを主な役割とし

ていることが明らかになった．委員構成は，施設外委員を含むこと，医学以外の専門家を含むことは上述のRECやHECと同様である（文献3，4）．従って，日本の倫理委員会は，先の分類で言うと，RECとHECの両方の役割を担っていることになる．この点が現在の日本における倫理委員会組織の一つの特徴である．薬剤治験のみを審査する委員会が別途に存在し，その他の問題は「倫理委員会」が全て対応している所が多い．このように発展してきた背景には，薬剤治験はGCPという準法律的な規制により監視されているが，他は明確な法的或いは行政指針などによる規制がなされていなかった点もあげられよう．

ところで，日本の大学の倫理委員会について述べる際に，「大学医学部医科大学倫理委員会連絡懇談会（現医学系大学倫理委員会連絡会議）」の存在は重要である（文献5）．この懇談会は，日本の国公私立大学医学部・医科大学倫理委員会の，相互の情報ならびに意見交換による意思の疎通と理解をはかるために1988年に発足した倫理委員会の全国連携組織である．このような組織が成立した背景には，当時，医学部・医科大学に倫理委員会は設置されたものの，運営法がわからない，他大学を参考にしたくても情報が得られない，などの実情があった．しかし，本組織は行政からの財政的な支援や指導も受けず，自主的に設置・運営されている点では世界的にみても特徴的なものである．ただし，本懇談会を設置した目的は，倫理委員会相互の情報・意見交換であるため，了解事項として「統一見解を出したりするような決議機関とはしない」とされている点には留意する必要がある．

本懇談会は職能集団による自己管理組織の一つとみなすことができるが，法的な強制力があるわけでもなく，あくまで情報交換を目的としている．他大学の対応について情報を得る事は，確かに新たな問題に各施設で対処する際に有用であろうが，無批判的に他大学の判断を取り入れてしまう可能性もある．どの程度職能集団による自主規制として有効に機能しうるかは課題である．しかし，時代の変化に合わせ，このような組織が，当初の情報交換のみの機能という枠組みをを越えて，広く議論の場を提供し，職能集団としてある程度共通の考え方を示してゆくという方向性を模索してもよい時期にあるのかもしれない．それは，各大学で独自に判断することで解決される問題と，日本の職能集団としてある程度一貫した対応をすることが社会的に求められる問題とがあるから

である．

京都大学大学院医学研究科・医学部，医の倫理委員会の役割

　さて，筆者は現在，京都大学医の倫理委員会の委員長を務めている．ここで，京都大学における倫理委員会活動の具体例を紹介し，その実務経験から日頃感じていることを二，三述べる．そして，倫理委員会の果たす役割について一つの仮説を示してみたい．

　さて，本委員会は実に様々な活動を行っている．内規によると，目的は「ヒトを対象とした医学の研究及び臨床応用についての医の倫理に関する事項をヘルシンキ宣言の趣旨に添い審議すること」とされている．組織としては，親委員会（医学部内委員8名，医学部外委員8名の計16名）の下に，遺伝専門小委員会，肝移植専門小委員会，医薬品・技術専門小委員会，疫学・臨床研究専門小委員会，再生医療専門小委員会など12の小委員会が諮問組織として設置されている．審議の具体的なプロセスとしては，研究・治療の実施責任者より申請計画書が提出されると，それぞれの専門小委員会が審議し，親委員会でさらに検討される．例えば，ヒト遺伝子解析研究については，行政のガイドラインが出される以前から積極的に取り組み，専門小委員会が中心になって，京都大学独自の遵守事項及び倫理審査方法を作り上げてきた．詳細はホームページ（http://www.kuhp.kyoto-u.ac.jp/idennet）を参照されたい．

　また臨床において京都大学では，臓器移植，特に肝移植が盛んで，現在までに既に700例を超す移植手術が行われている．脳死肝移植，生体肝移植にかかわらず，倫理委員会には，ドナーやレシピエントへのインフォームド・コンセントが十分行われていることの確認を行う作業が求められる．そのため移植手術の施行に際しては，倫理委員会の代表が直接病棟に出向いて，ドナーやレシピエントとの面接を行っている．移植は緊急性の高い医療であるため，倫理委員長は常に携帯電話を持ち，休日や勤務時間帯以外でも対応する．脳死移植となれば記者クラブにも対応しなければならない．まさに日本語版，Dubler & Nimmons 著『Ethics on call』(Harmony Books, NY) を実践している状況である．

　さらに2001年には，動物実験レベルで安全性と有効性が確認された先端的な

医療をヒトに応用するトランスレーショナル・リサーチ(translational research)の拠点として探索医療センターが設置され，そのプロジェクト採択の際にも倫理委員会が審議を行った．また倫理委員会を開催した後には，毎回記者会見を行い，個人のプライバシーが問題にならない範囲で議論を基本的に公開し，記者クラブと意見交換を行い，医療現場と社会とのコミュニケーションを深める努力を行っている．

ところで，これらの活動をより広い視点で見た時，「倫理委員会」は現代医療においてどのような役割を果たしているのであろうか．多大な労力を要するこの活動に果たしてどのような意味があるのか．研究参加者，ドナーやレシピエントの権利と利益を守るという点では肯定的に自己評価はしている．しかしここでは，一つの仮説を提唱しておきたい．それは，「倫理委員会の活動は，ある新しい医療技術が社会的に信頼された形で定着していく際の，必要条件とされるプロセスである」というものである．

たとえば，生体肝移植については現在でも世界的に倫理的議論が進行中である（文献6）．他国との比較では日本が確実に実績をリードしている．それでは京都大学で現在この医療が定着するまでに，倫理委員会は何を行ってきたのか．①医学的な適応については専門小委員会に審議を依頼し，適応範囲を限定し個別の症例でその可否の審査を行ってきた，②ドナーやレシピエントに対して，診療に直接携わらない第三者の立場の者として面会しインフォームド・コンセントを確認してきた，③記者クラブを通して，医療現場と社会とのコミュニケーションをすすめてきた，などが主なものである．どれを欠かしてもおそらく信頼される医療としては定着しえなかったであろう．このように倫理委員会の活動は，新しい医療が社会に定着してゆく際に必要な要件の一部を担っている，という積極的な意義を見出しうるのではないか，というのが筆者の論点である．

3 問題と倫理的考察

倫理委員会の社会的・道徳的役割について

さて上記の仮説に関連して，倫理委員会（特に病院倫理委員会：HEC）の活動は，社会における道徳形成にどのような役割を果たしうるのであろうか，と

いう問題を考えておきたい．この問いに対する一つの答えが，Engelhardt, Jr., H.T.の論説「病院倫理委員会：その社会的，道徳的機能についての再考」である（文献7）．興味深い論考であるので簡単に紹介する．

まず，「病院倫理委員会（Hospital Ethics Committee）」の9つの機能について，①自己教育（様々なバックグラウンドを持つメンバーを通して学ぶ），②施設の教育（施設のメンバーに教育的な関わりを持つ），③道徳性の育成（少なくとも施設内で共有されうる道徳性を新しく作り出す必要性があること）④道徳性の応用（特定の宗教を信奉する施設などで既に存在する一般的な道徳観を，医療の場面に合うようにすること），⑤施設の方針の作成（同意，守秘などについての各施設の方針），⑥コンサルテーション（ベッドサイドでの個々の問題への相談・助言），⑦患者と被験者の擁護（患者と被験者の自律性を尊重し利益を保護する），⑧準司法的な機能（患者，被験者，医師，施設の利益のために，正式の法的手順より効率的に法的な擁護を行う），⑨準民主主義的な機能（危害を与えたり自己の目的のために他人を支配しようとする勢力を排除し，同時に利害関係者間の調整をはかる）をあげ，倫理委員会が設置される目的の多様性を示す．次に倫理委員会をとりまく現代の状況を整理する．①国，施設，専門家，個人のレベルでの道徳的考慮が全体に欠如していること，②多くの施設（さらに社会一般）は明確な一貫性のある道徳観を持っていないこと，③医療施設がその道徳的コミットメントを明確にすることができるような仕組みがないこと，④倫理委員会のような監視機構がないと従来権限を持っていた医師や家族が適切にその役目を果たせなくなること，⑤倫理委員会の活動は事実上存在する道徳的多元性になんら対処をしていないことをあげ，病院倫理委員会が出現するということは実は我々の文化に危機が迫っていることを示唆していると論じる．

さらに「倫理委員会は，たとえ共通の普遍的な道徳的考えがなくても，根本的な道徳的意見の不一致があっても，あたかも施設レベルにおいてはコンセンサスがあり，道徳的意見の不一致がないようにふるまうことができる」と続ける．そしてアメリカで発祥し，全世界に輸出された倫理委員会は，注意深く用いられれば，各地域で道徳性やバイオエシックスに関わる問題への洞察を深めることができうる，と述べている．

結論として,「倫理委員会は,単にアメリカ版のバイオエシックスのスタンダードを輸入する媒体になるのではなく,重要な,伝統的な道徳的コミットメントに注目し意義を見出すための一つの方策になるかもしれない (Rather than being a vehicle for merely importing the American standard version of bioethics, ethics committees may be a source for attending to and appreciating important traditional moral commitments.)」とする.

　いかにもEngelhardtらしい結論といえるかもしれないが,この論文は日本の場面にも示唆を与えるものと考えられる.日本において,生命・医療倫理の問題に関連して法律や行政指針が出されつつある.しかし法律や行政指針があれば全ての問題が現場で解決できるわけではない.各施設にゆだねられた問題は,結局はその施設の倫理委員会などが対応をすることが求められる.そこでの様々な議論の後,新たな判断(それを「道徳性」といえるのかどうかは別として)が生まれてくる.例えば先の,生体肝移植という医療の施行・定着までのプロセスにおいて倫理委員会は確かに何らかの(道徳的な?)役割を果たしてきたのであり,倫理委員会はある地域での価値観の育成に何らかの関わりをもった,というように論じることもできるのである.

　しかし,「日本ではそもそも生体肝移植の倫理的側面について充分に議論がつくされてはいないではないか(ドナーへの侵襲が大きい点など含めて)」「インフォームド・コンセントなど,実質的にどの程度行われているのか,どう保証するのか」「倫理委員会の活動の評価はなされていないではないか」などの批判ももっともなものであろう.ただ,ここで筆者が指摘したいのは,倫理委員会が,地域でのある価値観(例えば,生体肝移植はどのような医学的・社会的手順ですすめれば容認できるのか)を確立するのに何らかの役目をはたした,ということであって,この価値観の内容は,もちろん他の道徳的な立場からの批判を逃れ得るものではない.(つまり普遍的に正しいという主張はなりたたない.)

日本における倫理委員会の今後の課題

　2001年3月には三省庁合同の「ヒトゲノム・遺伝子解析研究に関する指針」が,同年9月に文部科学省から「ヒトES細胞樹立及び使用に関する指針につい

て」が策定された．それらの指針では，倫理審査委員会が研究計画に対して科学的及び倫理的側面を審査し，さらに研究計画認可後の監視までをもその役割として盛り込んでいる．このことは，現在の日本の倫理委員会にとってはさらに大きな責任が課せられたことを意味する．

　しかし，倫理委員会のハード，ソフト両面ともにそれらの指針に対応できる体制が十分に整っていない所が多いのではないだろうか．多くの研究申請に事務的な処理が間に合わない．さらに，行政の指針のみで判断できない点は自らで検討しなければならない．その中には，先述した研究の科学的妥当性についての専門的な評価などが含まれる．また，人的・経済的な資源が絶対的に不足している．ほとんどの委員は，ボランティアで行っているのが現状である．

　このような状況が続くとどのような問題が生じうるのであろうか．審査が実質の無い形式的なものになる，承認までに時間がかかりすぎるために研究競争に不利になる，先端的医療の場合は患者の利益にも大きく影響することにもなる，などが考えられる．行政指針が真に遵守されるためには，現場で倫理委員会が実質的に機能するような具体的な配慮がなされなければならない．その他，緊急時の対応体制の不備，審議・合意決定方法の一貫性の欠如，審議内容の公開性の問題，他機関との連携不足など多くの点があげられる（文献3,4）．行政，大学医学部・医科大学倫理委員会，日本医師会や医学系学会の倫理委員会的組織がどのように医療現場と連携・役割分担をしながら研究と医療行為を進めてゆけばよいのか，社会全体のシステムとしてさらに検討されなければならない（文献3）．

4　結語

　「倫理委員会」についてその発祥から現在の日本における様々な問題点を指摘し，筆者の経験に基づく考察も加えてきた．委員構成，研究の審査や施設の方針決定という役割など，外見的な側面は諸外国のものと類似しているようである．それは「倫理委員会」という考え自体を北米から学んだという点で当然の結果であると考えられる．しかし，それぞれの倫理委員会になげかけられた議論は，現在の生命・医療倫理の中で決着を見ていない問題を多く含んでいる

であろう．「倫理委員会」のあり方を考えることは，それらの問題に取り組むことを意味する．

　先日ある新聞記者の取材を受けた．マスコミの論調においても，何でも「倫理の問題だ」「倫理委員会で議論すべきだ」と言ってかたづけてしまうという傾向がある，と聞いた．制度が広く実質的に定着するためには，社会全体の支援が必要である．本小論は「2001年の日本」という時代において，倫理委員会に関わる問題を論じたものである．本格的に倫理委員会のあり方を考える時期にきている．

読者の皆さん，考えてみてください

(1) 臨床現場で問題が生じると，何でも倫理委員会に相談するという傾向が見られたとします．医療従事者は，倫理委員会の助言にただ従っていればいいのでしょうか．

(2) 倫理委員会は，研究計画書の専門的な内容をどこまで審査するべきでしょうか．それは各研究者にゆだねてよいでしょうか．

(3) そもそも社会から信頼されるような，能力と権威をもった倫理委員会の条件とは何でしょうか．

(4) 新しい医療がある地域で定着する際に，倫理委員会はどのような役割を果たすことができるのでしょうか．

参考文献

1) Levine RJ. Research Ethics Committee, in Encyclopedia of Bioethics, Reich WT ed. revised version, pp. 2266-2267, 1995, Simon & Schuster Macmillan, New York.
2) Dougherty CJ. Institutional Ethics Committee, in Encyclopedia of Bioethics,

Reich WT ed. revised version, pp. 409-412, 1995, Simon & Schuster Macmillan, New York.
3) 赤林　朗　日本における倫理委員会の機能と責任性に関する研究.平成9年〜11年度文部省科学研究費補助金研究成果報告書，2000年3月.
4) 深津宜子，赤林　朗，甲斐一郎　「日本の一般病院における倫理委員会の設置状況および倫理的問題への対応の現状」　生命倫理　8: 130-135, 1997.
5) 星野一正　編著『生の尊厳』，思文閣出版（京都），1999.
6) Cronin II DC, Millis JM, Siegler M. Transplantation of liver grafts from living donors into adults -too much, too soon. New England Journal of Medicine, 344 (21) : 1633-1637, 2001.
7) Engelhardt, Jr., H.T. : Healthcare ethics committees: Re-examining their social and moral functions. HEC Forum 11 (2) : 87-100, 1999.（本論文の主要な内容の邦訳は，文献5）に掲載されている．）

コメント

　著者は，倫理委員会の歴史，機能，将来，意義，社会的役割，そして，これから考慮されなければならない問題点を，自分の経験も交えて挙げている．このコメントでは，倫理委員会を取り巻くある意味では「外側」の問題に触れたい．

　まず，倫理委員会の人的経済的時間的制約は大きな問題だと思われる．多くの委員が自分の本来の仕事と掛け持ちで，ボランタリーに倫理委員会に参加し，提出された多くの研究プロトコールや医療機関で生じる倫理的問題に対処している．このような状況が長く続けば委員の多くはバーンアウトしてしまう．また，提示された倫理的問題——時には解決が極めて困難なジレンマも含まれよう——が，忙しさの中で十分に考慮されることなく判断されるならば，倫理委員会の機能の質を保つことが難しくなるかもしれない．したがって，国家や自治体，医療機関は倫理委員会の重要性を今以上に認識し，より多くの人的経済的時間的リソースを割くべきであろう．

　次に，どのような問題が倫理委員会で検討されるべきかという問題も重要である．人を対象とした臨床治験などは，当然研究プロトコールの提示が求められている．遺伝子解析を含む研究も然りである．一方，一般市民や入院患者を対象にした質問票調査はどうだろうか．医療倫理分野でよく行われる医療従事者対象への質問表調査やインタビューは倫理委員会で検討される必要があるだろうか．もちろん，「研究」を明確に規定し，研究に該当する活動はすべて倫理委員会で検討するのが理想だろう．しかし，これを実現するためには上述した人的経済的時間的リソースの充実が欠かせない．また，すべての研究プロトコールを全く同じように審議するのか，研究の対象や予想される害やプライバシーへの侵害度によって手続きを変えるのかどうかも検討される必要がある．それらの判断を誰が下すのかもさらなる問題を提示する．

　　　　　　　　　　　　　　　　　　　　　　　　　　　　浅井　篤

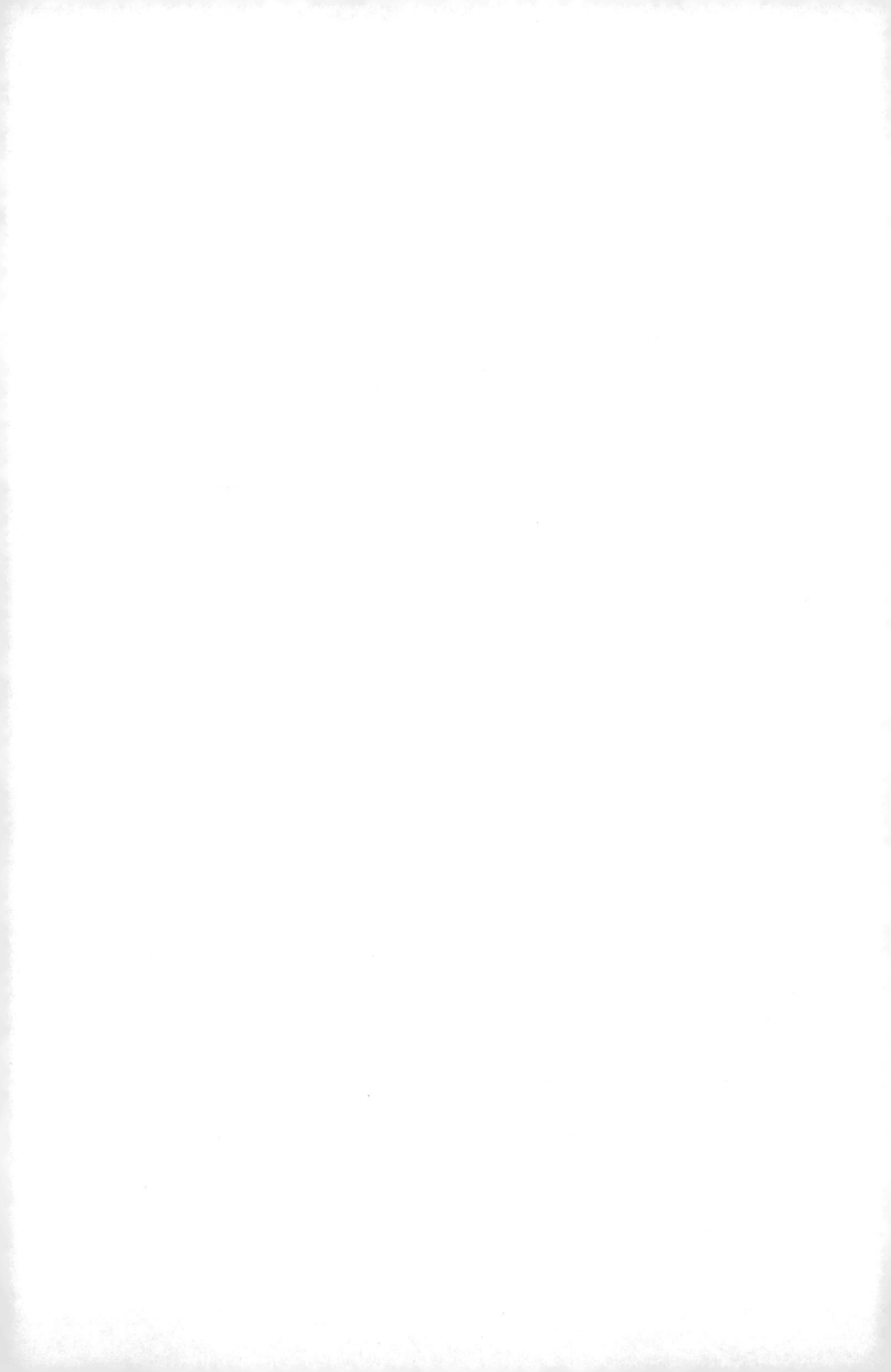

おわりに

　半分は医療者として臨床や医療の実務に携わり，残りの半分を医療現場の倫理的問題を考え，書き，そして，教育している筆者らの議論はいかがだったろうか．臨床や医学研究に活動時間のほぼ100％を使っている医療従事者から見れば，「現場の実情をあまりわかっていない」，「理屈に過ぎない」と感じられる部分があったかもしれない．一方，倫理学や哲学，生命倫理学を専門にしている人々からみれば，「議論が足りない」，「哲学的立場が明確でない」，「かなりパターナリスティックだ」などの感想を抱かせる議論だっただろう．事実について語ることを仕事とする医学と，主に価値について議論をおこなう道徳哲学は，ある意味では水と油であり，両者を同時に，そして完全に満足させることは困難だ．また，筆者らの視座は医療従事者のそれであり「医学的価値観」に拘束されている可能性は小さくない．しかし，筆者らは，実践的で現実的な決定や判断を導くことができるような議論を続けていくために，これからも，今のような「半分ずつ」の立場——ある意味ではこうもりのような中途半端な立場——を維持していきたい．もっと多くの医療従事者が倫理的議論に参加するようになれば，日本の医療倫理もより良い方向に動いていくのではないだろうか．そして，そのためにそれぞれがそれぞれの立場から，できるだけ普遍的な考えをするよう努力するしかない．

　筆者らは，第Ⅰ部から第Ⅴ部の議論の中で，「理性的に」考えることの重要性を強調すると共に，ひとりひとりの思いや心を大切にすることを重要視した議論を行ったつもりである．理性と感情が完全に二分されるとは思えないし，完全に普遍的な立場は不可能かもしれない．そして，完全な公正無私性はあり得ないだろう．たとえば，自分の子供と全く知らない人を同程度に愛しケアできる人は，極めて稀な存在だ．さらに，普遍性と客観性は別物である．このよ

うに考えていくと，ローティが言うように，哲学に望みうる最大のことは，「さまざまな状況のなかで，何が正しいかを判断するために，文化的に影響をうけた私たちの直観を要約」し，一般化することだけかもしれない（ローティ，1998，137-165）．しかし，自らの嫌悪感や不快感，または賛同するという気持ちを直観と呼び，その判断をできるだけ多くの状況に当てはまるように，他者に共感し人々の苦痛を想像しようと努力することを「理性的に考える」こととするならば，医療現場で倫理的に考えることは無益ではないだろう．倫理的考察の出発点は，相手の立場になりその利益を考えることは良いことだと認めることから始まる．そして，共感能力と想像力を働かせることが，医療従事者の職業的な努めとなろう．

傲慢に断ずるより謙虚に考える方がより良い結果が生まれる，と我々は信じている．本書が，わが国の医療現場の倫理的判断に僅かなりとも好ましい影響を与えることができればと願っている．

最後に，本書を執筆する機会を与えてくださった勁草書房の富岡勝氏に心から感謝の意を表したい．彼からの一通の手紙がなければこの本は生まれなかった．

　　リチャード・ローティ，1998，人権，理性，感情，人権について　オックスフォード・アムネスティー・レクチャーズスティーブン・シュート，スーザン・ハリー編，中島吉弘，杉田まゆみ訳，みすず書房，東京，137-165．

浅井　篤

キーワード索引

ア 行

IRB　277
医学研究　247
医学的拘束　113
医学的適応　157
医学的判断　3
医学的無益性　157, 199
医師看護婦関係　39
医師患者関係　13
遺伝子診断　261
遺伝子操作　261
遺伝子治療　261
遺伝病　261
医療のゴール　127
医療を受ける権利　229
インフォームド・コンセント　57, 247
隠蔽　73
エイジズム　127
延命治療　199

カ 行

開示基準　73
価値の多様　57
価値判断　3
家族　13
看護体制　39
看護の倫理　39
患者の希望　157
欺瞞　73
クローン　261
QOL　157
共感　13
経管栄養　199
警告義務　87
研究倫理　277
公正さ　229
高齢者　127

コンシューマリズム　101

サ 行

最善の利益　39
殺人　169
サービスとしての医療　101
施設内倫理審査委員会　277
守秘義務　87
自己決定　57
自殺　113
宗教的信念　215
障害者差別　183
植物状態　199
女性の生殖権　183
自律　13
自律尊重　141
知る必要性　87
人格　141
真実告知　73
身体疾患　113
"滑りやすい坂"理論　169
正義　229
精神疾患　113
生命の価値　169
生命の質　199, 215
生命の尊厳　215
尊厳死　141

タ 行

胎児要件　183
代理判断　183, 217
他者危害　87
タラソフ事件　87
痴呆　127
DNR指示　157

ナ 行

日本　169
二重結果の法則　215
脳死臓器移植　229

ハ 行

配分　229
パーソン論　183
パターナリズム　13, 57
判断能力　113
ヒポクラテスの誓い　3
病院倫理委員会　277
不適当な要望　101
文化相対主義　247
ヘルシンキ宣言　247

ラ 行

利益　141
リビング・ウイル　141
両価性　113
倫理委員会　277
倫理的問題　3
歴史　247
老化　127

執筆者紹介　(執筆順)

浅井　篤（あさい　あつし）
　1962年生まれ
　1988年　藤田保健衛生大学医学部医学科卒
　1999年　モナッシュ大学大学院人文科学科生命倫理学修士課程修了
　現　在　熊本大学大学院生命科学研究部環境社会医学部門環境生命科学講座生命倫理学分野　教授

大西基喜（おおにし　もとき）
　1949年生まれ
　1978年　京都大学大学院文学研究科心理学専攻博士課程中退
　1985年　弘前大学医学部医学科卒
　現　在　青森県立中央病院　医療管理監

大西香代子（おおにし　かよこ）
　1951年生まれ
　1984年　弘前大学教育学部特別教科（看護）教員養成課程卒
　2006年　京都大学大学院医学研究科社会健康医学系専攻博士課程単位取得
　現　在　園田学園女子大学人間健康学部人間看護学科精神看護学分野　教授

服部健司（はっとり　けんじ）
　1959年生まれ
　1984年　旭川医科大学医学部医学科卒
　1996年　早稲田大学大学院文学研究科哲学専攻博士後期課程単位取得
　現　在　群馬大学大学院医学系研究科医学哲学・倫理学分野　教授

赤林　朗（あかばやし　あきら）
　1958年生まれ
　1990年　東京大学大学院医学研究科博士課程修了
　現　在　東京大学大学院医学系研究科健康科学・看護学専攻医療倫理学分野　教授

医療倫理

2002年3月12日　第1版第1刷発行
2011年7月20日　第1版第5刷発行

著　者　浅井　篤　　大西基喜
　　　　大西香代子　服部健司
　　　　赤林　朗

発行者　井　村　寿　人

発行所　株式会社　勁草書房
112-0005 東京都文京区水道2-1-1 振替 00150-2-175253
（編集）電話 03-3815-5277／FAX 03-3814-6968
（営業）電話 03-3814-6861／FAX 03-3814-6854
本文組版 プログレス・港北出版印刷・中永製本

Ⓒ ASAI Atsushi, OHNISHI Motoki, OHNISHI Kayoko,
HATTORI Kenji, AKABAYASHI Akira 2002
ISBN978-4-326-10138-2　Printed in Japan

JCOPY ＜(社)出版者著作権管理機構 委託出版物＞
本書の無断複写は著作権法上での例外を除き禁じられています。
複写される場合は、そのつど事前に、(社)出版者著作権管理機構
（電話 03-3513-6969、FAX 03-3513-6979、e-mail: info@jcopy.or.jp）
の許諾を得てください。

＊落丁本・乱丁本はお取替いたします。

http://www.keisoshobo.co.jp

清水哲郎 医療現場に臨む哲学	2,520円
清水哲郎 医療現場に臨む哲学Ⅱ 　　　ことばに与る私たち	2,310円
木下康仁 ケアと老いの祝福	2,625円
滝上宗次郎 福祉は経済を活かす	2,520円
松島松翠 農村医療の現場から	2,100円
大谷藤郎 らい予防法廃止の歴史	4,410円
杉山次子・堀江優子 自然なお産を求めて	2,730円
川島みどり いま、病院看護を問う	2,940円
川上　武 21世紀への社会保障改革	2,940円
酒井英幸 国際化時代の社会保障	2,520円
児島・中村・杉山編 国際医療福祉最前線	3,150円
二木　立 21世紀初頭の医療と介護	3,360円

＊表示価格は2011年7月現在。消費税は含まれております。